实用临床麻醉实践

主　编　李　刚　丁兆永　陈为宝
　　　　张乃春
副主编　韩永彬　张发展　邢相记
　　　　梁云洁　董克军
编　委　(按姓氏笔画排序)
　　　　丁兆永　邢相记　李　刚
　　　　李宝强　李常忠　张乃春
　　　　张发展　陈为宝　赵洪伟
　　　　徐茂华　郭慕真　梁云洁
　　　　董克军　韩永彬

U0272593

科学出版社
北　京

内 容 简 介

本书分二篇,共二十七章,分别从临床麻醉基础、专科手术麻醉方面进行组织内容.内容以简明、实用为主,重点突出,条理清楚,便于在工作中随时翻阅.希望能成为一本集理论性、科学性、知识性、实践性、新颖性、简洁性和系统性于一体的临床参考工具书.

本书适用对象为基层、社区医院从事麻醉工作的医师和相关人员.

图书在版编目(CIP)数据

实用临床麻醉实践 / 李刚等主编. —北京:科学出版社,2018.10
ISBN 978-7-03-059076-3

Ⅰ.①实… Ⅱ.①李… Ⅲ.①麻醉学-教材 Ⅳ.①R614

中国版本图书馆 CIP 数据核字(2018)第 232385 号

责任编辑:胡治国 朱 华 / 责任校对:郭瑞芝
责任印制:张欣秀 / 封面设计:陈 敬

科 学 出 版 社 出版
北京东黄城根北街 16 号
邮政编码:100717
http://www.sciencep.com

北京厚诚则铭印刷科技有限公司 印刷
科学出版社发行 各地新华书店经销
*
2018 年 10 月第 一 版 开本:787×1092 1/16
2018 年 10 月第一次印刷 印张:15
字数:384 000
定价:128.00 元
(如有印装质量问题,我社负责调换)

前　言

　　随着社会的发展与进步,医学各学科也发生着日新月异的变化。麻醉学科与其他学科一样,也处在迅速发展之中。近年来,基础医学如分子生物学、免疫学和遗传学,以及与麻醉学密切相关的生理、药理、病理学等学科的进步,为麻醉学理论和临床工作提供了广阔的发展空间。面临新科学、新理论和新技术的挑战,为适应麻醉专业发展的需要,特编写了本书。

　　本书分二篇,共二十七章,分别从临床麻醉基础、专科手术麻醉方面组织内容。内容以简明、实用为主,重点突出,条理清楚,便于在工作中随时翻阅。希望本书能成为一本集理论性、科学性、知识性、实践性、新颖性、简洁性和系统性于一体的临床参考工具书。本书适用对象为基层、社区医院从事麻醉工作的医师和相关人员。

　　由于水平所限、纰漏之处在所难免,敬请各位前辈及同行人士批评指正。

编　者

2018 年 5 月

目　　录

第一篇　临床麻醉基础

第一篇 临床麻醉基础

第一章 麻醉前病情估计与准备

麻醉前病情估计与准备是保障患者安全的重要环节,通过麻醉前复习患者病史,分析实验室检查,访视患者,系统诊检,对患者全身情况和重要脏器生理功能做出充分估计,并尽可能纠正患者病理生理状态,同时取得患者的合作和信任,建立良好的医患关系,使患者在体格和精神上均处于可能达到的最佳状态,以增强患者对麻醉和手术的耐受能力,提高手术和麻醉安全性,减少麻醉中不良事件及麻醉后的并发症。

第一节 麻醉前访视与检查

一、内 容

(1)了解患者的精神状态,患者是否对手术和麻醉有紧张和恐惧心理,并判断患者的合作程度。

(2)了解患者的麻醉史和手术史,麻醉中及麻醉后是否出现特殊情况,有无意外。对有麻醉史的患者应重点了解:①对麻醉药物的敏感性;②有无气管插管困难史;③围手术期有无麻醉意外,如恶性高热。

(3)了解患者的体格及发育情况,有无贫血、脱水、发绀、发热、过度肥胖。小儿麻醉必须常规称体重。

(4)了解患者疾病的症状、体征、治疗的近期变化,估计患者对手术的耐受能力,以及是否处于可能达到的最佳的身体状态。

(5)对患者进行全面的体格检查,了解各项生命体征(血压、心率、呼吸频率、脉搏、血氧饱和度),判断围麻醉期保持呼吸道通畅的困难程度和心、肺、脑的功能。

(6)了解近期所用药物种类和剂量,应对是否继续使用、停药的潜在反应、与麻醉药的相互作用等问题做出思考与决定。

(7)检查术前准备是否充分,术前应完善相关检查,全面了解心、肺、肝、肾、脑等生命器官的功能状况。

(8)了解患者过敏史,术前做好预防,以防不良事件的发生。

(9)了解患者是否对麻醉药物过敏或禁忌,围麻醉期用药所致的意外异常不良反应较为多见,应注意区别是变态反应还是药物反应。

(10)术前患者病理生理状态纠正情况,是否达到满足手术的最佳状况。

二、复习病历

(1)通过临床诊断、病史记录和治疗经过,初步了解患者病情。

（2）做出对患者重点询问和检查的计划。

（3）了解与麻醉和重要脏器功能相关的检验项目是否完善。

三、访视和检查

（1）了解患者的精神状态,告知患者有关麻醉、围手术期治疗及疼痛处理的事项,以减轻患者的焦虑和促进恢复。

（2）通过与患者的沟通,建立相互信任的关系。

（3）了解患者平日的体力活动能力和重要脏器的代偿功能。

（4）了解个人史、过去史、既往手术麻醉史及吸烟史。

（5）观察患者的体型、张口度和脊柱曲度等,估计呼吸道管理、气管内插管、血管和椎管穿刺难度。

（6）判断围麻醉期保持呼吸道通畅的困难程度,心、肺、脑的功能,脊柱、四肢状况等。

（7）测量血压,对疑有大动脉病变患者应测上下肢血压,了解其压差;测脉搏的节律及频率;观察呼吸的节律、频率及呼吸方式。

（8）注意有无遗漏的重要病史及并存疾病[如急性呼吸道感染、哮喘、糖尿病、甲状腺功能亢进(甲亢)、冠状动脉粥样硬化性心脏病(冠心病)和青光眼等]。

（9）对有过敏史的患者详细询问其过敏原、过敏症状和对治疗药物的反应。

（10）了解手术的部位、方式、时间长短及是否有特殊要求。

第二节　麻醉风险评估

根据麻醉前访视结果,将病史、体格检查和实验室检查资料与手术麻醉结合起来,进行综合分析,对患者的全身情况和麻醉手术耐受力做出比较全面的估计并运用美国麻醉医师协会(ASA)的分类方法进行分级。

ASA 于麻醉前根据患者体质状况和对手术危险性进行分类,共将患者分为六级(表 1-1)。Ⅰ、Ⅱ级患者麻醉和手术耐受力良好,麻醉过程平稳。Ⅲ级患者麻醉有一定危险,麻醉前准备要充分,对麻醉期间可能发生的并发症要采取有效措施,积极预防。Ⅳ级患者麻醉危险性极大,即使术前准备充分,围手术期死亡率仍很高。Ⅴ级为濒死患者,麻醉和手术都异常危险,不宜行择期手术。

表 1-1　美国麻醉医师协会(ASA) 分级

ASA 分级标准
Ⅰ级:体格健康,发育营养良好,各器官功能正常。围手术期死亡率 0.06% ~ 0.08%
Ⅱ级:除外科疾病外,有轻度并存病,功能代偿健全。围手术期死亡率 0.27% ~ 0.40%
Ⅲ级:并存病情严重,体力活动受限,但尚能应付日常活动。围手术期死亡率 1.82% ~ 4.30%
Ⅳ级:并存病严重,丧失日常活动能力,经常面临生命威胁。围手术期死亡率 7.80% ~ 23.0%
Ⅴ级:无论手术与否,生命难以维持 24 小时的濒死患者。围手术期死亡率 9.40% ~ 50.7%
Ⅵ级:确证为脑死亡,其器官拟用于器官移植手术

第三节 麻醉前患者的准备

麻醉前一般准备工作包括以下几个方面:

一、精神状态准备

(1)术前患者情绪激动或彻夜失眠可导致中枢神经或交感神经系统过度活动,削弱对麻醉和手术的耐受力,术中术后容易出现休克。

(2)术前应尽可能解除患者思想顾虑和焦躁情绪,向患者解释清楚,鼓励、安慰患者,取得患者信任,争取合作。

(3)过度紧张而不能自控的患者,手术前数日即开始服用适量的镇静类药物,晚间给催眠药,手术日晨麻醉前再给适量镇静催眠药。

二、营养状态准备

(1)若患者营养不良,蛋白质和某些维生素不足,常导致低血容量、贫血、组织水肿和营养代谢异常,可使患者对麻醉和手术的耐受力明显降低,术中容易出现循环功能或凝血功能异常,术后抗感染能力低下,易出现肺部感染。

(2)营养不良的患者术前应尽可能经口补充营养;如患者不能口服可通过少量多次输注血浆、白蛋白和维生素等进行纠正。

三、适应手术后需要的训练

术后饮食、体位、大小便、切口疼痛或其他不适,以及可能需要较长时间输液、吸氧、胃肠减压、导尿及各种引流等情况可能会导致患者不适。麻醉前应该向患者解释说明其临床意义,争取得到配合;如有必要手术前应进行锻炼。合并肺功能改变的患者,术前应训练深呼吸、咳嗽咳痰。

四、胃肠道准备

防止手术中或手术后反流、呕吐,避免误吸或窒息等意外,择期手术都必须常规禁饮食。成人麻醉前禁食 12 小时,禁水 4 小时,如末次进食为脂肪含量很低的食物,也至少应禁食 8 小时,禁水 2 小时;建议对≤36 个月的小儿禁奶和固体食物 6 小时,禁饮 2 小时,>36 个月的小儿,禁食 8 小时,禁饮清淡液体 2 小时。

五、膀胱的准备

应嘱患者进入手术室前排空膀胱,危重患者或复杂大手术均需要安放留置导尿管。

六、口腔卫生的准备

患者住院后应早晚刷牙,饭后漱口;有松动龋齿者应术前向患者交代有牙齿脱落的可能;进手术室前应将活动义齿摘下,以防麻醉时脱落。

七、输液输血的准备

(1)输血前充分了解患者输血史,特别是以往输血反应记录。对于中等以上的手术前,应检查患者的血型,准备一定数量的全血。

(2)对于有水、电解质紊乱或酸碱平衡失调的患者,术前均应积极纠正。

八、治疗药物的检查

麻醉手术前,常有内科治疗用药,应决定是否继续用药或停药。

(一)抗高血压药

一般情况下,除利尿药外,不主张停用抗高血压药,应一直用到手术当日,以免围手术期血压反跳,但应该调整剂量。

(二)洋地黄

对Ⅲ、Ⅳ级充血性心功能不全的患者,围手术期应继续使用地高辛。但心房纤颤的患者应用受限。

(三)β-肾上腺素能受体阻滞药

β-肾上腺素能受体阻滞药(β-受体阻滞药)主要用于抗高血压、心绞痛、心律失常。已用该药的患者,不主张停药。

(四)抗心绞痛药

抗心绞痛药包括硝基类、钙通道阻断药、β-受体阻滞药,应继续保持常用剂量和间隔时间,使用到手术前。

(五)抗心律失常药

围手术期抗心律失常药应使用至手术前,但应注意有些抗心律失常药的不良反应,以及与麻醉药之间的相互作用。

(六)胰岛素和口服降糖药

糖尿病患者应使用胰岛素维持最佳血糖水平,手术日晨不应使用口服降糖药。

(七)糖皮质激素

长期使用过皮质激素和促肾上腺皮质激素的患者,围手术期应补充适量皮质激素。

(八)抗癫痫药

抗癫痫药一般使用至手术当天,但应注意抗癫痫药降低肝脏微粒体酶系功能,改变药代动力学。

(九)抗精神病和抗抑郁药

(1)单胺氧化酶抑制剂:接受单胺氧化酶抑制剂治疗的患者对升压药极为敏感,可引起高血压危象。与吩噻嗪类药相互作用,引起锥体外系反应和高血压。所以必须在术前2~3周停药。

(2)碳酸锂:可增强肌松药的组织效果,注意减量。

(3)三环类抗抑郁药:合用吸入麻醉时可引起惊厥。使用氟烷和(或)泮库溴铵等有抗胆碱能作用药物,可引起心律失常,应术前停药 2 周以上。

（十）非甾体抗炎药

非甾体抗炎药可影响血小板功能引起凝血机制异常。阿司匹林应术前停用 7 天以上,其他非甾体抗炎药至少停用 48 小时。

第四节　麻 醉 选 择

麻醉的选择取决于患者病情、手术性质和要求、麻醉方法本身特点、麻醉医师水平和经验、麻醉设备条件及患者自主意愿等因素。患者手术部位、方式、病情或年龄不同,其麻醉方式的选择有所不同。

一、病情与麻醉选择

（1）ASA 分级 I 级的患者可选择既能符合手术要求,又能照顾患者意愿的任何麻醉方法。

（2）ASA 分级 II 级的患者在术前全身情况和器官功能适当改善后,也不存在麻醉选择问题。

（3）凡合并有重要的全身性或器官病变的患者在麻醉前尽可能改善全身情况,在保证安全的前提下选择麻醉方式,尽量选择对全身影响最小、麻醉者最熟悉的麻醉方法。

（4）如果病情严重达垂危程度,但又必须施行手术治疗时,在改善全身情况的同时,应选择对全身影响最小的麻醉方法。老年患者应根据全身状况、合并疾病和精神状态选择麻醉方式,注意麻醉用药量要有所减少。小儿难以配合,可实施基础麻醉后复合局部浸润、神经阻滞或骶管阻滞,如为大手术应选择气管插管下全身麻醉。

二、手术要求与麻醉选择

麻醉的主要任务是在保证患者安全的前提下,满足镇静、镇痛、肌肉松弛和消除内脏牵拉反应等手术要求。

针对不同手术的要求,在选择麻醉方式时可以考虑以下因素:

（一）手术部位

根据手术部位不同,可选择不同麻醉方式,如上肢手术选择臂神经丛阻滞;下肢手术选用椎管内麻醉;颅脑手术选用全身麻醉(全麻)或局部麻醉(局麻);胸腔内手术选用气管插管下全麻;腹腔或盆腔手术选用椎管内麻醉或全麻。

（二）手术对肌松的要求

根据肌肉松弛要求程度不同,麻醉选择不同,如上腹开腹手术、腰椎手术需要良好的肌肉松弛或绝对制动,宜选择气管插管下全麻,某些大关节矫形或脱臼复位可选择臂神经丛阻滞或椎管内麻醉。

（三）手术时间

根据手术时间的长短选择不同的麻醉方式,如短小手术,可选用局麻、单次蛛网膜下腔阻滞(腰麻)、氯胺酮静脉麻醉等。手术时间在 1 小时以上者,可选用连续硬膜外麻醉或气管插管下全麻等。

（四）手术创伤

根据手术创伤大小、出血量选择合理的麻醉方式，如估计手术创伤较大或术中出血较多，应选择全麻。

（五）手术对体位的要求

根据不同手术体位选择麻醉方式，如俯卧位时，不宜选择腰麻或静脉全麻，应选择气管插管下全麻或硬膜外麻醉；坐位手术时，应尽量选择局麻等对循环和生理影响小的麻醉方式。

全麻联合局麻或椎管内麻醉，可充分发挥各种麻醉方法的优点，减少麻醉药物的用量，减轻药物的副作用，降低麻醉并发症的发生率，有利于患者术后尽快康复。

第二章　麻醉前用药

麻醉前预先给患者使用某些药物以缓解患者术前紧张情绪,增强麻醉效果,减少分泌物,以及抑制术中不良神经反射,这些药物统称为麻醉前用药。

第一节　麻醉前用药目的及原则

一、麻醉前用药目的

(1)消除患者紧张、焦虑及恐惧的心情,使患者在麻醉前能够情绪安定,充分合作。同时也可增强全身麻醉药的效果,减少全麻药用量及副作用。对一些不良刺激可产生遗忘作用。

(2)提高患者的痛阈,缓和或解除原发疾病或麻醉前有创操作引起的疼痛。

(3)抑制呼吸道腺体的分泌功能,减少唾液分泌,保持口腔内的干燥,以防发生误吸。

(4)消除因手术或麻醉引起的不良反射,特别是迷走神经反射,抑制因激动或疼痛引起的交感神经兴奋,以维持血流动力学的稳定。

二、麻醉前用药原则

(1)麻醉前应按麻醉方法、手术部位及病情特点选择麻醉前用药的种类、剂量、用药时间及给药途径。手术前1天晚宜常规口服镇静催眠药,以求充分睡眠。小儿剂量应按年龄、体重计算。

(2)全身麻醉和腹腔内手术应选用颠茄类药,局部麻醉、神经阻滞和椎管内麻醉应用地西泮(安定)或巴比妥类药物。

(3)下列情况镇痛镇静药物剂量可适当加大:①患者情绪过度紧张;②剧痛;③甲状腺功能亢进。

(4)1岁以内小儿、颅内压升高、呼吸功能不全和支气管哮喘及肝功能严重损害患者,慎用麻醉性镇痛药。

(5)老年、小儿、心动过缓者或采用硫喷妥钠、氯胺酮、羟丁酸钠时,阿托品用量宜略大。高热、心动过速、甲状腺功能亢进、青光眼及肾上腺髓质功能亢进者不宜用阿托品。

(6)急症创伤患者,如无充裕时间准备,术前用药可改为静脉注射,用量酌减。

三、效果评定

要求在麻醉前用药发挥最高效应(安静,欲睡状态)的时刻,恰好是搬送患者进入手术室的时间。对麻醉前用药的具体效果做出客观评定,标准见表2-1。

表 2-1　麻醉前用药的效果评定标准

分数	进入手术室的状态
-2	恐惧、精神紧张、哭闹
-1	不安、忧虑
0	神态如常
1	安静
2	欲睡
3	入睡,但呼之能应,刺激能醒
4	入睡,刺激不醒
5	中枢、呼吸、循环明显抑制

第二节　麻醉前用药种类

一、镇静催眠药

它有较好的抗焦虑作用,可以改善紧张、焦虑、恐惧等不良情绪,并能预防局部麻醉药毒性反应。

(一) 苯巴比妥钠

苯巴比妥钠属巴比妥类药,睡眠剂量成人为 100~200mg,小儿为 2~4mg/kg,于麻醉前30 分钟肌内注射。术前呈急性癫狂状态者,成人肌内注射 200~250mg,小儿按 5mg/kg 计量。禁用于对苯巴比妥钠过敏、严重肝肾功能不全、支气管哮喘、呼吸抑制及卟啉病患者。

(二) 地西泮

(1)地西泮选择性地作用于大脑边缘系统,促进 γ-氨基丁酸(GABA)的释放或促进突触传递功能。地西泮还可作用在 GABA 依赖性受体,通过刺激上行性网状激活系统内的GABA 受体,提高 GABA 在中枢神经系统的抑制,增强脑干网状结构受刺激后的皮层和边缘性觉醒反应的抑制和阻断。地西泮可解除患者恐惧和焦虑心理,从而引起睡眠和遗忘,作用良好,同时有抗惊厥和中枢肌松作用。

(2)对呼吸和心血管系统的抑制轻微,常用剂量不会导致苏醒时间延长。

(3)可作为病情危重且精神紧张患者的麻醉前用药,与东莨菪碱合用时,镇静作用更强。

(4)常用剂量为 0.1~0.2mg/kg,肌内注射或静脉注射。静脉注射后 1~2 分钟入睡,维持 20~50 分钟。

(5)对苯二氮䓬类药物过敏者、新生儿、妊娠期、哺乳期妇女禁用。

(三) 咪达唑仑

(1)咪达唑仑具有镇静、抗焦虑和中枢性肌松作用,还具有良好的遗忘效果。消除半衰期较短,随年龄增长,半衰期延长。

(2)麻醉诱导前 20~60 分钟肌内注射。成人:0.07~0.1mg/kg,最大量不超过 5mg。对于老年患者,必须减少剂量并进行个体化调整。儿童:0.15~0.2mg/kg。

（3）能增强镇静催眠药、抗精神病药、抗抑郁药、镇痛药及麻醉药的中枢镇静作用。应用咪达唑仑后需加强氧合与通气的监测，与阿片类药物合用更需要重视。

（4）老年人、心肺功能较差者及重症肌无力患者应慎用。对咪达唑仑过敏、重症肌无力、精神分裂症、严重抑郁状态患者禁用。

二、麻醉性镇痛药

麻醉性镇痛药可通过激动中枢神经系统特定部位的阿片受体，产生镇痛作用，并且同时缓解疼痛引起的不愉快的情绪，剧痛患者麻醉前应用可使其安静合作。麻醉性镇痛药可减轻椎管内麻醉下腹部手术中的牵拉反应。

（一）吗啡

（1）吗啡是阿片受体激动剂，有强大的镇痛作用，同时也有明显的镇静作用、镇咳作用，并对呼吸中枢有抑制作用。其具有提高痛阈、抑制代谢、显著改变精神状态等功效。

（2）成人0.15~0.2mg/kg，于麻醉前1~1.5小时肌内注射。肌内注射15分钟后痛阈提高50%，30分钟后出现情绪稳定、焦虑消失、嗜睡，60分钟后基础代谢率显著降低。

（3）呼吸抑制、颅内压增高和颅脑损伤、支气管哮喘、肺源性心脏病代偿失调、甲状腺功能减退、皮质功能不全、前列腺肥大、排尿困难及严重肝功能不全、休克尚未纠正控制前、炎性肠梗等患者禁用。

（二）哌替啶

（1）哌替啶为人工合成的阿片受体激动剂，属于苯基哌啶衍生物，其作用和机制与吗啡相似，但镇静、麻醉作用较小，仅相当于吗啡的1/10~1/7，作用时间维持2~4小时。

（2）哌替啶主要作用于中枢神经系统，用药产生镇痛后出现嗜睡；缩瞳作用不明显；恶心、呕吐、呼吸抑制、镇咳及欣快等副作用比吗啡轻；有类似阿托品样作用，使呼吸道腺体分泌减少，支气管平滑肌松弛；引起血管扩张、血压轻度下降；有抗组胺作用，可解除支气管痉挛。

（3）肌内注射用量1~2mg/kg，麻醉前30~60分钟注射，15分钟起效，60分钟作用达高峰，持续1.5~2小时逐渐减退，再过2~4小时后作用消失。静脉注射剂量0.5~1mg/kg，麻醉前10~15分钟注射，5分钟起效，20分钟作用达高峰，1~1.5小时后逐渐减退，1~2小时作用消失。

（4）其代谢产物去甲哌替啶有致惊厥作用。与单胺氧化酶抑制剂并用，可诱发昏迷、惊厥、高血压、高热等副作用，偶可出现低血压和呼吸抑制。

（三）芬太尼

（1）芬太尼为阿片受体激动剂，属强效麻醉性镇痛药，作用于下丘脑，干扰其对疼痛刺激的传导，从而产生强力镇痛功效。其镇痛效力约为吗啡的80倍。镇痛作用产生快，但持续时间较短。呼吸抑制作用较吗啡弱，不良反应比吗啡小。

（2）支气管哮喘、呼吸抑制、对本品特别敏感的患者和重症肌无力患者禁用。禁止与单胺氧化酶抑制剂（如苯乙肼、帕吉林等）合用。

（3）芬太尼与钙通道阻断药、β-肾上腺素能受体阻断药合用可发生严重低血压。

（4）静脉注射过速时可出现胸腹壁肌肉紧张、僵硬、严重影响呼吸交换量。

（5）循环影响轻微，血压稳定。兴奋迷走中枢可出现心率减慢、呕吐或出汗征象，用阿托品或氟哌利多可防止发生。

（6）与 M 胆碱受体阻滞剂（尤其是阿托品）合用使便秘加重,增加麻痹性肠梗阻和尿潴留的危险性。

（7）成人肌内注射每次 0.1~0.2mg,7~8 分钟起效,维持 1~1.5 小时;静脉注射每次 0.05~0.1mg,1 分钟起效,3~5 分钟达高峰,维持 30~45 分钟。

三、神经阻滞剂

神经阻滞剂主要作用于脑干网状激活系统,阻断去甲肾上腺素从而产生镇静作用。该类药物中氯丙嗪和氟哌利多较为常用。

（一）氯丙嗪

（1）氯丙嗪主要抑制脑干网状结构系统,产生镇静、催眠作用,与全麻药、催眠药及镇痛药协同增强,并可延长药效。

（2）肝功能不全、尿毒症、高血压、冠心病患者慎用。本品刺激性大,静脉注射时可引起血栓性静脉炎,肌内注射局部疼痛较重,可加 1% 普鲁卡因做深部肌内注射。老年人对本类药物的耐受性降低,且易产生低血压、过度镇静及不易消除的迟发性运动障碍。

（3）有癫痫史者、昏迷患者、严重肝功能损害者禁用。不能与肾上腺素合用,以免引起血压急剧下降。

（4）成人肌内注射剂量为 25~50mg,麻醉前 1 小时做肌内深部注射,15~30 分钟起效,维持 4~6 小时,严禁皮下注射。静脉注射剂量为 6.25~12.5mg,麻醉前 15~20 分钟经稀释后缓慢注射,5~10 分钟起效。禁忌静脉快速注射,否则易并发血压骤降,可用去甲肾上腺素静脉滴注纠正。小儿肌内注射剂量为 1~2mg/kg,静脉注射剂量为 0.5~1mg/kg。

（二）氟哌利多

（1）氟哌利多的药理作用与氯丙嗪相似,但弱于氯丙嗪。其作用特点是产生精神运动性改变,表现为精神安定,对外界漠不关心,懒于活动,但意识仍存在,能对答问话并良好配合。

（2）将其与强镇痛药芬太尼一起静脉注射,可使患者产生一种特殊麻醉状态（精神恍惚、活动减少、不入睡、痛觉消失）,称为"神经安定镇痛术"。可做麻醉前给药,具有较好的抗精神紧张、镇吐、抗休克等作用。

（3）主要经肝代谢,但对肝功能无影响,用于肝硬化患者,由于作用时间延长,故用药量应减小。对肾功能影响小,用于血容量正常的患者,肾血流量增加,尿量增加;用于低血容量的患者,尿量无明显影响。

（4）对咽喉、气管反射有较强的抑制作用,特别适用于清醒气管插管或表面麻醉下咽喉部手术的麻醉前用药。

（5）成人剂量为 0.1mg/kg,麻醉前 1~2 小时肌内注射,1 小时后起效;静脉注射剂量为 0.05~0.1mg/kg,5 分钟起效,持续 6~12 小时。

四、抗胆碱药

抗胆碱药是具有阻滞胆碱受体,使递质乙酰胆碱不能与受体结合而呈现与拟胆碱药相反的作用的药物。阻断节后胆碱能神经支配的效应器上的胆碱受体,可松弛平滑肌,抑制多种腺体分泌,能减少呼吸道黏液和唾液的分泌,使呼吸道保持通畅。抗胆碱药还有抑制迷走神经反射的作用。

（一）阿托品

（1）阿托品可激动心脏 M 受体引起心率增快,但老年或新生儿心率增快并不明显。迷走神经亢进型患者麻醉前使用足量阿托品,可预防和治疗心动过缓。而甲亢、心脏病或高热等患者应禁用。

（2）术前应用升高心率,同时可降低迷走神经张力,减轻因牵拉腹腔内脏、压迫颈总动脉窦,或静脉注射 γ-羟丁酸钠、芬太尼、琥珀胆碱等所致的心动过缓。

（3）抑制腺体分泌,扩张周围血管。因面部血管扩张,可出现潮红、灼热。

（4）麻痹虹膜括约肌使瞳孔散大,但尚不至于引起视力调节障碍;对正常人眼内压影响不大,但对窄角青光眼可致眼压进一步升高。

（5）促使贲门括约肌收缩,防止反流误吸。

（6）剂量过大,有中枢神经兴奋症状如烦躁不安、谵妄,以致惊厥。

（7）抑制汗腺,兴奋延髓和其他高级中枢神经,引起基础代谢率增高,可致体温上升,故应避免用于甲亢、高热患者。

（8）阿托品剂量范围较宽,成人皮下或肌内注射常用量为 0.4~0.8mg,用药后 5~20 分钟出现心率增快,45 分钟时呼吸道腺体和唾液腺分泌明显减少,可持续 2~3 小时。静脉注射剂量为皮下剂量的 1/2,约 1 分钟起效,持续约 30 分钟,小儿一般可按 0.01mg/kg。

（二）东莨菪碱

（1）东莨菪碱为外周抗胆碱药,除具有平滑肌解痉作用外,尚有阻滞神经节及神经肌肉接头的作用,但对中枢的作用较弱。能选择性地缓解胃肠道、胆管及泌尿道平滑肌痉挛和抑制蠕动,而对心脏、瞳孔及唾液腺的影响很小,对腺体分泌的抑制作用则比阿托品稍弱,对呼吸中枢有兴奋作用。其抗眩晕及抗帕金森病作用均较阿托品强,并有显著的镇静作用。

（2）青光眼、前列腺肥大所致排尿困难、严重心脏病、器质性幽门狭窄或麻痹性肠梗阻患者禁用。

（3）老年人、小儿或剧痛患者应用后,有时可出现躁动和谵妄等副作用。

（4）成年人常用剂量为 0.3~0.4mg,小儿 7~10μg/kg,麻醉前 30 分钟皮下或肌内注射。

五、抗 组 胺 药

目前已知组胺受体有 3 个亚型:H_1、H_2 和 H_3 受体。

（1）组胺作用于 H_1 受体,引起肠管、支气管等器官的平滑肌收缩,还可引起毛细血管扩张,导致血管通透性增加,产生局部红肿、痒感。

（2）组胺作用于 H_2 受体,引起胃酸增加,而胃酸分泌过多与消化性溃疡的形成有密切关系。

（3）H_3 受体的作用尚在研究中。

组胺释放可致支气管痉挛、肠痉挛和子宫收缩。组胺释放可引起小动脉和毛细血管扩张,通透性增高,可致血管神经性水肿,表现为皮肤潮红、荨麻疹和低血压,甚至喉头水肿和休克。组胺可增加唾液、胃液、胰液和小肠液等腺体分泌。

抗组胺药分为两类:H_1 受体拮抗剂和 H_2 受体拮抗剂,前者主要用于抗过敏,后者主要用于抗溃疡。

（一）H_1 受体拮抗剂

常用的 H_1 受体拮抗剂主要为异丙嗪,基本药理作用主要有下述几项:

(1)H_1 受体拮抗剂能竞争性拮抗组胺 H_1 受体而产生抗组胺作用,能对抗组胺所致毛细血管扩张,降低其通透性,缓解支气管平滑肌痉挛。

(2)H_1 受体拮抗剂易进入脑组织,有明显的镇静作用;能加强催眠药、镇痛药及麻醉药的中枢抑制作用,并降低基础代谢率。

(3)H_1 受体拮抗剂可抑制唾液腺分泌,抑制呕吐中枢,产生抗呕吐作用。

(4)H_1 受体拮抗剂用做麻醉前用药,尤其适用于有各种过敏病史、老年性慢性支气管炎、肺气肿或支气管痉挛等患者,具有预防作用,但无明显治疗作用,仅作为预防性用药。

(5)异丙嗪的成人常用剂量为 $25\sim50mg$,麻醉前 $1\sim1.5$ 小时肌内注射,或用 1/2 量稀释后静脉缓慢注射,忌皮下注射。小儿按 $0.5mg/kg$ 计算,可制成异丙嗪糖浆,按 $0.5mg/kg$ 口服,对不合作的小儿可与等量哌替啶并用。

（二）H_2 受体拮抗剂

(1)西咪替丁为常用 H_2 受体拮抗剂,主要有抑制胃酸分泌的作用,能明显抑制基础和夜间胃酸分泌,也能抑制由组胺、分肽促胃液素、胰岛素和食物等刺激引起的胃酸分泌,并使其酸度降低,对因化学刺激引起的腐蚀性胃炎有预防和保护作用,对应激性胃溃疡和上消化道出血也有明显疗效。

(2)西咪替丁快速静脉注射可引起低血压、心律失常、中枢神经抑制,甚至心搏骤停。老年人或危重患者更易发生。

(3)西咪替丁静脉注射时间大于 $15\sim20$ 分钟,很少发生严重的心血管抑制。于术前 $60\sim90$ 分钟口服 $300mg$。

第三节 麻醉前用药选择与特殊病情的考虑

一、呼吸系统疾病

(1)呼吸道感染、支气管扩张咯血患者,禁忌使用抗胆碱药。因为肺部炎症尚未有效控制、痰血未彻底排出,抗胆碱药容易导致痰液黏稠、不易排出,麻醉过程中有阻塞下呼吸道风险。

(2)阿片类药物和苯二氮䓬类药物均抑制呼吸中枢,应该谨慎应用,对于情绪紧张,肺功能损害不严重的患者可以适量应用,严重呼吸功能不全的患者避免应用。

二、循环系统疾病

(1)阿托品可加重高血压和(或)冠心病患者心肌缺血和心脏做功,使心率和血压进一步升高。因此高血压和(或)冠心病患者麻醉前可应用东莨菪碱。

(2)吩噻嗪类药可导致低血容量患者血压进一步下降,甚至猝死,故绝对禁用。

(3)胆红素可增加迷走神经张力,常导致心动过缓,术前常规使用阿托品的剂量须增大。

(4)麻醉镇痛药可引起休克患者呼吸抑制和体位性低血压,可能加重休克程度,应慎用。

(5)术后保留气管导管机械通气治疗的心内手术患者术前宜用吗啡类药。

(6)吗啡作为先天性发绀型心脏病患者麻醉前用药,可使右至左分流减轻,缺氧得到一定改善。

(7)经皮下或肌内注射用药,药物吸收缓慢而休克常并存周围循环衰竭,应小剂量静脉用药。

三、中枢神经系统疾病

(1)颅内压增高患者除术前伴躁动、谵妄、精神兴奋或癫痫等病情外,应避免应用中枢抑制药物。颅内高压患者对镇静药的耐受性很小,常导致术后苏醒延迟。

(2)吗啡可引起颅脑外伤或高血压脑出血导致的颅内压增高患者呼吸抑制和$PaCO_2$升高,脑血管进一步扩张、脑血流量增加和颅内压增高,甚至可诱发脑疝。

四、内分泌系统疾病

(1)因内分泌系统疾病导致过度肥胖的患者肺通气功能低下和易发生舌后坠,故对呼吸有抑制作用的阿片类药物和苯二氮䓬类药物,以及容易导致术后苏醒延迟的巴比妥类药物和吩噻嗪类药物应慎用。

(2)小剂量镇静药可引起甲状腺功能低下的患者显著的呼吸循环抑制,应减量或避免使用。

(3)甲亢患者基础代谢率高和心率增快,术前应选用东莨菪碱作为麻醉前用药,避免使用阿托品。

五、自主神经系统活动

某些麻醉操作刺激可诱发不良神经反射,宜选用相应的麻醉前用药进行保护。

(1)应用喉镜气管插管或气管内吸引可引起心脏迷走神经反射,宜选用足量抗胆碱能药物作预防。

(2)椎管内麻醉抑制交感神经,迷走神经呈相对亢进,宜常规选用足量抗胆碱药物以求平衡。

六、眼 部 疾 病

(1)阿托品可使睫状肌收缩,可致眼内压升高,因此闭角性青光眼在未用缩瞳药滴眼之前禁用。

(2)眼肌手术术中牵拉眼肌可能出现眼心反射,严重者可心搏骤停,故术前需常规使用阿托品降低迷走神经张力。

七、麻醉药与术前药的相互作用

麻醉药与术前药之间可能相互协同增强,使麻醉药用量显著减少,但也可能使存在的副作用加重,故应慎重考虑,避免复合使用。

（1）麻醉镇痛药或镇静催眠药可降低七氟烷、异氟烷和氧化亚氮的 MAC 值。

（2）咪达唑仑可加重阿片类药物的呼吸抑制作用。

（3）阿片类药物可诱发依托咪酯麻醉诱导后出现锥体外系兴奋征象。

（4）右美托咪定与阿片类药物有协调作用,可增强镇痛效果。

八、麻醉药的副作用

（1）为预防局麻药中毒反应,硬膜外麻醉和神经阻滞前可常规应用苯二氮䓬类药物镇静。

（2）氯胺酮、羟丁酸钠可导致呼吸道腺体分泌增加,应用前应常规用抗胆碱药抑制腺体分泌,保证呼吸道通畅。

（3）异丙酚注射痛发生率较高,若患者无禁忌,麻醉前可应用麻醉镇痛药减轻注射痛。

第三章 麻 醉 机

第一节 麻醉机的结构和原理

一、麻醉机的结构

现代麻醉机主要用于实施全身麻醉、供氧及进行辅助或控制通气,它的基本结构包括:①供气装置;②麻醉蒸发器;③二氧化碳吸收器;④麻醉呼吸机;⑤麻醉废气清除系统;⑥安全监测装置;⑦其他附属装置。

（一）供气装置

供气装置包括气源、压力表、压力调节器、流量计和配比系统。

1. 气源 现代麻醉机一般有氧气、氧化亚氮和空气的管道进气接口,通过硬质皮管与中心供气系统或压缩气筒连接。主要气源为中心供气系统和钢瓶气源。

2. 压力表和压力调节器 压力表连接在气筒阀和减压阀之间,用以指示压缩气筒内的气体压压力调节器又称减压阀,其作用在于降低高压压缩气体的压力,使之降至可安全使用的、恒定的低压(0.3~0.4MPa),避免高压气流直接冲击麻醉机。实际上压力表通常与压力调节器制成一体出厂。

3. 流量计 能准确地控制和量化到达新鲜气体出口的气流量,流量计主要包括传统的玻璃流量计和新型的电子流量计。

4. 配比系统 为了防止麻醉机输出低氧性气体,除气源接口采用轴针安全系统和口径安全系统外,麻醉机还会采用流量计联动装置和氧比例监控装置,以控制气体的输出比例,使新鲜气体出口输出氧浓度不低于 23%~25%。

（二）麻醉蒸发器

麻醉蒸发器也称挥发罐,是一种能将液态、可挥发性吸入麻醉药转变成蒸汽并按一定量输入麻醉环路进行吸入麻醉的装置,也是麻醉机的重要组成部分,蒸发器提供的麻醉药浓度与蒸发器的调节旋钮刻度控制的通过蒸发器的气流量成正比。蒸发器只对专一的麻醉药定标并有专用的加药器以防发生加药种类的失误。

蒸发器的种类目前主要包括:①可变旁路式蒸发器;②地氟烷 Tec6 蒸发器;③Datex-Ohmeda Aladin 盒式蒸发器。

（三）二氧化碳吸收器

呼吸环路的功能除了向患者提供氧气和麻醉气体外,还应清除患者排出的二氧化碳。因此,CO_2 吸收器为紧闭式麻醉机的必备设备,借吸收罐中的碱石灰(或钡石灰)与 CO_2 起化学反应的性能,清除呼出气中的 CO_2。碱石灰是氢氧化钠(5%)、氢氧化钙(80%)和硅酸盐等加适量水分(15%)所组成。

（四）麻醉呼吸机

(1)麻醉呼吸机是现代麻醉机的必配设备,其主要作用是替代麻醉通气系统中的贮气囊,变人工辅助通气为机械控制通气。

(2)麻醉呼吸机结构简单,在麻醉过程中起着控制通气的作用,由于使用时间短,一般都不配备湿化器,多数无同步呼吸性能,需通过转换开关选择手控通气和机械控制通气。

(3)麻醉呼吸机多为气动、电控、定时兼定容切换,直立型密闭箱内风箱式呼吸机,用压缩氧气或压缩空气驱动,吸气相时,呼吸机根据设定的通气量的大小,密闭箱内驱动的气体部分压缩或完全压缩风箱,将风箱内的气体挤进患者的肺脏,同时也关闭呼吸器内的减压阀,呼气相时驱动气停止进入密闭箱,由麻醉机流量计提供的新鲜气和部分呼出气进入风箱,同时减压阀开启,部分呼出气和余气经废气排除系统排出体外。

(4)麻醉呼吸机的呼吸参数设定包括:潮气量、分钟通气量、呼吸频率、呼吸比、吸气流速、PEEP、气道压限定等,在进行小儿麻醉时,大多数呼吸机需要换成小儿风箱。许多新型的呼吸机可提供压力控制和容量控制两种呼吸模式,在进行容量控制通气时,呼吸机的流量补偿系统会对新鲜气体流量的变化,较小的呼吸环路系统漏气,肺顺应性的改变等情况进行自动调整,使患者的通气量基本保持不变。麻醉呼吸机基本都设有窒息报警、潮气量、分钟通气量、气道压力、氧流量等上下限报警,气源中断或过低、电源中断报警等。

(五)麻醉废气清除系统

麻醉废气清除系统是指收集并排放麻醉机内的麻醉废气。多数情况下,用于麻醉患者的气体量远大于该患者实际需要量,因此废气清除系统用于排出过剩气体,以免造成手术室内空气污染。

麻醉废气清除系统主要包括:①残气收集装置;②输送管道;③废气清除中间装置;④废气处理集合管;⑤废气处理装置。其中废气处理装置又分为主动式和被动式处理系统两种。

(六)安全监测装置

(1)自气源开始,为防止气体连接错误,近年来国际上已逐渐采用轴针指数安全监测装置,每种麻醉气体有其各自固定的轴孔与轴针。为保证 N_2O 和 O_2 混合适当,避免发生麻醉机输出低氧混合事故,流量计通路前设有 $N_2O\text{-}O_2$ 比例调控保护装置,以保证输出混合气中 O_2 浓度不低于25%,而 O_2 流量又可单独调节,现代麻醉机一般配备1~3个麻醉专用蒸发器,各蒸发器之间采用机械保险装置,当打开一个蒸发器的浓度控制钮时,其他蒸发器则自动锁定,以避免蒸发器同时输出两种以上不同麻醉气体。

(2)另外,现代高档麻醉机几乎包括所有必需的监测,如潮气量、通气量、气道压、呼吸阻力、胸肺顺应性、呼出末二氧化碳、吸入氧浓度、麻醉药物浓度、心电图、有创血压、无创血压、血氧饱和度、肌松监测等。

(七)其他附属装置

1. 贮气囊 用于贮存气体,主要作用:①进行辅助或控制呼吸,提供足够的气量;②缓冲和防止高压气流对肺的损伤;③便于观察患者的呼吸频率、幅度和呼吸道阻力;④便于麻醉气体和氧的均匀混合;⑤可使萎陷肺膨胀。

2. 呼吸螺纹管 在闭式环路麻醉机吸入和呼出活瓣两端各接一根螺纹管,称为吸气和呼气管。

3. 面罩 由富有弹性的橡胶制成。面罩供氧是麻醉诱导和复苏的重要工具。

4. 呼吸活瓣 是单向活瓣,用来控制呼吸气流的方向,是保证呼吸正常功能的关键部件之一。吸气活瓣在吸气时开启,呼气时关闭;呼气活瓣在呼气时开启,吸气时关闭。这些活瓣引导气流呈单方向运行,使呼吸气体不会混杂。

二、麻醉通气系统的种类和原理

麻醉机的各种部件进行组装,构成完整的吸入麻醉装置,并与患者的呼吸道相连,两者形成一个系统,称为麻醉通气系统。患者呼吸通过此系统,即由麻醉机向此系统提供麻醉混合气体并传送给患者,与此同时患者能进行正常的 O_2、CO_2 交换。

(一)麻醉通气系统的分类

麻醉通气系统有许多分类方法,现按重复吸入程度及有无 CO_2 吸收装置分成开放式、半开放式、半紧闭式及紧闭式 4 种。①呼出气体完全不被重复吸入为开放式;②无 CO_2 吸收装置,有部分呼出气体被重复吸入者为半开放式;③有 CO_2 吸收装置,呼出气体较多的部分被重复吸入者为半紧闭式;④有 CO_2 吸收装置,呼出气体全部(经 CO_2 吸收后)被重复吸入者为紧闭式。

(二)各种通气系统(呼吸环路)

1. 开放系统 麻醉通气装置是纱布片覆盖的面罩,结构简单,麻醉药液滴在纱布上蒸发后,随空气被患者吸入,呼气全部经纱布而排入大气。

2. 无重复吸收系统 是通过吸入和呼出两个单向活瓣来控制呼吸气流,患者吸气时经吸入活瓣吸入由麻醉机提供的麻醉混合气体,呼气时由呼出活瓣全部排入大气,在气流量等于或超过每分通气量的情况下,可无 CO_2 重复吸入。

3. "T"形管系统 又称 Ayre-T 形管装置,由较长的横管与较短的竖管垂直相交形成"T"形,横管的一端接气管导管,另一端为排气口,可与呼气管相连接,竖管为供气管,可与麻醉混合气体送气管连接。由于没有 CO_2 吸收器,所以"T"形管系统是一种需要高流量麻醉混合气体的麻醉通气系统,避免 CO_2 的再吸收。

4. 麦氏(Mapleson)通气系统(半紧闭装置) 根据新鲜气流入口、螺纹管、贮气囊及呼气活瓣的安装位置不同,可分为麦氏 A、B、C、D、E、F6 型。该系统均无 CO_2 吸收装置,CO_2 的重复吸入程度与新鲜气流量的大小密切相关,气流量越小,重复吸入 CO_2 越明显。

(1)麦氏 A 型:即 Magill 环路,患者自主吸气时吸入麻醉机提供的气体或新鲜气流,不足部分由贮气囊供给,呼气时,呼出气流的最初部分为不含 CO_2 来自解剖无效腔的气体逆行流入呼吸管至贮气囊,并与新鲜气流相遇,系统压力上升,当压力上升到使逸气活瓣开放的程度时,含有 CO_2 的肺泡气经活瓣排入大气中,此时呼气初期逆行进入呼吸管的呼出气也被继续而来的新鲜气流顶回,并经活瓣排出,只要新鲜气流量不低于患者自主呼吸的分钟通气量,就几乎没有 CO_2 再吸收的现象。但在实行控制通气时,新鲜气流量必须增加到每分通气量的 3 倍时,才能避免 CO_2 的再吸收。

(2)麦氏 B 型:将麦氏 A 型新鲜气流入口移到紧靠逸气活瓣的位置时,即为麦氏 B 型,可用于任何呼吸方式,其再吸入的程度取决于新鲜气流量的大小,为防止再吸入,新鲜气流量应大于患者每分通气量的 2 倍。

(3)麦氏 C 型:将麦氏 B 型的呼吸管显著缩短后即成麦氏 C 型,同麦氏 B 型一样,当新鲜气流量大于患者每分通气量的 2 倍时,才能防止再吸入现象的发生。

(4)麦氏 D 型:除逸气活瓣移至靠近贮气囊上方的位置外,其余同麦氏 B 型环路。

（5）麦氏 E 型：为 Ayre-T 形管的改良型，也即麦氏 D 型去掉贮气囊和逸气活瓣，所以新鲜气流量在每分通气量 3 倍时即可避免呼出气再吸入。

（6）麦氏 F 型：将麦氏 D 型的逸气活瓣取消，同时贮气囊的末端开放于大气中即成 F 型，为防止 CO_2 重复吸入，新鲜气流量必须是每分通气量的 3 倍，如吸气时关闭贮气囊尾端同时挤压贮气囊，呼气时放松尾端开口，即可行辅助或控制通气。

5. 同轴环路装置

（1）Bain 同轴环路装置：基本构成与麦氏 D 型相同，但其输气管放在呼吸管内，一端固定于患者面罩，另一端与新鲜气源相连，用于输送氧气或麻醉气体。螺纹管的末端可与贮气囊或呼吸机相连行辅助或控制通气。为维持 $PaCO_2$ 于正常水平，在自主呼吸时供气量应为 200~300ml/（kg·min），控制通气时成人应为 70ml/（kg·min），小儿为 100ml/（kg·min）。

（2）Lack 同轴环路装置：也即麦氏 A 型环路的同轴环路装置，与 Bain 环路供气正好相反，新鲜气流由外套管供给，外套管容积应在 500ml 左右，呼出气可自中心内套管经呼气活瓣排出。

6. 循环式密闭装置 循环式密闭法由 CO_2 吸收装置、贮气囊（及人工通气机衔接管）、吸气和呼气活瓣、蒸发器、两根螺纹管、三通接头等组成。并附有密闭面罩、压力调节阀（排气活门）、供氧装置等。患者呼吸时吸气活瓣关闭，呼气沿呼气螺纹管经呼气活瓣进入 CO_2 吸收罐再入贮气囊，吸气时呼气活瓣关闭，吸气活瓣开放，贮气囊内混合气体汇合新输入的麻醉气体经吸气螺纹管吸入肺内，气流在循环式装置中单向循环重复流动。

第二节 麻醉机安全操作检查

一、麻醉机使用前常规的检查

在使用麻醉机之前，应对即将使用的麻醉机进行全面的检查，通过检查，确定麻醉机各组成部分性能及状态良好，可以减少由于麻醉器械而引起的麻醉意外的发生，从而提高麻醉安全性，检查顺序如下：

（1）应急通气装置：检查是否备有简易呼吸器，以及是否完好。

（2）高压系统

1）检查氧气瓶是否有气：打开氧气瓶开关，至少应处于半充满状态（>1000psi）。

2）检查中心供气系统：管路是否连接准确，压力表读数应在 50psi 左右。

（3）低压系统

1）检查低压系统的基本情况：关闭流量开关和蒸发器，检查蒸发器内麻醉药的量，扭紧加药器盖。

2）检查低压系统漏气情况

①确认总开关和流量开关处于"关闭状态"。

②将负压吸引球接于新鲜气流出口处。

③反复挤压负压吸引球，使球内无任何气体。

④确认气球处于无气状态持续至少 10 秒。

⑤打开蒸发器，重复进行③和④步骤。

⑥取下负压球，重新连接新鲜气体管路。

3)打开总开关和所有仪器的开关。

4)检查流量计

①使所有气体的流量计开至最大,然后检查流量计浮标的运动是否平滑和灵活,并观看流量计管是否有破损。

②开大 N_2O 流量和调小 O_2 流量,检查流量变化是否准确,是否报警。

(4)检查和调节废气排放系统

1)确认废气排放系统与限压排气阀和呼吸机排气阀连接无误。

2)调节废气负压值(如果有可能)。

3)完全打开限压排气阀,阻塞 Y 形接头。

4)将氧流量调至最小,使废气贮气囊完全塌陷,确认碱石灰罐上的呼吸道压力计读数为零左右。

5)快速充气,使废气贮气囊完全充满,确认碱石灰罐上的呼吸道压力计读数小于 $0.98kPa(10cmH_2O)$。

(5)呼吸环路

1)校准 O_2 检测仪

a. 在室内空气情况下,读数为 21%。

b. 确认在低 O_2 状态下 O_2 报警器工作正常。

c. 将 O_2 传感器放置在呼吸环路中,打开 O_2 快速开关进行充气。

d. 测氧仪读数应大于 90%。

2)检查呼吸环路的基本状态

a. 将通气选择开关调至手动呼吸位置。

b. 检查呼吸环路的完整性,不存在损坏和阻塞。

c. CO_2 吸收剂应不失效。

d. 安装呼吸环路配件(如湿化器、PEEP 阀)。

3)检查呼吸环路漏气情况

a. 将所有气体流量计关至零或最小。

b. 关闭限压排气阀,并阻塞"Y"形接头。

c. 打开氧快速充气阀,使呼吸道压力为 $2.94kPa(30cmH_2O)$。

d. 确定此时的压力稳定在一个固定值至少 10 秒。

e. 打开限压排气阀,使压力减少。

(6)手控和机械通气系统,测试呼吸机和单向阀

1)在"Y"形接头处连接另一个贮气囊。

2)为下一例患者设定好呼吸机参数。

3)将通气模式调至机械通气位置。

4)打开氧快速充气开关,将呼吸机风箱充满,然后开呼吸机。

5)将 O_2 流量调至最小,而其他气体流量为零。

6)确认吸气期风箱可提供合适的潮气量,呼气期风箱全部充满。

7)将新鲜气体设置在 5L/min 左右。

8)确认呼吸机风箱和模拟肺充满,然后排空气体,在呼气期末无持续性正压。

9)检查单向阀的活动度和灵敏度。

10）测试呼吸环路附件,确保其功能正常。

11）关闭呼吸机,调至手动通气方式。

12）进行手动通气,确保模拟肺扩张和收缩,并可感觉到该系统的阻力和顺应性。

13）从"Y"形接头上取下贮气囊。

（7）检查监测仪、校对和(或)设定所有监测仪的报警限。

（8）检查麻醉机的最终状态

1）关闭蒸发器。

2）打开限压阀。

3）呼吸模拟钮放置在手动通气上。

4）所有流量均归零。

5）吸引系统工作正常。

6）准备好呼吸环路待用。

另外,在相同麻醉机使用后的第二台接台手术,这些检查步骤可以不必重复。

二、关键部件的检查

除麻醉前常规检查外,尚有氧浓度监测、低压系统的泄漏试验和循环环路系统试验等关键部件的检查。

1. 氧浓度监测仪的校准 氧浓度监测仪是麻醉机输出氧浓度的监测装置,用于监测流量阀以后的气体浓度的变化,并评估麻醉机呼吸环路的完整性。将氧传感器置于空气中,进行氧样校准十分重要。校准方法:将氧传感器探头取下,暴露于室内空气中,观察到检测数值回到 21% 后,将传感器探头插回原位。

2. 低压环路系统的泄漏试验 低压环路系统泄漏实验的目的是检测麻醉机内部环路的完整性,低压环路系统的泄漏可以引起患者缺氧及麻醉中知晓。

（1）环路正压试验:用于无单向止回阀的麻醉机的检测。具体方法:首先关闭排气阀,充氧,使环路内压力达 30cmH_2O 或 50cmH_2O,将氧流量阀关闭或者调至 300ml/min 以下,在至少 30 秒的时间内,观察压力表的压力能否维持住。这种试验不需要特别的装置,操作简单,但试验的灵敏度较差,对于<250ml/min 的泄漏常不能检出。

（2）负压泄漏试验:主要用于低压系统内装备有止回阀的麻醉机的检测,其方法:首先关闭所有流量控制阀(或关闭麻醉机主开关),将压扁的小球接至共同输出口。此时小球在低压系统内形成负压,并使止回阀开放,若小球能够维持萎缩状态 30 秒以上,说明无泄漏存在。如小球在 30 秒内膨起,说明有泄漏存在。随后,逐个打开蒸发器浓度调节钮,检查蒸发器的泄漏。负压试验十分敏感,能检出 30ml/min 的泄漏存在。

3. 环路系统试验 环路系统试验是患者呼吸环路系统的完整性的测试,它包括了共同输出口至"Y"形接口之间的所有部件。试验分为泄漏试验和活瓣功能试验两部分。行泄漏试验时,应当关闭放气阀,堵住"Y"形接头,快速充氧使环路内压力达 30cmH_2O 左右,如有泄漏,压力将不能保持。进行活瓣功能试验时,取下"Y"形接头,试验者分别通过吸气和呼气螺纹管进行呼吸。若活瓣功能正常,则吸气螺纹管只能吸气不能呼出,呼气管只能呼出不能吸入。

第三节　麻醉机及附件的清洁与消毒

　　任何与患者接触过的麻醉机包括所有的麻醉器械用具均有细菌污染,为避免交叉感染,必须重视麻醉器械用具的清洁与消毒工作。对特殊感染患者用过的器械用具更需要强调严密的隔离消毒处理。

　　(1)一般患者使用过的器械,如麻醉面罩、贮气囊、呼吸管、接头、通气道、喉镜片、气管或支气管导管、导管芯、插管钳、牙垫、吸痰管等,使用后均应首先用肥皂水将其内外洗刷干净,并用清水反复冲洗,擦干。然后将塑料和橡胶类用具用 70% ~ 80% 乙醇浸泡半小时,用无菌钳取出,存放于清洁容器内,下次使用前再重复消毒一次。金属、玻璃等用具可用高压蒸汽消毒处理。

　　(2)对于特殊感染或传染病患者使用过的器械,如果条件允许,最好采用一次性使用物品。麻醉装置最好采用来回吸收式通气系统,以便可以拆卸、清洁和消毒。如需要重复使用,必须进行彻底灭菌消毒。

　　围手术期患者呼吸管理是麻醉医师的主要职责,不论采用何种麻醉方法,都要始终保持呼吸道(也称"气道")的通畅和正常的肺换气(简称"呼吸管理"),对危重患者急救复苏中尤其需要做到这一点,这是每一位麻醉医师必须掌握的重点技能。为达到上述之目的,需要在气道内根据具体情况置入不同类型的通气道。其主要包括:①口咽通气管;②鼻咽通气管;③喉罩通气管;④气管内导管或支气管内导管等。这样,麻醉医师可以主动保持气道通畅,施行控制通气,其中以气管内插管和支气管内插管最为常用。

第四章　气道管理技术

第一节　气道解剖生理

呼吸系统由呼吸道(也称气道)和肺两部分组成。呼吸道又可分为上呼吸道与下呼吸道。临床上将口、鼻、咽、喉部称为"上呼吸道",将气管、支气管及其肺内分支支气管称为"下呼吸道"。麻醉医师在行气道管理前,应当对呼吸系统解剖进行全面检查和评估,以减少在操作过程中可能遇到的麻烦。

（一）上呼吸道解剖

上呼吸道自鼻、口腔、咽和喉构成,具有滤过和消除吸入气流中的微小异物,温暖和湿化空气的重要功能。

(1)鼻和口腔是气道的两个开口,它们的前端被腭隔开,后边共同通向咽部,咽是一个U形的肌纤维结构,从颅底延伸至食管开口处的环状软骨,咽部向后分为鼻咽和口咽。

(2)在舌根部,会厌从功能上将口咽和喉咽(或下咽)分开。会厌在吞咽时盖住声门,以防止误吸。

(3)喉是由肌肉和韧带共同组成的软骨结构。组成喉的软骨:①甲状软骨;②环状软骨;③会厌软骨;④成对的杓状软骨;⑤小角软骨;⑥楔状软骨。

（二）下呼吸道解剖

下呼吸道由气管-支气管系统和肺实质两部分构成,是完成气体交换的主要场所。

1. 气管　气管上端起于环状软骨,向下延伸入胸内。隆突是左右支气管的分叉处,体表投影在第2肋软骨水平,成人气管长度为 $9\sim16cm$,直径 $2.0\sim2.5cm$,由 $16\sim20$ 个"C"形软骨环组成,气管后部与食管相邻。

2. 主支气管　位于第 $5\sim6$ 胸椎(相当于胸骨角水平),分出左、右主支气管。在成人,右主支气管较左主支气管短粗、陡直,长 $4\sim5cm$,气管插管过深或吸入异物时易入右主支气管。

3. 肺叶支气管和肺段支气管　支气管在肺门处分成肺叶支气管,右侧肺叶支气管有上、中、下三支,左侧有上、下两支。肺叶支气管进一步分支成为肺段支气管。肺叶及肺段支气管壁上的软骨环已开始不成环形,但仍能有效支撑管壁,抵抗肺内压的变化。

4. 小支气管　肺段支气管以下,约从第4级分支到第9级分支通常称为小支气管。小支气管随分级内径逐渐减小,但其整体横断面积明显增加,通气阻力相应降低。第7级分支以下的小支气管,由于管壁上的软骨逐渐消失,易受到胸膜腔内压的压迫。临床上把这类内径在 2mm 以下的无软骨支撑的小支气管称为小气道。

5. 细支气管、终末细支气管和呼吸性细支气管　解剖学上把管径小于 1mm,外周无结缔组织包绕的支气管称为细支气管。第16级及以上的分支称为终末细支气管,终末细支气管的内径小于 0.5mm,在此水平的分支已经可以进行气体交换,所以又称为呼吸性细支气管。细支气管的气流阻力在整个支气管树中所占的比例非常小,仅占全部气道阻力的10%左右。

6. 肺泡　为多面型薄壁囊泡,是气体交换的场所,成人肺泡总数有3亿~4亿,总面积可达100m²。

（三）呼吸道三轴线

呼吸道三轴线是指口腔至气管之间所存在的三条解剖轴线。

1. 口轴线（AM）　从口（或鼻）腔至咽后壁的线。

2. 咽轴线（AP）　从咽后壁至气管的连线。

3. 喉轴线（AL）　从喉头至气管上段的连线。

一般情况下,AM与AP约呈90°角,AP与AL呈30°~40°角。

为显露声门,便于行气管内插管,平卧位患者应尽量后仰头部,使三条线重叠为一条直线。

第二节　人工气道工具

为保证呼吸道通畅并进行呼吸管理,必须要熟悉保持呼吸道通畅的各种用具和正确的操作技术。用于维护呼吸道通畅的有关器械用具大致可分为下述三大类。

1. 基本器械用具　指任何麻醉方法都适用的器械用具,包括麻醉面罩（facemask）、口咽通气管（oral airway）、鼻咽通气管（nasal airway）、喉镜（laryngoscope）、气管导管（endotracheal tube）等。

2. 特殊器械用具　指根据患者的特殊病理解剖特点,或根据手术需要而设计的特殊用途的器械用具,主要包括:①双腔支气管导管（double-lumen bronchial tube）;②喉罩通气管（larygeal mask airway）;③纤维光束喉镜和支气管镜（fiberoptic laryoscope and bronchoscope）;④发光棒（lightwand）;⑤改良型特殊喉镜;⑥气管导管换置器（tubechanger）等。

3. 辅助插管工具　包括:①导管芯;②气管插管钳;③喷雾器;④吸痰管;⑤牙垫;⑥滑油剂等。

4. 其他　一般情况下,在手术室（OR）内施行呼吸管理,可选用最简单的器械用具来完成,如经鼻咽通气管输氧,或麻醉面罩吸氧等。但如果要做到全面的呼吸管理,则需借助于气管内或支气管内插管,并施行辅助通气或控制通气;紧急上呼吸道完全阻塞的情况下还需要施行环甲膜切开术（cricothyroidotomy）或气管造口术（tracheotomy）。

第三节　气管插管前的准备和麻醉

一、适应证和禁忌证

气管或支气管内插管是实施麻醉的一项安全措施,因此不论成人或小儿,只要初步具备适应证,就可选用。

（一）适应证

主要适应证包括:①需要保障上呼吸道开放的手术;②为避免胃内容物误吸的患者;

③需要长时间正压通气的患者;④术中需要反复吸除气管内分泌物的手术患者;⑤满足某些特殊手术要求的麻醉。

(二)禁忌证

1. 绝对禁忌 理论上,气管插管应无绝对禁忌证。

2. 相对禁忌 患者并存出血性血液病(如血友病、血小板减少性紫癜等)时,气管插管易诱发气管黏膜下出血或血肿,可继发呼吸道急性梗阻,应列为相对禁忌证。鼻咽部血管瘤、鼻息肉及有反复鼻出血者,禁忌经鼻气管插管。

二、气管插管前的评估和准备

(一)麻醉前访视及评估

(1)应检查气管经路是否有阻碍,以便选择经口或经鼻气管插管。绝大多数患者都适用经口明视气管插管,只有在经口气管插管困难或导管在口腔内妨碍手术进行时,才选择经鼻气管插管。

(2)正常成人张口度应大于4cm,如小于2.5cm,则难以置入喉镜,常见于颞下颌关节强直或面部瘢痕收缩。下颌畸形、发育不全者,均可使喉头显露困难。正常人颈椎伸屈范围为90°~165°角,若头后仰不足80°角将使气管插管困难。

(3)常见的影响气管插管的颈部病变:①过度肥胖(颈粗短、高喉头等);②类风湿关节炎累及颈椎关节;③先天性疾病(如斜颈)等。此时通常需用盲探气管插管或纤维支气管(喉)镜协助。若计划经鼻气管插管,应了解既往是否进行过鼻及声带手术,并分别测试两侧鼻孔的通气状况。

(二)经口气管插管前准备

(1)应了解牙齿松动情况,若患者有松动的切牙,应先用打样膏或丝线固定,以防止操作过程中掉入气管内。

(2)有活动义齿者,应在麻醉前取下;上齿全部脱落的患者,在置入喉镜时,声门裂显露相对上移。

(3)若左侧上切牙脱落,置入喉镜后,右牙可阻碍视线影响插管操作,所以插管前应先用口腔科常用的打样膏,做成牙堤状模型垫于左侧齿龈上,以便插管时承托喉镜片保护齿龈,并扩大视野和气管插管空间,也可用紧的纱布垫垫于左侧上齿龈,便于气管插管操作。

(三)气管导管的选择

1. 成人气管导管的选择

(1)气管导管内径(ID)的选择:经口腔气管导管在男性一般需用内径7.5~8.0mm的导管;女性成人需用内径7.0~7.5mm的气管导管。经鼻腔气管导管的内径一般需减少1mm。

(2)气管导管插入的长度:自门齿计算,女性气管导管插入长度为20~22cm;男性气管导管插入长度为22~24cm;如经鼻腔气管插管,需分别增加2~3cm。

2. 儿童气管导管的选择 儿童气管导管内径及气管导管长度的选择,可利用公式初步估计:

公式1:气管导管内径(mm ID)=4.0+年龄/4。

公式2:气管导管长度(cm)=12+年龄/2。

公式 1 中所指气管导管内径为不带套囊型导管,若使用带套囊型导管,管号应比公式所得型号小 0.5 号。

三、气管插管前的麻醉

气管插管前的麻醉方法有两类:

1. 诱导插管法　诱导插管法是目前临床上最常用的气管插管方法,指在全身麻醉达到一定深度后,进行气管插管操作。

(1)预充氧:氧流量 6L/min,用尽可能密闭的面罩吸氧,平静呼吸时间 3~5 分钟或连续做 3 次以上的深呼吸。

(2)全麻诱导:过去曾普遍使用静脉注射硫喷妥钠和琥珀胆碱诱导,现在多使用丙泊酚、依托咪酯、咪达唑仑复合芬太尼代替硫喷妥钠,肌松药主要使用非去极化肌松药。

2. 清醒插管法　指对气管插管所经通路的黏膜先进行表面麻醉后,再施行气管内插管操作。其注意事项主要包括:

(1)对接受清醒插管的患者气管插管前预先给予适当的镇静药,如咪达唑仑,并复合小剂量的芬太尼。

(2)麻醉前给予抗胆碱药,以减少呼吸道分泌物。

(3)对气管插管通路进行充分的表面麻醉。

(4)因局麻药在口咽部吸收较快,应注意严格控制用药剂量。

四、预防气管插管时的心血管反应

(1)呼吸道操作,特别是放置喉镜及气管内插管时,可引起强烈的心血管反应。主要表现为高血压、心动过速和颅内压增高,有些甚至会造成心肌缺血、脑血管或主动脉血管破裂。

(2)预防措施

1)加深麻醉,阿片类药物可有效减弱刺激引起的血流动力学反应;丙泊酚可以提供足够深的麻醉,有效抑制气管插管时的心血管反应。

2)静脉给予利多卡因 1.5mg/kg。

3)表面麻醉或神经阻滞。

4)应用血管活性药如硝酸甘油、艾司洛尔等。

第四节　气管插管术

(一) 经口明视气管插管

(1)正确的体位是气管插管成功的首要条件:患者的头应与麻醉医师的腹部水平一致或略高,以免在操作喉镜时引起背部不必要的劳累,适度抬高头部(离手术台 5~10cm)并外展寰枕关节可使患者处于较理想的嗅花位,患者的口应尽量张开。

(2)麻醉诱导之前,应预充氧 3~5 分钟。

(3)置入喉镜

1)置入喉镜时易使下唇卷入下切牙与喉镜片间,造成下唇挤伤,故应先推开下唇。

2)左手持喉镜沿右侧口角置入,轻柔地将舌体推向左侧,使喉镜片移至正中,见到腭垂,然后顺舌背弯度置入,切勿以上切牙为支点,将喉镜柄后压,以免碰掉上切牙。

3)喉镜片进入咽部即可见到会厌,见到会厌后将喉镜片置入会厌与舌根交界处(即会厌谷),再上提喉镜,使舌骨会厌韧带紧张,会厌翘起,即可显露出声门。如使用直喉镜,应将喉镜片置于会厌下,上提喉镜即可显露声门裂。

(4)气管导管的插入

1)显露声门后,右手以持笔式将导管对准声门,轻柔插入气管内。如果导管内带有管芯,则过声门后即应将管芯拔出,以免损伤气管。如果气管插管时麻醉变浅,应重新加深麻醉或用喷雾器对准声带进行表面麻醉,以抑制反射便于气管插管。

2)待声门张开时,迅速插入并立即加深麻醉。如声带较高,需将导管前端翘起以接近声门,可用中指按压导管中段,以上切牙为支点增加弯度,使导管前端上翘。

3)切勿把导管向后下用力,徒使导管变形,导管前端反而远离声门,甚至把管芯弯成双曲线,更难插入气管内。

(5)气管插管后,要立即听诊胸部和上腹部,通过二氧化碳波形监测来确认气管导管在气管内的位置。

(6)气管插管完成后,放置牙垫,固定导管。

(二)经鼻明视气管插管

在明视下将气管导管经鼻腔插入气管内。经鼻气管插管术多应用于张口困难或喉镜不能置入及口腔内手术的患者。

(1)麻醉前先从鼻前孔滴1%麻黄碱溶液,促使鼻黏膜血管收缩。因气管导管斜口均面向左侧,因而选择左侧鼻前孔气管插管较容易接近声门。临床上,多在经左侧鼻前孔插管妨碍手术时才选择右侧鼻前孔。

(2)麻醉后将气管导管与面部垂直的方向,沿下鼻道经鼻底部,出鼻后孔至咽喉腔。

(3)当气管导管插入的深度相当于鼻翼至耳垂的距离时表示导管前端已越过鼻后孔进入咽喉腔,此时术者左手持喉镜显露声门,右手继续推进导管入声门。如有困难,可用插管钳夹持气管导管前端送入声门,其后操作同经口腔气管插管法。

(三)经口盲探气管插管法

(1)本法多采用清醒插管方式,主要适用于部分张口困难、颈项强直、颈椎骨折脱臼、颈前瘢痕挛缩、喉结过高、颈项粗短或下颌退缩的患者。

(2)具体操作

1)事先利用导管芯将气管导管弯成鱼钩样的弯度以利于导管口接近声门。

2)利用呼吸气流声响作导管的引导,也可利用术者的左手食指经患者右口角探触会厌游离缘的位置以作气管插管的引导。

3)根据导管内通气响声,判断声门位置。在响声最强处,持住导管同时抽出管芯并将导管继续向前推进,此时多能使气管导管进入气管。

(四)经鼻盲探气管插管法

本法适用于张口困难或喉镜无法全部置入口腔的患者,具体操作基本同明视经鼻气管插管法,导管通过鼻后孔后,需依据倾听气管导管内呼吸气流的声音,判断导管口与声门之间的距离。

（五）盲探气管插管受阻时的处理

（1）如导管前进受阻，呼吸声中断，可能为气管导管滑入一侧梨状隐窝。

（2）如同时出现窒息症状，则可能为头部过度后仰，气管导管插至会厌与舌根交界处，造成会厌压住声门所致。

（3）如阻力消失，而呼吸声中断，多为头前屈过度，气管导管误入食管所致。如出现以上情况，应将气管导管退出少许，待出现呼吸声后，再调整头部位置重新插管。

（4）气管导管出鼻后孔后，反复盲探插管如遇到困难，可用喉镜经口腔显露声门，右手推进导管，在明视下插入气管；也可用插管钳夹持导管前端送入声门，再将导管推进3~5cm即可。

第五节　特殊装置辅助气管插管法

一、纤维光导支气管镜引导插管法

（1）利用纤维光导支气管镜（纤支镜）引导气管导管插入气管，是解决困难气道常用的方法。

1）应用前先用抗雾剂擦净管端镜面，以防水蒸气模糊镜面。纤维外径约6mm，应充分涂抹滑油剂，预先插入内径6.0mm以上的气管导管。

2）小儿纤支镜直径为3.5~4.0mm，可通过内径5.0mm以上的气管导管，表面麻醉后，置入牙垫后随同气管导管经口或经鼻插入至咽喉部，需要时可经纤支镜吸引管吸出分泌物或给氧，经纤支镜窥见会厌后，将纤支镜前端穿过声门。

3）然后气管导管可在纤支镜的引导下插入气管，插管完成后，再将纤支镜拔出。

（2）注意事项

1）分泌物过多时常使镜像不清，所以麻醉前应使用抗胆碱能药物。

2）纤支镜应置于正中位，以免误将梨状窝当作声门，纤支镜头部一旦通过声门即可从颈前部见到喉及气管处透亮。否则，可能表示纤支镜进入食管。

3）气管导管内径如小于6mm，则插入纤维喉镜将堵塞通气，应引起注意。

二、囊行引导管引导插管法

（1）本法类似于上述纤支镜引导，但无光纤装置，仍需使用喉镜协助。多应用于声门过高（前），喉镜只能暴露会厌，或导管过声门受阻于前壁时。应用前先调整气管导管位置使通气声最响亮，再插入带钢丝的输尿管导管，导管一旦进入气管常有呛咳反应，然后沿此引导管插入气管导管即可。如能用2.5mm直径的螺纹钢丝作引导管，效果更佳。

（2）本法也可应用于术中更换气管导管或拔管后可能发生气管萎陷梗阻的患者，在拔管前先放置引导管，再插管时沿引导管插入，较为实用。

三、逆行引导管引导插管法

（1）表面麻醉后，局部用普鲁卡因浸润，再用连续硬膜外穿刺针刺透环甲膜，针头斜口向头，然后经穿刺针插入连续硬膜外导管作为引导管逆行通过声门，抵达口咽处，即拔出穿刺针，用插管钳夹引导管拉至口外。或经鼻行插入吸痰管至口咽处，再将此引导管置入吸痰管后一起拉出鼻孔外。

（2）气管导管可套入此引导管经鼻或口导入声门，拔去引导管后再将气管导管推进至气管中段。此法对插管径路有一定损伤，故应慎用。

第六节　支气管插管术

支气管插管术的目的在于将健康肺和患病的肺分隔开，以防病变或分泌物经支气管播散或发生急性呼吸道阻塞等意外。主要有两种基本方法：①单腔导管健侧支气管插管；②双腔导管支气管插管。

一、适应证及优点

（1）支气管插管术的适应证：大咯血患者、肺脓肿、支气管扩张、痰量过多、肺大疱有明显液面、支气管胸膜瘘、气管食管瘘等患者拟行肺叶或全肺切除术时特别适用于支气管插管，以避免大量血液、浓痰或分泌物污染健侧的肺。

（2）另外，外伤性支气管断裂及气管或支气管成形术时，可防止患侧支气管漏气，保证健侧肺有足够通气量。单侧肺功能试验或单肺冲洗治疗时必须插入双腔支气管导管。

二、单侧支气管插管术

（1）单侧支气管插管用的支气管导管长度一般为 32～36cm，管径相当于 F26～34 号。导管前段如附有套囊，其长度不应超过 2cm，且紧邻导管斜口。左支气管导管顶端斜口与一般气管导管相同；但右侧支气管导管顶端斜口凹向右后方。因右主支气管起始部距右肺上叶支气管开口仅 2cm，支气管导管不可插入过深，以免堵塞上叶支气管，若过浅则不易固定。所以右侧支气管导管顶端形状需适于固定导管又不致堵塞上叶支气管。

（2）单侧支气管插管的麻醉要求与一般气管内插管相似，可以在清醒表面麻醉或全身麻醉下进行操作，但全身麻醉下气管插管也应在气管内喷入表面麻醉药，以免刺激隆突引起反射性心律失常或心搏骤停。

（3）导管插入声门后即可使患者头部尽量侧向患侧，并使导管向健侧插入，导管即可进入肺支气管，直到遇阻力为止；然后用听诊器仔细听两侧肺呼吸音，证实健侧肺呼吸音与气管插管前相同，而患侧呼吸音减弱或消失，提示气管插管成功。如导管前段有套囊，可给予充气。如右主支气管插管后，右肺上叶呼吸音消失，即应稍向外退出导管。直到右上叶呼吸音恢复为止。在翻身摆体位后应重复确认导管位置。

（4）单侧支气管插管麻醉下不必堵塞咽喉部，可采用体位引流方法（下叶有病采取头低位），使患侧肺内分泌物或浓痰沿导管外壁流至咽喉腔，便于吸引清除，保证健肺不受播散。

三、双腔支气管导管插管术

（一）双腔支气管导管的特点

（1）利用双腔支气管导管即卡伦（Carlens）或怀特（White）双腔管插入支气管内，使左、右支气管通气隔离，可通过任意一侧或双侧管腔通气。当吸引患侧肺分泌物时，健侧仍可继续通气，是目前最常用的支气管内通气方法。

（2）卡伦双腔管插入左主支气管常妨碍左全肺切除。应采用右分支管插入右主支气管的怀特双腔管，其右分支管顶端有向右上叶支气管开口的小孔。

（3）双腔支气管导管外径较粗，常用的 F39 号及 F37 号双腔导管外径分别较单腔导管 F40 号及 F37 号粗，而内径较小，双腔导管 F39 号及 F37 号内径分别相当于单腔导管 F28 号及 F26 号。卡伦双腔管的左分支管形态近似左主支气管，可以插入左主支气管内。其右分支管开口较左分支管高，导管插入后，即对准右主支气管口。在右分支开口部下方分出一舌状小钩，导管插入后，此小钩恰好"骑跨"于隆突上。左分支管上附有套囊及"红"色充气管，充气后可堵塞左主支气管。右分支开口上方，另有一套囊及"白"色充气管，充气后可达到密闭气管的目的。

（二）双腔支气管导管插管术的麻醉

（1）双腔支气管插管的麻醉要求同单侧支气管插管术。只是用快速诱导插管时，琥珀胆碱用量应稍大，机体需要充分氧饱和，以便有充裕时间进行操作。

1）气管插管时，患者取仰卧位，尽量使头后仰，将导管左分支端向上进行明视插管，便于进入声门。一旦进入声门即将导管旋转 180°角，使舌状小钩位于上方，左分支管端向下与气管走向相符，整个导管即可进入气管。

2）舌状小钩通过声门后，依顺时针方向转 90°，同时推进导管，遇到阻力时即为双腔导管的左分支管与舌状小钩"骑跨"于隆突部，左分支管也即准确地进入了左主支气管。

3）气管插管后先将左侧套囊充气，如需做控制通气，再将导管套囊充气，然后用听诊器分别听两肺呼吸音，闭住左分支气管时，左肺呼吸音应消失，右肺呼吸音应正常，闭住右分支管时，则相反。

4）如果出现反常现象，则可能为插管时旋转不当，误将左分支管插入右侧支气管。此时，应立即将导管退至主气管内，调整导管后再次插入直至遇有阻力，听诊双肺呼吸音确认后，予以固定。如为左肺切除术采用怀特双腔管更为适宜。

（2）双腔支气管导管管腔较窄，呼吸阻力明显增加，即使采用大号（39 号）导管，呼吸阻力仍为正常时的 4 倍，所以麻醉过程中必须持续进行控制通气。同时吸痰管应选用细长稍硬的塑料管，并使用滑油剂以便顺利插入，切勿使用暴力，否则一旦将导管间隔插破，即失去双腔隔离的目的，应予以警惕。

（三）Robershaw 双腔管

Robershaw 双腔管，类似卡伦双腔管及怀特双腔管，只是取消了卡伦钩，便于插管操作。由于管壁较薄，管腔较大。由于这类双腔管没有卡伦钩，插管时不致卡阻于声门处，但过声门后仍应放正导管后再深入支气管；又因在隆突处无卡伦钩支撑，侧身位时导管的高位开口易贴附于气管壁阻塞主支气管通气，应特别警惕。

四、支气管插管注意事项

（1）由于双腔支气管导管或阻塞支气管导管插入支气管内，必然增加对隆突部的机械刺激，更易发生反射性心律失常或心搏骤停，因此支气管插管操作，不论全身麻醉下或清醒插管都应该对气管表面进行完善的麻醉以抑制反射。

（2）插入支气管的导管应涂抹滑油剂。

（3）对导管也须妥善固定，严防脱出而造成意外。

(4)由于支气管导管内径较小,增加了呼吸阻力,以及肺泡通气面积减少,更易发生缺氧和二氧化碳蓄积。所以必须给予辅助通气或控制通气。如呼吸阻力过大,可使用肌松药抑制呼吸运动,便于通气管理,同时降低机体代谢,减少氧耗量。

第七节　气管、支气管拔管术

一般认为,全身麻醉时只要患者的潮气量达到正常水平,咳嗽、吞咽反射恢复和呼之能应即可气管拔管,但也有气管拔管后因通气障碍或药物残余作用而再次紧急气管插管者。分析其原因可能与环咽肌和颏舌肌的张力未能完全恢复,不能支撑气道通畅和无法自行清除呼吸道分泌物有关。

全身麻醉(尤其应用了肌松药)之后不能只满足于正常的潮气量,还应把患者最大吸气负压(MIP)达-52cmH_2O,能抬头举腿 5 秒,作为更可靠的气管拔管指征。在口腔颌面部手术患者中,因组织肿胀,术野渗血和舌咽肌肉活动受累,更易导致呼吸道梗阻,应待患者完全清醒,确认已能保持呼吸道畅通后才能气管拔管。

一、气管拔管标准

(1)呼吸频率及幅度:呼吸浅快或反常呼吸提示气管拔管有风险。

(2)呼吸肌张力:气管拔管前呼吸肌张力的临床评价包括观察抬头和(或)对抗气道堵塞产生的最大吸气负压(MIP),患者的平均 MIP 值达-52cmH_2O,抬头 5 秒试验能连贯重现。这些是判断肌肉张力恢复情况的最简单和可靠的方法。

(3)意识程度:当患者的潮气量和咳嗽、吞咽反射恢复正常后,达到呼唤能应的麻醉恢复程度,才能进行气管拔管。

二、气管拔管术

1972 年,Mehta 对六种气管拔管技术防止误吸的功效进行评价,发现有两种技术没有误吸的 X 线征象。其一,气管内导管套囊的近端正好仅次于声带下方;其二,是手术床头抬高10°,吸引咽部,然后经气管内导管置入吸引导管,在轻柔吸引的同时将气管内导管随同吸引管一起拔出。但 Cheney 坚决反对在退管的同时经导管进行吸引,以免肺部氧贮备耗竭,并干扰空气及氧气吸进肺内。提出在套囊放气之前及气管内吸引后给患者纯氧数次正压通气。

1. 正压通气与气管拔管术　拔管前及时提供高正压通气的方法已得到证实,说明肺必须得到充分膨胀(接近总肺容量),然后将导管套囊放气,再行气管拔管。

2. 深麻醉与清醒拔管术对比　气管拔管的前提必须是患者完全清醒或处于手术麻醉(深麻醉)期,由于平衡麻醉的普遍应用使对适宜的深麻醉水平尚存争议。

3. 药物的应用

(1)Steinhaus 与 Howland 等发现,静脉注射利多卡因可成功治疗喉痉挛与过度咳嗽。Cross 等发现,雾化吸入丁哌卡因可显著抑制用柠檬酸刺激气管引起的咳嗽。

(2)Bidwan 与 Wallin 等认为,气管拔管前 2 分钟静脉注射利多卡因对防止气管拔管后1 分钟和 5 分钟血压和心率的升高有效。利多卡因可能是气管拔管期间防止颅内压(ICP)

升高的一种有效的方法。

（3）Dyson 等发现，艾司洛尔 0.5～2.0mg/kg 可减轻气管拔管时的血流动力学反应，并推荐以静脉注射艾司洛尔 1.5mg/kg 作为最佳量。

（4）Coriat 等报道，硝酸甘油 0.4μg/（kg·min）连续注射可显著减少气管拔管后 3 分钟发生轻度咽痛患者的左心室射血分数。然而，硝酸甘油注射不能抑制气管拔管期间心率和收缩压的升高。

4. 气管拔管 常规气管拔管前必须有适度的自主呼吸。如果应用肌松药，必须适当拮抗。抬头 5 秒试验仍是最可靠的方法。临床经验显示，静脉注射利多卡因 1.0～1.5mg/kg 后，轻柔的口咽吸引，在有效吸气的开始气管拔管很少导致喉痉挛，且能最低限度地干扰自主呼吸。

5. 气管拔管后低氧血症的预防与治疗

（1）气管拔管前呼吸 100% 氧气 3 分钟或拔管前即时给一次深呼气，可减轻肺膨胀不全。Browne 等发现，吸入氧气与氮气混合气体可降低肺膨胀不全的发生率。

（2）防止患者全身麻醉恢复中发生低氧血症的其他方法包括鼓励性呼吸量测量与让患者半卧位（沙滩椅位）。

（3）喉痉挛诱发低氧血症的治疗包括放置人工气道，静脉注射利多卡因，以及应用 100% 氧气持续气道正压通气（CPAP）。在严重的病例中，喉痉挛只有经过注射肌松药才能解除，常用小剂量（20mg）静脉注射琥珀胆碱。

6. 困难气道的气管拔管 美国麻醉医师学会特别强调困难气道拔管的管理并制定了实施准则如下：

（1）衡量清醒拔管与意识恢复前气管拔管的相对优缺点。

（2）评价气管拔管后对患者通气产生不良后果的常见临床因素。

（3）气管拔管后如果患者不能维持适当的通气量，则实施所制定的气道管理计划。

（4）在气管拔管前向导管腔插入引导管（即气管导管更换器）并留置于气管内，这种方法利于紧急时再插管和（或）通气。

7. 其他 困难气管拔管前必须备好必要的设备以便随时急用，包括合适的监护，如脉搏血氧饱和度仪。如果气管拔管后通气或氧合不足，接下来的处理则由情况的紧急程度决定，包括：

（1）通过导管更换器和（或）面罩补充大量氧气。

（2）用 100% 氧气正压通气。

（3）如果不能紧急再插管和（或）显著低血氧时，经导管更换器或经气管用 16G 或 18G 注射针行环甲膜穿刺喷射通气。

（4）经喉镜导管更换器，紧急的支气管镜或应急的环状软骨切开术再插管。

三、注 意 事 项

全身麻醉结束后拔除气管导管或支气管导管，操作虽简单，但如不注意细节的处理，仍有相当的危险。

1. 具体要求

（1）只有当患者的呼吸通气量和咳嗽、吞咽反射已经恢复正常后，最好达到呼之能应的麻醉恢复程度，才可拔管。

（2）气管拔管前必须将存留在口、鼻、咽喉及气管内的分泌物吸引干净。气管内吸引的时间一般每次不超过 10 秒钟,否则可导致低氧,可按间歇吸引、轮换吸氧的方式进行。

（3）气管拔管前,应先将吸引管前端超越出导管的斜口端,一边继续做气管内吸引,一边随同气管一起缓慢拔出（5 秒左右）,这样可将存留在气管与导管外壁缝隙中的痰液一起吸出。

（4）导管拔出后的一段时间内,喉头反射仍迟钝,故应继续吸尽口咽腔内的分泌物,并将头部转向一侧,以防止呕吐误吸;也可能出现短暂的喉痉挛,应积极吸氧,同时密切观察呼吸道是否通畅,通气量是否足够,皮肤、黏膜色泽是否红润,血压脉率是否平稳。

（5）在过浅的麻醉下气管拔管,偶尔可发生因喉痉挛而将导管夹住,不能顺利拔管的特殊情况,此时不应勉强硬拔,否则有造成严重喉头损伤的可能。可以先充分供氧,等待声门松弛后再拔管,必要时可给予琥珀胆碱 0.5mg/kg,过度通气数次后拔管,然后立即用面罩控制呼吸,直至肌松作用完全消失。

2. 遇到下列情况时,对拔管时间应做个别考虑

（1）麻醉仍较深,咳嗽、吞咽反射尚未恢复,必须先设法减浅麻醉,待反射恢复后再行气管拔管。

（2）饱胃的患者要谨防气管拔管后误吸,必须等待患者完全清醒后,在侧卧头低体位下拔管。

（3）颌面、口腔、鼻腔手术后,如果存在张口困难或呼吸道肿胀者,也应待患者完全清醒后再慎重拔管。

（4）颈部手术,尤其是甲状腺切除术,有喉返神经损伤或气管萎陷的可能,气管拔管前应先置入喉镜（或导引管）,在明视下将导管缓慢退出声门,一旦出现呼吸困难,应立即重新插管。

第八节　气管插管的并发症及防治

气管插管的并发症一般可以分为四类。

一、气管插管即时并发症

1. 牙齿及口腔软组织损伤　多为操作粗暴所引起,正确而轻柔的操作手法可以避免。

2. 高血压及心动过速

（1）置入喉镜、气管插管或套囊充气时均可能并发一过性血压升高、心动过速,主要原因为交感神经反应。这种应激反应对循环系统正常的患者影响轻微,但对患有心血管疾病的患者则可能造成生命危险。

（2）气管插管前 15 秒单次静脉注射硝普钠 1mg/kg 或乌拉地尔 25~50mg,诱导前 1min 用硝酸甘油 0.5~1.0mg 滴鼻,这些措施都能有效防止气管插管期血压升高。为预防心动过速,可在诱导后静脉注射艾司洛尔 0.5~1mg/kg。

3. 气管导管误入食管　气管插管时导管误入食管,在自主呼吸存在的情况下,通常不致引起窒息意外。但如果发生于使用肌松药或呼吸抑制的情况下,则必然导致急性缺氧、二氧化碳蓄积,甚至造成心脏停搏。因此,完成气管插管后,应立即听诊双肺呼吸音,同时鉴别胃内"咕噜"声的传导。此种情况,使用呼气末 CO_2 监测,多能立即发现。

二、导管存留气管内期间的并发症

1. 导管阻塞　常见的原因为导管斜口与气管相贴;分泌物、痰液、血块或异物阻塞导管;气管套囊厚薄不均,充气后畸形膨胀阻塞斜口或压向气管壁;导管折曲或被压扁。

2. 导管误入一侧主支气管　导管插入过深,进入一侧主支气管。

3. 呛咳动作　麻醉过浅、未用肌松药进行气管插管,常可出现剧烈的呛咳动作,导致耗氧量增加,通气障碍,导致动脉低氧血症、颅内压及血压增高。

4. 支气管痉挛　浅麻醉下进行气管插管或插管后肌松药物作用消失时偶尔会出现支气管痉挛。患者表现为发绀,难以进行辅助通气。

三、气管拔管时并发症

1. 喉痉挛　在浅麻醉下拔出导管时,较易发生喉痉挛,使拔管困难。应在充分供氧的情况下,稍加深麻醉缓解喉痉挛后,再行拔管。若拔管后出现喉痉挛窒息,应立即双手托起下颌或面罩加压吸氧后即可缓解。

2. 误吸　饱食或肠梗阻的患者,拔管时易诱发呕吐导致误吸。应待患者意识完全清醒后再行气管拔管。

3. 拔管后气管萎陷　颈部肿瘤或胸骨后甲状腺肿压迫气管过久,容易引起气管软化。切除肿瘤后,气管失去周围组织的支持,拔管后吸气时即可产生气管塌陷,出现完全窒息意外。应紧急重新插管,并行气管造口术,以保证气道通畅。

四、气管拔管后并发症

1. 咽炎、喉炎　气管拔管后发生咽炎多因咽部黏膜上皮受损,主诉为咽痛,一般 $48 \sim 72$ 小时即可自行痊愈。喉炎较少见,主要为声嘶和喉部异物感,一般不需要治疗,也可自愈。

2. 喉或声门下水肿　多发生在婴幼儿,气管拔管后逐渐发生进行性呼吸困难,导致缺氧及 CO_2 蓄积。由于婴幼儿喉头黏膜下组织脆弱、疏松、血管及淋巴管较丰富,气管插管时容易受损害而致水肿。一旦出现喉头水肿,即应使患者镇静、安定,局部用雾化吸入或并用地塞米松 5mg 及麻黄碱 30mg 雾化吸入。严重阻塞时应行气管造口急救。

3. 声带麻痹　资料显示,气管插管全身麻醉后,左侧声带麻痹比右侧多 2 倍,男性比女性高 7 倍,发生机制目前尚不清楚。主要症状为声音嘶哑及说话困难,间接喉镜可确诊单侧声带麻痹。一般 $7 \sim 8$ 周多可恢复声带功能或为对侧声带所代偿。

4. 气管狭窄　是最严重的延迟并发症,气管插管期间,由于充气套囊压力过大,超过毛细血管等小动脉的平均动脉压,即可使受压气管壁黏膜缺血。如置管时间过久(超过 48 小时),同时伴有导管频繁移动,使气管与套囊壁摩擦,细菌感染或持久低血压,可使气管黏膜进行性坏死、溃疡,愈合后形成瘢痕挛缩,造成部分气管狭窄。成人气管内径小于 5mm 时,可出现呼吸困难,需要进行气管成形术。所以临床上应尽量采用高容低压套囊,避免气管黏膜受压过度。此外长时间气管插管,应定时放松套囊以恢复局部黏膜血流,避免缺血坏死。

第九节　困难气道及其处理

气管插管有时可遇到插管困难导致插管失败的情况,其后果不仅是不能达到管理气道的目的,同时还可能引起各种并发症,甚至影响患者的安危。

一、气管插管困难和失败的原因

1. 解剖变异　包括张口度过小;颞下颌关节活动度受限;上门齿前突、过长或松动;牙齿全缺、脆裂或残缺不全;下颌骨发育不全(下颌退缩);颈项粗短,颈后伸受限;唇腭裂(高腭弓);舌体肥大(巨舌症);会厌扁宽、过长或会厌囊肿;喉结过高、漏斗喉等。

2. 疾病因素　风湿性关节炎、极度肥胖、甲状腺巨大肿块、肢端肥大症、硬皮症、强直性脊柱炎、放射性纤维组织增生、颈椎融合、颈项强直、颞下颌关节强直等。

二、困难气道的预测方法

麻醉前访视时检查患者气道的通畅情况,客观评估气管插管的难易程度,预测其困难所在,是避免气管插管困难或插管严重意外的最主要方法。预测和估计气道现状的检查方法有以下几类。

(一)一般视诊

颈短粗、下颌小而内收、张口度小于3cm、上门齿外露过多和过度肥胖都提示有气管插管困难的可能。颈部异常隆起、气管偏移、颈面部瘢痕都有可能影响气管插管。无牙患者在应用面罩时,可能密闭不严,给加压给氧带来困难。

(二)张口度

正常成年人张口度介于3.5~5.6cm;如果小于3cm,提示气管插管可能遇到困难;小于1.5cm,提示无法施行直接喉镜显露声门。

(三)颏甲间距

测量甲状软骨上切迹到下颏尖端的距离(颏甲间距),据此间距可预测气管插管的难易度:①颏甲间距大于6.5cm者,气管插管一般无困难;②颏甲间距6~6.5cm者,气管插管可能遇到困难;③颏甲间距小于6cm者,气管插管遇到困难的机会增加。

(四)头颈活动度

患者取坐位,尽量后仰头部,测量上门齿前端与身体纵轴线相交的角度。头颈活动度正常值为90°以上;小于80°者,提示颈部活动受限,气管插管可能遇到困难。

(五)Mallampati试验

这是当今最常用的判断咽部显露程度的分级方法。评估方法:患者端坐,头位于正中,口尽量张大,让舌尽量外伸,不要求发声,重复两次观察以免假阳性或假阴性。观察咽部结构,即腭垂、咽腭弓、软腭。

根据观察的情况分为四级:

Ⅰ级可见软腭、腭垂、咽腭弓。

Ⅱ级腭垂被舌面遮盖,仅见软腭、咽腭弓。

Ⅲ级只能看到软腭。

Ⅳ级只能看见硬腭。

其中,Ⅲ、Ⅳ级提示气管插管困难。

三、困难气道患者的气管插管方法选择

(1)对术前估计气管插管困难,或无气管插管成功把握的病例,应常规选用清醒插管。

(2)如果术前未知存在气管插管困难,而患者又已接受全麻诱导、处于无自主呼吸状态的病例,则需在面罩保持良好通气的前提下,使用纤维支气管镜引导气管插管或让患者苏醒并自主呼吸恢复以后,再考虑清醒插管,具体方法已如前述。

四、麻醉诱导后气管插管困难患者的专门处理

对已经进入静脉快速诱导状态而又遇到气管插管困难患者的处理:在全麻诱导后因反复试行气管插管而屡遭失败时,通常缺氧严重,情况危急;又因咽喉软组织创伤,咽腔积留较多血性分泌物,使视野模糊不清,喉头出现创伤性水肿使喉头的显露更不清楚。此时,原则上应终止气管插管,改期手术,并做好善后处理。

对全麻诱导下气管插管困难,而手术又必须继续进行的患者,可试行下列方案之一:

(1)在面罩有效通气下,选用逆行引导气管插管,同时设法尽快促使自主呼吸恢复。

(2)在喉罩正常通气下,选用下列措施之一:

1)等待患者恢复自主呼吸,然后考虑清醒插管。

2)用喉罩代替气管插管,施行辅助或机械通气全麻下手术。

3)经喉罩试行盲探气管插管:先置入3号或4号喉罩维持通气,再经喉罩插入内径6.0mm的细气管导管,按盲探法将导管插入气管内。

4)经喉罩将导引探条插入气管,然后顺探条将气管导管引入气管内。

5)经喉罩将纤维光束支气管镜插入气管,将事先套在纤维支气管镜上的内径6.0mm气管导管引入气管内。

用上述3)、4)或5)法完成气管插管后,需将喉罩和气管导管一并妥加固定,然后经气管导管维持机械通气和吸入麻醉直至麻醉结束,先拔出气管导管,继续保留喉罩一段时间以用作通气道,待患者完全清醒以后再拔除喉罩。

五、困难气道患者的气管拔管术

对待气管插管困难患者的拔管,必须持十分慎重的态度,因气管拔管后有可能再度出现呼吸困难,而需要再次气管插管,将会遇到极度困难和导致生命危险。因此,气管拔管的原则:自主呼吸完全恢复,逐步渐进,随时能做到主动控制气道。具体气管拔管措施见本章第七节。

第五章　喉罩通气的临床应用

一、喉罩的历史

（1）1982 年，Dr. Archie Brain 发明。

（2）1983 年，Dr. Archie Brain 临床应用（Royal London Hospital）。

（3）1984 年，《急诊医学档案》首先描述。

（4）1988 年，正式投入生产。

（5）1991 年，FDA 批准喉罩在美国上市。

（6）1993 年，被 ASA 作为困难气道处理的工具之一。

（7）2013 年，ASA 困难气道指南已将喉罩列为处理困难气道的重要工具。

二、喉　罩　分　类

1. 普通喉罩（第一代）

（1）经典喉罩（Classic LMA，cLMA）

（2）一次性使用普通喉罩（LMA-Unique，LM-Ambu AuraOnce）

（3）可弯曲喉罩（LMA-Flexible）

2. 插管喉罩（第二代）

（1）气管内插管型喉罩（LMA-Fastrach）

（2）可视插管喉罩（LMA-CTrach）

（3）Cookgas 喉罩

（4）Ambu Aura-i 喉罩

（5）BlockBuster 喉罩

3. 气道食管双管喉罩（第三代）

（1）复用性双管喉罩 Proseal 喉罩（LMA-Proseal）

（2）一次性使用双管喉罩（LMA-Supreme、I-gel 喉罩、Guandian 喉罩）

三、喉罩分类特点

（一）普通喉罩（第一代）特点

1. 经典喉罩

（1）经典喉罩罩囊由硅橡胶材料制成，口咽部密封压是 $16\sim24cmH_2O$，没有食管引流管，主要用于择期空腹患者的四肢、体表短小手术，可保留自主呼吸。短时间的正压通气是安全的，不推荐长时间的正压通气。

（2）推荐使用 40 次，需要清洗和消毒。合理选择患者配合良好的术中管理，喉罩麻醉发生误吸的风险是非常低的。Bernardini 等分析了 35 630 例经典喉罩使用的数据，发现仅有 3 例报道发生误吸。Sidaras 研究指出使用经典喉罩发生误吸的概率约为 1/11 000。

（3）由于经典喉罩消毒步骤复杂,并且即使在消毒后仍可被检测出残存有血及蛋白类物质,因此一次性使用喉罩越来越受到关注。

2. 一次性使用普通喉罩

（1）LMA-Unique 是一次性使用的普通喉罩,罩囊由 PVC 材料制成,在一次置入成功率、总体置入成功率、口咽部漏气压、置入耗时、术后并发症(咽痛、吞咽痛和声嘶)的发生率均与经典喉罩相近。

（2）LM-Ambu AuraOnce 喉罩是于 2004 年上市的一次性单管喉罩。它的通气管被预塑成一定角度以便于置入喉罩;通气道末端无栅栏。与经典喉罩相比,LM-Ambu Aura Once 喉罩一次置入成功率与经典喉罩相当,置入时间短,口咽部漏气压高,可用于保留自主呼吸和 IPPV 的麻醉管理。

3. 可弯曲喉罩（LMA-Flexible）

（1）可弯曲喉罩是 Brain 设计的主要应用于口咽部、头部、颈部和上部躯干手术的喉罩。

（2）可弯曲喉罩的罩囊由硅橡胶材料制成,其平均密封压 20cmH$_2$O,由一个与普通喉罩相同的通气罩和一个可弯曲的钢丝加强通气管构成,它的通气管比普通喉罩的通气管长且细。通气管长度的增加是为了使麻醉环路远离手术野;通气管口径较细,是为了行口腔内手术时,减少通气管占用口腔内的空间;通气管使用钢丝加强管是为了减少打折的机会。

（3）可弯曲喉罩不适用于需置入器械到呼吸道、肺和胸廓的顺应性不好、饱胃或需要长时间保留自主呼吸的患者。

（二）插管喉罩（第二代）特点

1. 气管内插管型喉罩（ILMA,LMA-Fastrach）

（1）出现于 1997 年,可用的型号有 3 号、4 号和 5 号,最大可通过 ID 8.0mm 的气管导管（ETT）。

（2）通气管与引导手柄连为一体,由不锈钢制成,弯度更大,会厌提升栅栏降低了 ETT 插入时受阻的概率,出口的 V 形凹槽引导坡道使 ETT 始终处于中间位置而易于通过声门。

2. 可视插管喉罩

（1）LMA-CTrach 是一种改良型插管喉罩,含有内置式光导纤维和一个可拆卸的屏幕,可以提供 ETT 通过声门的实时影像。

（2）LMA-CTrach 是唯一可以同时通气、气管插管和可视的工具,与 LMA-Fastrach 相比,LMA-CTrach 在正常气道的患者首次插管成功率更高(96%)。

3. Cookgas 喉罩

（1）Cookgas 喉罩于 2004 年被应用于临床,兼具 Classic 喉罩管壁柔软、变形能力强和 Fastrach 喉罩管腔大、引导插管简单且喉罩退出容易的特点。

（2）Cookgas 喉罩材质较软,罩体较大,置入的条件较低,甚至可经 1cm 张口度完成喉罩置入,插管成功后可以继续保留原处并在紧急情况下辅助拔除 ETT。

4. Ambu Aura-i 喉罩

（1）Ambu Aura-i 喉罩是 Ambu 公司推出的一款插管型喉罩,有 8 种型号可供选择,可用于新生儿、儿童和成人,最大可通过 ID 8.0mm 的 ETT。

（2）喉罩弯曲度符合解剖弯曲,置入方便,可采用普通 PVC 导管插管。无会厌栅栏,纤维支气管镜检查和引导插管方便,也可使用配套的可弯曲可视工具 aScope,一般不建议盲探插管。

5. BlockBuster 喉罩(鸣人喉罩)

(1)BlockBuster 喉罩是 2013 年新上市的一款多功能插管型喉罩,兼具 Classic 喉罩管壁柔软、Supreme 喉罩置入方便、ProSeal 喉罩食管引流功能、密封性能出色,以及 Fastrach 喉罩引导插管简单的特点。

(2)BlockBuster 喉罩通气管短粗且无会厌栅栏的设计方便纤维支气管镜等可视工具检查,插管成功后易于退出喉罩。

(3)扁圆形通气管可避免出现过度弯曲和打折,双管喉罩的设计则有助于减少误吸。

(4)通气管出口带有斜坡,ETT 与喉罩通气管角度较大,有助于引导 ETT 指向声门。与其配套的特制 ETT 采用直型钢丝加强型设计,尖端较长且非常柔软,无论导管如何旋转尖端始终居于中心位置,具有自身引导插管的功能。

(三)气管食管双管喉罩(第三代)特点

1. 与单管喉罩相比,双管喉罩有与通气管完全隔离的食管引流管,口咽部密封压高于单管喉罩,有效性和安全性提高,适用手术类型更广,可应用于腹腔镜、剖宫产等腹压较高、反流风险较大的患者,并可满足较长时间的机械通气。

2. 复用性双管喉罩 Proseal 喉罩

(1)LMA-Proseal 是最早出现的复用型双管喉罩,罩囊由硅橡胶材料制成,其最大特点是口咽密封压高达 $30cmH_2O$,具有完全分开的气管通路和食管通路,可经食管通路置入胃管,降低了反流误吸的风险,具有里程碑的意义。

(2)与经典喉罩相比,LMA-Proseal 喉罩主要有以下改进。

1)设置有单独的食管引流管,可减少反流误吸的风险。通过置入胃管,可检查喉罩对位是否良好、吸引胃内容物、减少胃胀气及吸引胃反流物。

2)通气罩背面附加气囊,可将通气罩推向喉部组织,其口咽部密封压比经典喉罩增加 50%,因此减少术中漏气发生概率,保证有效的通气量;同时提高气道安全性。

3)通气罩罩体较深,减少会厌阻塞通气罩远端开口的机会。

4)通气管远端无栅栏,但引流管可起到一定栅栏的作用。

5)已有内置牙垫。

6)如位置不正确,很容易识别。与经典喉罩相比,Proseal 喉罩首次置入成功率比经典喉罩低,但总体成功率相近。

(3)置入双管喉罩建立有效气道耗时比经典喉罩长。

(4)除经典喉罩的适应证外,Proseal 喉罩还可应用于剖宫产、腹腔镜等较高反流误吸风险的手术,还可用于侧卧位及俯卧位等特殊体位的手术,可耐受较长时间的正压通气。

3. 一次性使用双管喉罩

(1)LMA-Supreme

1)LMA-Supreme 喉罩具有 ProSeal 喉罩、一次性使用喉罩和插管型喉罩的特点,由 PVC 材料制成,N_2O 不能透过 PVC 进入罩囊。

2)Supreme 喉罩平均气道密封压为 $24cmH_2O$,通气管切面呈椭圆形,预塑有符合人体口咽部解剖的弧度,以便于喉罩置入。通气管有内置牙垫,设有与通气管独立的食管引流管,可放置胃管进行胃减压。

3)与 Proseal 喉罩相比,Supreme 喉罩在置入耗时、口咽部漏气压和术后并发症(咽痛、吞咽痛及声嘶)等方面均无明显差异。

（2）I-gel 喉罩

1）I-gel 喉罩是免充气的一次性双管喉罩，气道密封压为 28~30cmH$_2$O。整个喉罩由硅酮材质所制，硬度适中，不需充气，应用较为简单快捷。

2）通气管呈椭圆形，可防止置入后移位或扭曲。通气管较粗且通畅，可用于无痛纤支镜检查和经 I-gel 喉罩行气管插管。

（3）Guardian 喉罩

1）Guardian 喉罩是国产一次性使用的双管喉罩，罩囊由硅橡胶材料制成，气道密封压平均为 30cmH$_2$O，通过食管引流管可置入 14F 的胃管。

2）有罩囊压力指示器，可监测罩囊内压力，避免或减少因罩囊内压力过高引起的咽部不适的发生率。

四、主 要 优 点

（1）使用简便，迅速建立人工气道（自主、控制）。

（2）插管成功率高，未训练插管成功率 87%，总成功率 99.81%。

（3）通气可靠，取代面罩效果更好。

（4）可避免咽喉、声带及气管损伤。

（5）刺激小、心血管反应小。

（6）急救（紧急通气）。

五、缺 点

（1）封闭效果不好，可发生胃胀气（尤其 IPPV），不宜过高正压通气。

（2）喉罩比面罩易发生食管反流，饱胃患者禁用。

（3）口腔分泌物增多。

（4）部分类型喉罩不能使用普通吸痰管通过喉罩吸引气管内的分泌物。

六、临床中的应用

（1）作为通气工具用于全身麻醉术中的气道管理，可保留自主呼吸，也可行 IPPV。

（2）当发生气管插管困难和面罩通气困难时，插入喉罩，进行 IPPV。

（3）对困难气道患者，先插入喉罩，后经喉罩行气管插管。

（4）用于急救和心肺复苏的气道管理。

七、适 应 证

1. 一般适应证

（1）门诊及短小手术全身麻醉患者。

（2）全身麻醉下行成人和儿童的短小体表和四肢手术。

（3）需要紧急建立人工气道的患者。

（4）需要气道保护而不能气管插管的患者。

（5）CT 检查及介入治疗镇静或全身麻醉的气道管理。

（6）颈椎不稳定的全身麻醉患者。

（7）危重患者 MRI 检查。

（8）腹腔镜手术。

（9）眼科手术适宜使用喉罩，较少引起眼压升高，术后较少呛咳、呕吐，喉罩拔出反应小，眼压波动幅度小，利于保证眼科手术治疗，尤其利于闭角型青光眼患者，喉罩可列为首选。

2. 特殊情况

（1）合并有心血管疾病的患者：①LMA 可用于有冠心病患者需要在全身麻醉下行短小的体表和四肢手术。②LMA 的插入对心血管的影响比在直接喉镜下行气管内插管要小。

（2）神经外科手术患者：在颅内动脉瘤夹闭手术患者和颅内压升高的患者，手术操作结束后，在较深麻醉下拔出 ETT，插入 LMA，这样可减少全身麻醉患者在气管拔管时出现的高血压和咳嗽，避免颅内压升高。

（3）头颈外科和眼科手术：①LMA 非常适用于全麻下行头部、颈部的短小手术。适宜手术包括眼科手术、耳鼻喉手术和整容手术。②LMA 通气道可弯曲，可减少对手术野的影响。对眼内压升高的患者行眼内手术，麻醉诱导后在直接喉镜下行气管内插管操作和术后拔出 ETT 将明显增加 IOP，而 LMA 的插入和拔出对 IOP 的影响较小。

（4）呼吸内科和胸外科：①在表面麻醉联合镇静或全身麻醉下，插入喉罩，保留自主呼吸，用静脉麻醉或吸入麻醉维持。②通过喉罩行纤维喉镜和纤维支气管镜检查。③通过喉罩用 Nd-YAG 激光切除气管内和隆突上肿瘤。④通过喉罩放置气管和支气管扩张器。

（5）在 ICU：①可通过喉罩放入纤维支气管镜，在纤维支气管镜指导下行经皮气管造口术。②由于在困难气道患者硬气管镜放置困难和气管插管困难或由于气管肿瘤靠近声门而不宜行气管插管患者，通过喉罩行纤维喉镜、纤维支气管镜检查或行激光切除气管内和隆突上肿瘤是唯一选择。

八、禁　忌　证

（一）绝对禁忌

（1）未禁食及胃排空延迟患者。

（2）有反流和误吸危险：如食管裂孔疝、妊娠、肠梗阻、急腹症、胸腔损伤、严重外伤患者和有胃内容物反流史。

（3）气管受压和气管软化患者麻醉后可能发生的呼吸道梗阻。

（4）肥胖、口咽病变及 COPD、妊娠超过 14 周。

（5）张口度小，喉罩不能通过者。

（二）相对禁忌

（1）肺顺应性低或肺阻力高的患者：此类患者通常正压通气（$25\sim30cmH_2O$），常发生通气罩周围漏气和麻醉气体进入胃内。

（2）咽喉部病变：咽喉部脓肿、血肿、水肿、组织损伤和肿瘤的患者。喉部病变可能导致上呼吸道梗阻时。

（3）呼吸道不易接近或某些特殊体位：如采用俯卧、侧卧和需麻醉医师远离手术台时。因 LMA 移位或脱出及呕吐和反流时，医师不能立即进行气管插管和其他处理。

九、插 入 方 法

1. 喉罩置入麻醉同气管插管麻醉　麻醉不能过浅,等下颌松弛,咽喉反射消失,可置入喉罩,但绝对不能用硫喷妥钠静脉诱导,因极容易引起严重喉痉挛,选用氯胺酮时注意术前选用抑制呼吸道分泌物的药物。

2. 喉罩置入法

(1)盲探法:较常用,有两种方法。

1)常规法:头轻度后仰,操作者左手牵引下颌以展宽口腔间隙,或是麻醉助手双手提起下颌,操作者右手持喉罩,罩口朝向下颌,沿舌正中线贴咽喉壁向下置入,直至不能再推进为止。

2)逆转法:置入方法与常规方法基本相同,只是将喉罩口朝向硬腭置入口腔至咽喉底部后,轻巧旋转180°,再继续向下推置喉罩,直至不能推进为止。

(2)喉罩置入的最佳位置

1)最佳位置是指喉罩进入咽喉腔,罩的下端进入食管上口,罩的上端紧贴会厌腹面的底部,罩内的通气口正对声门,如果位置不正,可以轻轻按压甲状腺软骨可以方便调整位置。

2)小于10岁的患儿置入喉罩的平均深度=10cm+0.3×年龄(岁)。

(3)鉴定喉罩位置是否准确的方法

1)置入喉罩后施行正压通气,观察胸廓起伏的程度,听诊两侧呼吸音是否对称清晰,听诊颈前区是否漏气和杂音。

2)观察呼吸机,气道压力设定是否在25cmH₂O,否则易发生漏气或气体入胃。

(4)喉罩的型号与套囊充气范围及患者体重关系见表5-1。

表5-1　喉罩的型号与套囊充气范围及患者体重关系

喉罩型号	喉罩充气范围(ml)	患者体重(kg)
1	4~6	<5
1.5	7~10	5~10
2	10~15	10~20
2.5	14~21	20~30
3	20~30	30~50
4	30~40	50~70
5	40~60	70~100
6	55~75	>100

十、喉罩麻醉注意事项

(1)小潮气量6~8ml/kg,呼吸频率10~14次/分。

(2)罩囊内压<60cmH₂O。

(3)如使用硅橡胶罩囊的喉罩,N₂O可透过硅橡胶进入罩囊内,可增加罩囊内的压力,需要监测罩囊内压,避免罩囊内压>60cmH$_2$O。

(4)如使用双管喉罩,建议常规经食管引流管置入胃管,先主动吸入,后开放胃管,不需要用负压吸引器持续吸引胃管。

(5)喉罩置入的原则是下颌关节松弛,根据手术的需要来决定是否给予肌松药,如不给予肌松药,可以做保留自主呼吸的全身麻醉。

(6)喉罩下面涂上润滑油,前面尽量少涂或不涂以免插入后诱发咳嗽;置入喉罩要轻柔,避免暴力引起的气道损伤。

(7)麻醉术中需要适当的睡眠、镇痛和肌松,避免麻醉过浅。

(8)手术结束,成人可在清醒后拔出喉罩,儿童可在深麻醉、右侧卧位下拔出喉罩。

(9)喉罩在困难气道中的应用

1)喉罩作为通气工具或插管引导工具,可用于颈椎病、使用颈托、产科、强直性脊柱炎、睡眠呼吸暂停、肥胖、先天性疾病和有反流误吸风险等多种困难气道的患者,Mallampati 分级和 Cormack-Lehane 分级与喉罩置入的难易程度无关。

2)当遇到不能插管,又不能通过面罩通气(CICV)时,首先置入喉罩进行通气,并通过喉罩行气管插管。

十一、小 结

(1)麻醉医师在麻醉术中最重要的任务之一是维持患者的气道通畅和保证有效的气体交换,气道工具的选择取决于手术入路、手术时间长短、误吸风险、患者的体重,以及麻醉医师个人经验等。

(2)要熟练掌握各种喉罩的特点,喉罩的适应证、禁忌证及喉罩术中管理才能在喉罩麻醉中游刃有余。

第六章 吸入全身麻醉

吸入麻醉是指麻醉药经呼吸道吸入肺内,经肺泡进入血液循环,到达中枢神经系统而产生全身麻醉的方法。其特点是麻醉深浅易于控制,用药较单纯,药物在体内分解代谢少,大多以原型的形式从呼吸道排出,安全性较静脉麻醉可靠,但诱导不如静脉麻醉迅速,若无排污措施易造成手术室环境污染。

第一节 吸入全身麻醉实施方法

传统的吸入麻醉按重复吸入程度及 CO_2 吸收装置的有无分为开放、半开放、半紧闭、紧闭法四种;现今,由于计算机技术在麻醉领域的应用,产生了计算机自动控制的吸入麻醉方法。

一、开 放 法

用带边槽的金属网面罩,覆以 4~8 层纱布,直接将挥发性麻醉药(如乙醚)滴至纱布上,或用金属口钩挂于患者口唇内侧,将 O_2 和吸入麻醉药的混合气体直接吹入口腔、咽部或气管内。这种方法所用的设备简单,操作简便,但不易有效控制麻醉药量及麻醉深度,且造成环境污染,目前已很少应用。

二、半 开 放 法

半开放法装置的特点:不用吸入活瓣,无 CO_2 吸收装置,输出麻醉药与氧气的混合气体,进入贮气囊和螺纹管内供患者吸入。呼出气体大部分通过"逸气活瓣"排至外界大气,仅很小部分被再次吸入。这种装置称"不用 CO_2 吸收的半紧闭法",又称"半开放法"。1954年 Mapleson 根据有无活瓣、储气囊及新鲜气流的流入位置,将此系统分为 A、B、C、D、E、F 六种,详见麻醉机章节。

三、半 紧 闭 法

半紧闭法指呼出气体的一部分排入大气中,另一部分通过 CO_2 吸收装置吸收 CO_2 后,再重新进入到吸入气流中。由于环路中安装 CO_2 吸收装置,CO_2 潴留的可能性比半开放式更小。这是目前最常用的麻醉方法之一,使用的环路为循环式呼吸环路。

四、紧 闭 法

紧闭法指呼出的麻醉气体被患者再吸收而反复利用,CO_2 经吸收装置被全部吸收,O_2 流量小于 1L/min(仅略大于或等于患者麻醉期间的代谢需要),此法的优点是吸入气体温度及湿度接近体内,不会造成气道黏膜干燥;因麻醉药重复吸入、浪费较少,且不污染室内空气;便于施行辅助或控制通气。

五、计算机全自动控制吸入麻醉

计算机全自动控制吸入麻醉是一种闭合环路的麻醉,是将现代微型电子计算机技术,流量控制技术,现代呼吸、循环、药物监测技术及多年来的吸入麻醉技术相结合,以重要生命体征(EEG、脉搏、血压等)、挥发性麻醉药浓度及肌松程度为效应反馈信息来自动控制吸入麻醉药输入的技术。其可有效提高麻醉安全性,减轻麻醉医师的脑力和体力工作,代表了吸入全身麻醉的发展方向。

第二节　吸入麻醉药的吸收、分布与清除

一、吸入麻醉药物的影响因素

吸入麻醉药在肺泡被吸收后由血液循环带入中枢神经系统,作用于一些关键部位而产生全身麻醉作用。因此,吸入麻醉药在脑内的分压是决定其麻醉深度的主要因素。脑组织内麻醉药的分压又取决于麻醉药在肺泡气中的浓度。肺泡气麻醉药物浓度的高低是进入肺泡的麻醉药与血液从肺泡中所摄取的麻醉药相平衡的结果。其决定因素与以下几点有关:

1. 麻醉药吸入的浓度　吸入气麻醉药浓度越高,进入肺泡的吸入麻醉药越多,肺泡气麻醉药浓度上升越快。

2. 每分钟肺泡通气量的大小　肺泡通气量越大,则在单位时间内进入肺泡内的吸入麻醉药浓度越高。

3. 血/气分配系数　吸入麻醉药的血/气分配系数越大,流经肺毛细血管单位体积的血液能从肺泡中摄取的吸入麻醉药越多,肺泡气中的麻醉药浓度上升越慢。吸入麻醉药的可控性与血/气分配系数的大小成反比。

4. 每分钟肺灌流量的大小　理想的肺通气/灌流比率为 0.82,心排血量越大,单位时间里流经肺泡的血液越多,则血液从肺泡摄取的吸入麻醉药总量越多,肺泡气的麻醉药浓度上升越慢。

5. 肺泡气混合静脉血麻醉药分压差　分压差越大,吸入麻醉药从肺泡气向血中转运的速度越快,肺泡气的麻醉药浓度上升越慢。

二、吸入麻醉药的分布

(1)吸入麻醉药在血液和组织之间也存在分压差,其决定因素为组织/血分配系数、组织的体积、组织的血流量及动脉血与组织中的吸入麻醉药的分压差。前两者之积是组织对吸入麻醉药的容量,后两者是决定血液向组织供应吸入麻醉药速度的因素。总容量与供药速度之间的平衡是决定血液和组织间分压差的主要因素。

(2)混合静脉血吸入麻醉药分压决定了组织从动脉血对吸入麻醉药的摄取量,组织/血气分配系数越大,组织血流量越大,动脉血-组织的吸入麻醉药分压差越大,则组织从动脉血中摄取麻醉药物越快,该组织的静脉血中吸入麻醉药分压越低。

三、吸入麻醉药的清除

吸入麻醉药的清除大部分从肺以原型呼出,仅有很少部分由皮肤黏膜和肠道排出体外或在体内进行代谢。其在体内代谢的程度随不同的麻醉药物而有很大的差别。从肺呼出的速度也基于吸入麻醉药吸收时的几个因素。通气量越大,则吸入麻醉药的清除越快。吸入麻醉药溶解度越大,则清除越慢。吸入麻醉维持的时间越长,则清除率越慢。

第三节　吸入麻醉的管理

吸入全麻分为诱导、维持和苏醒三个阶段,为了做到安全麻醉,每个阶段都应仔细观察患者。

一、吸入麻醉的诱导

麻醉诱导是指使用药物使患者从清醒状态转入深度意识抑制状态。在麻醉诱导之前,要对患者进行吸氧去氮(即让患者吸入高流量纯氧3~5分钟),目的是增加体内的氧储备,去除氮气,提高血红蛋白氧饱和度,血浆中氧溶解量及肺泡功能残气量中的氧含量。

吸入麻醉诱导法主要适用于不能建立静脉通路的患者的诱导。目前已较少用于成人,故本章重点介绍对于小儿的吸入诱导方法。

(1)小儿诱导期间较成人更容易缺氧,也常出现躁动、喉痉挛和喉水肿等并发症。要求诱导期更加平稳、快速和无痛。

(2)小儿吸入诱导多采用肺活量法和潮气量法,不能配合的小儿仅能使用潮气量法。

(3)相关研究表明,七氟烷更适合用于小儿吸入诱导。

(4)将呼吸环路预充麻醉气体能够加快诱导速度。

(5)对于不使用肌松药的小儿吸入诱导,可以在8%七氟烷吸入4分钟后直接气管插管。气管插管前需要开放静脉通路。

(6)诱导顺序

1)设新鲜气流量5~8L/min,七氟烷蒸发罐打开至8%。

2)当呼气末浓度达到4%~5%时,患儿通常意识消失。此时可以置入声门上通气装置。

3)当小儿双目凝视、眼球固定的时候需要将蒸发器刻度调整到4%,此时可行外周静脉穿刺。

4)行气管插管者需辅助小剂量的阿片类药物,如芬太尼1.5μg/kg或舒芬太尼0.1~0.2μg/kg和非去极化肌松药物。

二、吸入麻醉的维持

1. 吸入麻醉的维持

(1)麻醉维持是指麻醉诱导结束至减浅麻醉患者逐渐清醒为止。术中麻醉深度维持在适当的水平以保证手术刺激时不会发生体动反应、维持无意识和血流动力学稳定。

(2)有脑电监测者应维持适宜的麻醉镇静深度:BIS在40~60或Narcotrend指数在D1~E2范围内。尽管吸入麻醉药是唯一的既能引起意识消失又具有镇静、肌松、镇痛作用的麻醉药。但单独使用维持麻醉时,即全凭吸入麻醉维持期间,其呼气末吸入气体浓度通常要达到1.3~1.4MAC,才能满足抑制手术应激的需要。这样不仅药物消耗量大,体内药物蓄积多,苏醒时间长,而且由吸入麻醉药代谢产物引起的不良反应的发生率也明显增加。因此,临床上,仍需联合应用其他麻醉药。

(3)手术中联合使用肌松药和阿片类药物,既能够保证吸入麻醉维持的平稳,又可避免单一药物使用产生的不良反应。

2. 静脉吸入联合技术 同时使用静脉吸入麻醉药物时需要相应降低各自剂量,避免麻醉过深。在手术结束前停吸入麻醉药并改为全静脉麻醉维持至手术结束。

3. 其他 麻醉维持期要特别注意呼吸、循环的情况,观察手术部位的出血颜色,麻醉机、呼吸机各部件是否工作正常。

三、苏醒期的管理

(1)苏醒期管理是保证患者安全、舒适地由麻醉状态转为清醒状态的重要环节。吸入麻醉患者的苏醒是吸入麻醉药洗出(washout)的过程,吸入麻醉药洗出越干净越有利于苏醒过程的平稳和患者的恢复,过多的残余不仅可能导致患者烦躁、呕吐,甚至抑制清醒状态和呼吸。

(2)吸入麻醉苏醒期管理的要点

1)适时关闭吸入麻醉药蒸发器,在手术结束前静脉可给予一定量的镇痛药,并拮抗肌松药残余作用,在适当深度麻醉下气管拔管。

2)气管拔管的主要标准是自主呼吸恢复。当患者自主呼吸恢复,节律规则,呼吸次数小于20次/分,呼吸空气条件下,SpO_2 始终大于95%,$P_{ET}CO_2$ 小于 6.0kPa,$P_{ET}CO_2$ 曲线正常,有正常肺泡平台,且循环功能稳定,即可气管拔管。

(3)患者转送至麻醉恢复室前,应符合如下条件:

1)患者血压、心率稳定,在运送中没有监护的情况下,不会有明显改变。

2)患者呼吸恢复良好,潮气量足够。

3)运送途中出现问题能妥善处理(如呼吸道不畅,呕吐等)。

4)患者生理功能稳定,护士每隔10分钟观察一次而不会发生严重变化。

第七章 静脉麻醉

将药物经静脉注入,通过血液循环作用于中枢神经系统而产生全身麻醉的方法称静脉全身麻醉。静脉全身麻醉具有诱导迅速,对呼吸道无刺激,患者舒适,无污染和操作方便等优点。但是静脉麻醉药一直存在某些局限性:①无任何一种静脉麻醉药能单一满足手术麻醉的需要;②可控性不如吸入麻醉药;③药物代谢受肝肾功能的影响;④依体重计算用药不科学;⑤个体差异较大;⑥无法连续监测血药浓度变化。

理想的静脉麻醉药必须具备以下条件:①麻醉诱导迅速、平稳,一次臂-脑循环即可发挥作用,无肌肉活动和肌张力增高现象;②对循环和呼吸无明显抑制作用;③亚麻醉剂量应具有镇痛作用;④麻醉停止后意识恢复快而平稳,无兴奋现象;⑤无高敏反应;⑥对胃肠道、肝、肾无不良影响,不增高颅内压,对脑代谢的降低应超过对脑血流量的减少;⑦清除快,代谢产物无活性或毒性,长时间用药无蓄积;⑧理化性质稳定;⑨麻醉恢复期无不良反应。

但是,迄今尚无一静脉麻醉药单独应用即可具备以上所有条件。因此,静脉麻醉药的临床应用必须重视复合用药的原则,即通过适当的各种药物的组合,达到取长补短,协同作用的目的,以便整体上能达到或接近上述要求。

第一节 静脉麻醉的基本概念

1. 房室模型与效应室房室模型 是将体内药物转运和分布特性相似的部分抽象看成一个房室,经过适当的数学处理,用药代学参数来反映药物分布与代谢的特性。

2. 分布容积(V_d) 分布容积=所给药物的总量/该药的血药浓度(V_d=XO/CO)。单位是 L/kg。V_d 的大小取决于该药物的理化性状、在组织中的分配系数和血浆蛋白或组织的结合率等因素。

3. 血浆清除率(CL)、消除/转运速率常数(k)与消除半衰期($t_{1/2}$) CL 是指单位时间内血浆内的药物被完全清除的血容量。血浆清除率=药物的消除速率/血浆浓度,单位是 ml/min。k 是药物在单位时间内消除或转运的百分率(k=CL/V_d)。$T_{1/2}$ 为机体消除一半药物所需要的时间。

4. 持续输注半衰期(context sensitive halftime) 指持续恒速给药一段时间后,停止输注,血浆药物浓度下降50%所需的时间。随着持续输注时间从几分钟到几小时,其持续输注半衰期也会有显著的增加。

5. 联合用药与平衡麻醉 联合用药指同时或先后应用两种以上的麻醉药物,以达到完善的手术中或术后镇痛及满意的外科手术条件。平衡麻醉是采用联合用药技术,达到镇痛、遗忘、肌松、自主反射抑制并维持生命体征稳定的麻醉方法。静吸复合麻醉是其典型代表。

6. 基础麻醉 是指在进入手术室前预先让患者意识减弱或消失的麻醉方法。主要用于不合作的小儿,使之能进一步接受局部麻醉、区域阻滞或全身麻醉。常用的药物有氯胺酮和咪达唑仑。

7. 监护性麻醉 是在局部麻醉或无麻醉下接受诊治时需要麻醉医师提供特殊的麻醉服务,监护和控制患者的生命体征,并根据需要给予适当的麻醉药物或其他治疗。其主要内容是镇静、镇痛和监护生命体征。

第二节 静脉麻醉常用药物

一、氯 胺 酮

氯胺酮(ketamine)具有镇静、镇痛、遗忘作用,曾广泛用于临床麻醉,由于其显著的副作用和新型静脉麻醉药的产生,氯胺酮的应用范围明显减少,常与一些药物复合使用。

(一)麻醉方法

1. 术前给药 氯胺酮可引起唾液分泌的增多,故应常规给予阿托品,此外术前1小时可口服或肌内注射地西泮10mg。

2. 麻醉方法 按给药途径和方法,分为肌内注射法、静脉注射法和静脉滴注法三种。

(1)肌内注射法:主要用于儿童,剂量变异较大,一般按4~6mg/kg计算,过大则副作用增多,有可能抑制呼吸。臀肌内注射后1~5分钟出现麻醉,持续15~30分钟。

(2)静脉注射法:适用于成人短时间手术,首次量按2mg/kg计算,注射速度要缓慢,至少在60秒以上。1~2分钟进入麻醉,维持5~15分钟。如需延长时间,追加量为首次量的1/2至全量,可重复2~3次,总量最好不超过6mg/kg。

(3)静脉滴注法:将氯胺酮100mg加入5%葡萄糖注射液100ml稀释成0.1%溶液。先单次静脉注射氯胺酮2mg/kg诱导,继以上述稀释液静脉滴注,初始速度40滴/分左右,手术后期减慢至10滴/分左右。

(4)时间较长的手术宜再复合其他药物(如地西泮),以减少氯胺酮总药量和预防术后出现精神症状。

(5)需要肌肉松弛的胸、腹腔手术必须加用肌松药,用麻醉机控制通气。

(二)并发症

1. 血压升高 虽为用药初期的一过性反应,但对高血压、动脉硬化患者不利,术中渗血也可能增多。

2. 颅内压增高 当患者患有颅内占位性病变时,颅内压升高更为明显。

3. 呼吸抑制 当静脉注入过快或过量时容易出现,要及时处理。

4. 喉痉挛 氯胺酮麻醉时咽喉部反射亢进,在刺激下容易发生喉痉挛。

5. 噩梦或精神症状 当与地西泮等复合应用时,此不良反应可减少。

6. 暂时失明 一般持续30~60分钟可自行恢复。

7. 其他 恶心呕吐时有发生,术中分泌物增加,可用阿托品预防。

(三)适应证与禁忌证

由于氯胺酮麻醉的并发症较多,目前临床已较少单独应用。其适用于短小手术,如切开引流,简单外伤缝合,骨折复位及烧伤换药等。在麻醉前,可采用肌内注射氯胺酮做基础麻醉。硬膜外麻醉和神经阻滞镇痛不全时,可静脉注射氯胺酮做辅助麻醉,以发挥其强效快速镇痛作用。氯胺酮麻醉在静脉复合麻醉中应用比较广泛。

单独应用氯胺酮时,对下列患者应慎重:

(1)高血压。

(2)颅内高压或颅内占位性病变。

(3)眼科手术,口腔、咽喉部手术。

(4)甲状腺功能亢进,嗜铬细胞瘤手术患者等。

(5)癫痫和精神分裂症患者。

上述患者使用氯胺酮时,易引起原发病理改变的加重或出现严重并发症,但是当氯胺酮复合应用时,其适应证可适当放宽。

二、γ-羟丁酸钠

γ-羟丁酸钠(γ-OH)适用于麻醉诱导和麻醉辅助药。其特点为呼吸循环影响轻,安全范围较宽,时效较长。

(一)应用方法

1. 术前用药　γ-OH 具有副交感神经兴奋作用,麻醉前应给予足量的阿托品,可减少唾液分泌和减轻心动过缓等副作用。

2. 剂量与方法　用做麻醉诱导时,成人按 50~80mg/kg 计算,通常给 3~5g,小儿按80~100mg/kg 给药。衰老、体弱、脱水、休克患者应减量;婴幼儿可给较大量。给药后 15 分钟仍未入睡者,应复合其他辅助药。手术时间长者,可每隔 1~2 小时追加首次量的 1/2,最大用量不应超过 10g。一般均取静脉单次给药法,注射速度以每分钟 1g 为宜。注射过快易出现锥体外系兴奋副作用,注射过慢诱导时间将延长。

3. 复合给药　γ-OH 一般常与其他药物复合。

(1)与镇痛药如芬太尼、哌替啶或氯胺酮合用,以弥补本药镇痛不足的缺陷。

(2)与神经安定药如氯丙嗪、安定等合用,可强化 γ-OH 的麻醉作用,并有抑制网状激活系统和对抗其副作用的功效。

(3)与麻醉药如静脉普鲁卡因复合起辅助药作用。

(4)与肌松药、镇痛药复合,可用于需要肌松的长时间胸、腹部手术。

(二)适应证与禁忌证

1. 适应证

(1)诱导麻醉:麻醉后下颌呈中等松弛,配合咽喉喷雾表面麻醉可施行气管插管,对呼吸、循环、肝肾功能受损或全身情况差的患者尤为可取。

(2)辅助麻醉:用静脉普鲁卡因行神经安定镇痛,氯胺酮复合麻醉或芬太尼静脉麻醉时,作为辅助药。

(3)基础麻醉:γ-OH 与冬眠合剂或氯胺酮合用,常用作小儿的基础麻醉或用于刺激性不强的诊断治疗操作。

2. 禁忌证

(1)严重高血压。

(2)严重心脏传导阻滞或左束支传导阻滞。

(3)心动过缓。

(4)癫痫和惊厥史。

(5)短小手术。

（三）注意事项

(1)注速过快或剂量过大,易出现锥体外系兴奋症状,如肌肉震颤,手指不自主动作等。一般均能自行消失,否则可静脉注射地西泮5~10mg 或2.5%硫喷妥钠5ml 治疗。术前给予巴比妥类药或哌替啶有预防功效。

(2)有时可发生呼吸抑制,需施行控制通气给氧。

(3)γ-OH 可降低血钾,对血钾正常患者可无影响,但长期因进食、呕吐、肠梗阻等血钾可能降低的患者,应避免用本药。

三、依 托 咪 酯

依托咪酯(etomidate) 为弱效、短效的催眠药,苏醒迅速而完全。

（一）麻醉方法和剂量

1. 单次静脉注射法 剂量0.3mg/kg(0.1~0.4mg/kg)注射速度30~60 秒,起效快,持续时间3~5 分钟。年老体弱及危重患者酌减。给药前宜先静脉注射芬太尼0.1mg,可减轻注射处的疼痛和加强镇痛效果。

2. 静脉滴注法 用0.1%依托咪酯溶液,初始速度100μg/min,维持量10μg/kg,酌情增减,同时复合芬太尼、氟芬合剂或吸入全麻药。

（二）主要用途

1. 全麻诱导 与琥珀胆碱配合施行气管插管。此药对心血管系统很少影响,冠状循环保持稳定,心肌耗氧减少。其常用于心脏和大血管手术的诱导。

2. 门诊手术 如扁桃体摘除、人工流产、切开引流等。

3. 特殊检查治疗 如内镜、心律转复术等。

4. 全麻维持 如全静脉麻醉时,须与其他全麻药和(或)镇痛药相配合。

（三）注意事项

(1)依托咪酯可促使皮质激素效应消失,皮质激素释放量减少。因此对免疫抑制患者、脓毒血症及器官移植患者应慎用或禁用。

(2)依托咪酯与下列药物伍用时,可诱发血压剧降等意外。

1)中枢性抗高血压药如可乐定、甲基多巴、利血平。

2)利尿性抗高血压药。

3)钙通道阻断药。

(3)与芬太尼配伍应用时,可出现不能自制的肌肉强直和阵挛,地西泮可减少其发生。

(4)注药部位可出现疼痛,发生率达20%。

(5)术后恶心、呕吐发生率约30%。麻醉前给予东莨菪碱或阿托品有预防作用。

四、丙 泊 酚

丙泊酚(propofol) 是一种弱酸性水性乳剂,具有起效快,作用时间短的特点。丙泊酚无明显镇痛作用,用于麻醉诱导及维持较平稳,苏醒快而完全,易于控制,无明显蓄积作用。

（一）麻醉方法

1. 麻醉前用药 为加强镇痛效果与减少副作用,麻醉前应给麻醉性镇痛药或在麻醉中复合应用。

2. 麻醉诱导 成人剂量 1.5~2.0mg/kg。静脉注射 30 秒起效,术前使用麻醉性镇痛药能增强诱导效果,但呼吸抑制概率增多,小剂量诱导时需配伍其他药物。

3. 麻醉维持 在较大手术,丙泊酚宜与其他镇痛药如麻醉性镇痛药 N_2O 吸入麻醉药合用。与常用吸入麻醉药和肌松药无明显协同作用,但地西泮能延长其睡眠时间。无论单次或连续给药,均可见到血压下降和心率增快,对呼吸轻度抑制,呼吸变慢变浅,有时呼吸暂停,然后代偿性加快,丙泊酚可使脑血流量下降,对肝肾功能无影响。麻醉维持:初始速率 140~200µg/(kg·min),10 分钟后 100~140µg/(kg·min),2 小时后 80~120µg/(kg·min);手术结束前 5~10 分钟停药。单次静脉注射用量为 2mg/kg,每 4~5 分钟追加一次。

4. 椎管内麻醉辅助用药 先给负荷剂量 0.2~0.7mg/kg,继以 0.5mg/kg 的滴速维持即可良好镇静。

（二）主要用途

(1) 麻醉诱导,单次静脉注射诱导,气管内插管再用其他药物维持。

(2) 门诊等小手术与诊断性检查。

(3) 全静脉麻醉成分之一,与芬太尼、吸入麻醉药等复合维持麻醉。

（三）注意事项

(1) 丙泊酚对呼吸抑制明显且严重,易发生呼吸暂停,时限短约 30 秒,与芬太尼合用时,几乎全部发生呼吸暂停且时限延长。

(2) 抑制心血管系统,其血压下降和心率增快作用大于硫喷妥钠。

(3) 注射部位疼痛,发生率为 10%~58%。

(4) 用药后有时精神错乱,体表异感,幻觉,女性患者用药后还有多情表现。

五、咪达唑仑

咪达唑仑(midazolam)具有水溶性,消除半衰期短的特点,是静脉全麻药中颇具前途的药物,可产生镇静、催眠、抗焦虑、肌松、抗惊厥和顺行性遗忘等作用,经口服或肌内注射均有效,药效为地西泮的 1.5~2 倍,毒性比地西泮小 3 倍。

（一）麻醉方法

1. 麻醉诱导 静脉注射咪达唑仑可用于全麻诱导,主要用于不宜做硫喷妥钠诱导的患者,其剂量受到多种因素影响,自 0.1~0.4mg/kg 不等。对高龄、体弱及配伍镇痛药者剂量酌减。

2. 麻醉维持 咪达唑仑可作为静脉全麻或静吸全麻的组成部分以维持麻醉。本品可持续静脉滴注或分次注射,分次注射常用剂量是诱导剂量的 1/4~1/3,持续静脉滴注每小时 0.03~0.1mg/kg。

（二）适应证

咪达唑仑对血流动力学影响较微,仅有轻度的心率增快,对心肌代谢及收缩力无影响,因而可适用于缺血性心脏病患者。本品可降低颅内压,但对脑代谢无影响,因而适用于颅内占位性病变的患者,呼吸抑制常与剂量相关。主要适应证:①心血管手术;②颅内手术;③门诊手术或各种诊断性操作。

(三)注意事项

该药无明显不良反应,麻醉后 24 小时恶心、呕吐发生率为 0~19%,诱导剂量呼吸暂停发生率为 77%。降解产物仍有一定药理作用,并能积蓄于脑组织中。

第三节 静脉麻醉药物的相互作用

(1)近 10 年来,全凭静脉麻醉虽然已经有了迅猛的发展,但目前仍没有一种静脉麻醉药能单独满足全身麻醉的所有要求,即意识消失、遗忘、无痛、制动及消除过度的神经-内分泌反应(应激反应),所以在实施全凭静脉麻醉的过程中,更需重视不同药物的合理配伍。

(2)丙泊酚是一种新型静脉麻醉药,它与咪达唑仑在催眠方面有协同作用,而且它们间的协同效应强于硫喷妥钠与咪达唑仑的协同效应,但对抑制伤害性刺激引起的体动反应却未表现有协同作用。此外,与单用丙泊酚相比,麻醉诱导时伍用少量咪达唑仑不但有利于维持机体循环和呼吸功能的稳定,还能使注射部位的疼痛明显减轻。

(3)阿片类药物的催眠效能相当微弱,即使用大剂量也难以引起患者入睡。但研究提示,苯二氮䓬类药物可显著提高阿片类药物的催眠效能,伍用时可呈现明显的协同作用。

1)如单用芬太尼时,使患者对言语命令反应丧失的 ED_{50} 是 7.7μg/kg;单用咪达唑仑的 ED_{50} 是 0.19mg/kg;两药伍用时,只需 1.9μg/kg 芬太尼(剂量减少约 75%)与 0.04mg/kg 咪达唑仑(剂量减少约 80%)就能达到相同的"半数效应"。当然,伍用苯二氮䓬类药物同样也能增强阿片类药物的呼吸抑制和血管扩张作用;同理,阿片类药物也能增强苯二氮䓬类药物的催眠效能。

2)此外,阿片类药物与巴比妥类药物伍用在镇静、催眠方面也有非常强的协同作用。

(4)阿片类药物与丙泊酚间存在明显的协同作用,无论是用于麻醉诱导,还是用于麻醉维持,都具有明显的临床意义。

1)研究发现,它们间的协同作用与刺激的强度密切相关,刺激强度越大,协同作用也越明显。如两药产生的促意识消失作用<对切皮时体动反应的抑制<对腹腔内手术操作时体动反应的抑制。

2)麻醉诱导时,阿片类药物通常可增强丙泊酚的催眠效能,术中伍用阿片类药物也能增强丙泊酚的麻醉效能。此外,阿片类药物还能影响患者术后苏醒时的丙泊酚浓度。

3)在增强丙泊酚麻醉效能的同时,阿片类药物的镇痛作用也能被丙泊酚所增强,而且丙泊酚还能减弱阿片类药物的催吐作用,但丙泊酚可增强阿片类药物的呼吸抑制作用。同样,阿片类药物增强丙泊酚的循环抑制作用,有时可引起严重的心动过缓和低血压,甚至造成心搏骤停。

第八章　肌肉松弛药的临床应用

第一节　肌肉松弛药概论

(1)肌肉松弛药(简称肌松药)是全身麻醉中最常用的辅助用药,主要用于全麻诱导时气管插管或维持全麻期间的良好肌松。此外,肌松药还用于:①危重患者机械通气时消除自主呼吸对呼吸机的抵抗;②控制如破伤风、癫痫持续状态等疾病的肌痉挛;③防止电休克治疗时肌肉强烈收缩产生的不良作用。

(2)肌松药本身可以引起一定的不良反应和并发症,如组胺释放可致血压下降、心动过速,支气管痉挛等类过敏反应;琥珀胆碱通过兴奋神经节引起心动过缓,若不当应用肌松药,严重时可导致心搏骤停等严重后果。

(3)正确合理应用肌松药,掌握其应用原则:

1)用药后严密观察呼吸,加强呼吸管理。

2)根据手术种类、时间和病情等选择合适的肌松药,避免用药量过大或反复多次给药产生的副作用。

3)肌松药仅是全麻辅助用药,其本身没有麻醉和镇痛作用,必须在一定深度的全麻下使用。

4)术毕必须严密观察,待通气量、肌张力、各种保护性反射恢复正常,患者清醒,排除残余肌松作用后才可气管拔管返回病房。

(4)理想的肌松药

1)起效快、药效高的非去极化肌松药。

2)时效短、恢复迅速且具有可控性。

3)无蓄积作用,易用拮抗药逆转肌松。

4)有稳定的药代动力学和药效动力学,即使在肝、肾疾病时也不受影响,代谢产物无药理学活性。

5)无组胺释放和心血管等不良反应。

第二节　肌肉松弛药的使用

一、肌松药的起效与气管插管

(1)肌松药用于配合麻醉药进行快速诱导及气管插管,迅速控制呼吸道,防止反流误吸。琥珀胆碱在静脉注射60秒即可进行气管插管或置入喉罩,但对琥珀胆碱有禁忌证的患者,如大面积烧伤、创伤、上下运动神经元损害或恶性高热家族史等,此类患者使用琥珀胆碱可引起严重的不良反应和并发症。

(2)非去极化肌松药气管插管剂量为$2 \sim 3$倍ED_{95},增大药量能够缩短起效时间和延长时效,但会相应增加心血管不良反应的发生率,因此最好不要为追求缩短插管时间而选择大剂量的药物。

二、起效时间与肌松强度

非去极化肌松药的起效时间与强度成反比,肌松强度弱的肌松药起效时间快,而强度最强的长效肌松药起效最慢,如多库氯铵,临床常用剂量约需 10 分钟获得良好的肌松效果,两倍 ED_{95} 量的起效时间可缩短为 5 分钟,但进一步增加静脉注射量并不相应加快起效时间。

三、预 给 量

(1)肌松药的起效快慢直接影响全麻诱导时间,非去极化肌松药(除罗库溴铵外)起效都较慢,2~4 分钟。全麻诱导过程中,为缩短非去极化肌松药的起效时间,可以使用预给量方法,即在给插管剂量的肌松药之前先静脉注射小剂量肌松药,一般为气管插管剂量的 1/10~1/5,数分钟后静脉注射余下的大部分肌松药,此种方法一般可缩短 30~60 秒时间。

(2)预给量大小与诱导方法、应用药量的大小有关,预给量应该是亚肌松剂量,若药量过小则注入插管药量后 90 秒内将达不到能满足气管插管所要求的肌松程度。但由于患者对肌松药的敏感性不一,即使是亚肌松剂量的预注量,患者也可能出现复视,少数严重的可出现吞咽困难、气道阻塞、呼吸无力和呼吸困难等症状,所以在注入预给量后应严密观察和监测肌张力变化,预防反流误吸。

四、术中肌松的维持

(1)肌松效应的强度和维持时间以满足手术要求为目标,肌松的维持应根据手术对肌松要求而不同,没有必要自始至终维持肌颤搐完全被抑制,在整个手术期间应使用满足外科手术肌松要求的最低剂量。

(2)在一定麻醉深度下肌松维持 T_1 和 T_2 或 T_1 至 T_3 肌颤搐(即 T_3、T_4 消失或 T_4 消失),即能满足外科手术要求。例如,腹部手术的肌松要求较高,一般要求只存在 T_1 肌颤搐(即 T_2 至 T_4 消失);而一般外科手术,肌颤搐应抑制 85%,TOF 监测可以保留 2 或 3 个肌颤搐;但要保持手术期间绝对不动如颅脑血管瘤手术等,就要求维持更深的肌松,要求 T_1 至 T_4 全部消失。

(3)肌松药间断静脉注射追加量多少及间隔时间长短,或静脉持续滴注速度快慢应根据肌松药的药效和患者消除肌松药的药代学调整。由于肌松药存在个体差异,因此用药要个体化,特别要注意首剂肌松药的反应及其药效强度与时效长短。

(4)在首剂肌松作用开始消退,出现肌张力恢复时,根据首剂肌松药用量所引起的反应,决定追加量的多少,追加量一般为初量的 1/5 ~1/3,最好的方法是根据监测给药。

(5)另外,术中肌松的维持并不能单纯靠肌松药,麻醉性镇痛镇静药、吸入性麻醉药都能增强肌松药的作用。在全麻与椎管内阻滞联合麻醉时可利用椎管内阻滞良好的肌松,减少肌松药的用量,且有利于术后肌张力的迅速恢复。

第三节 肌肉松弛药的不良反应

一、自主神经系统作用

肌松药或多或少地兴奋或阻断神经肌肉接头以外的胆碱能受体,如自主神经节的烟碱样受体及在胃肠、膀胱、气管、心脏窦房结及房室结和瞳孔括约肌等副交感神经结后纤维的毒蕈碱样受体.可产生迷走阻滞作用。

二、组胺释放作用

(1)几乎所有的肌松药都或多或少有组胺释放作用,尤其是首次较大剂量快速注射时更易发生,由于组胺释放可致外周血管阻力降低,表现为低血压、心动过速、皮肤红斑、毛细血管通透性增加致组织水肿及支气管痉挛,这种组胺释放并非免疫反应,而可能是一种非特异性组胺释放,并可能有肥大细胞释放的其他血管活性物质参与。

(2)氯筒箭毒碱的组胺释放作用较强,临床应用时可引起血压下降和心动过速。

(3)阿库氯铵、加拉碘铵、琥珀胆碱、阿曲库铵、泮库溴铵、维库溴铵等在临床应用范围,它们的组胺释放量甚微,极少引起不良反应(表8-1)。

(4)控制肌松药用量和缓慢静脉注射可降低血浆组胺浓度和减少组胺有关的循环系统改变。另外,预先使用组胺受体(H_1 和 H_2 受体)拮抗药,可在一定程度上防止肌松药的组胺释放。

表 8-1 肌松药对自主神经作用及组胺释放

药名	自主神经节	心脏毒蕈碱受体	组胺释放
琥珀胆碱	兴奋	兴奋	轻度
氯筒箭毒碱	阻滞	无	强
二甲筒箭毒碱	阻滞弱	无	轻度
加拉碘铵	无	阻滞强	无
泮库溴铵	无	阻滞弱	无
阿库氯铵	微弱	阻滞弱	无
法扎溴铵	中度	无	无
阿曲库铵	无	无	中度
顺阿曲库铵	无	无	无-轻度
维库溴铵	无	无	无
罗库溴铵	无	阻滞弱	无
瑞库溴铵	无	无	轻度
米库氯铵	无	无	中度
哌库溴铵	无	无	无

第四节　影响肌肉松弛药作用的因素

一、药物的相互作用

1. 去极化肌松药与非去极化肌松药

（1）先给予小剂量的非去极化肌松药可避免去极化肌松药琥珀胆碱引起的肌颤，但将部分拮抗琥珀胆碱的神经肌肉传导阻滞作用，故必须增加琥珀胆碱的剂量，才能获得满意的气管插管条件。

（2）单次静脉注射或短时间静脉滴注琥珀胆碱后给予非去极化肌松药右旋箭毒碱、泮库溴铵、维库溴铵和阿曲库铵，则后给予的非去极化肌肉松弛药的阻滞作用增强，作用时间延长，表现为两类肌松药间相互协同的效应。

2. 吸入麻醉药　达到一定程度即能产生肌松作用，吸入麻醉药增强非去极化肌松药的作用大小依次为地氟烷＞七氟烷＞异氟烷和恩氟烷＞氟烷＞氧化亚氮；一般吸入麻醉药可减少肌松药用量20%~50%。吸入麻醉药与去极化肌松药的相互作用较弱，可促使琥珀胆碱较早演变为Ⅱ相阻滞。

3. 抗生素

（1）氨基糖苷类抗生素通过阻碍运动神经末梢Ca^{2+}的内流，减少或完全阻滞突触前膜释放乙酰胆碱，延长非去极化肌松药的作用时间，加深其阻滞强度。

（2）多黏菌素、林可霉素及克林霉素都具有神经肌肉传导阻滞作用，其中多黏菌素作用最强，能抑制运动神经末梢释放乙酰胆碱，同时也可能降低突触后膜的敏感性。

（3）由于抗生素增强肌松药的机制复杂，有些可用新斯的明和钙剂拮抗，但卡那霉素、多黏菌素所致者用新斯的明拮抗可加强神经肌肉传导阻滞作用，所以对抗生素增强肌松药作用所致的阻滞延长，最好是维持人工通气下让其自然恢复。

4. 局麻药和抗心律失常药　局麻药能增强肌松药的作用，大剂量局麻药本身有神经肌肉传导阻滞作用，较小剂量的局麻药能增强非去极化肌松药和去极化肌松药作用。

二、年　　龄

（1）新生儿及婴儿对琥珀胆碱敏感性较成人差，剂量相对需要增大，对非去极化肌松药较成人敏感，但因新生儿及婴儿分布容量较大，所以首次剂量多与成人无异，又因消除半衰期较成人长，所以神经肌肉传导阻滞时间可能延长。

（2）老年人因体液量减少和肾排泄减慢，肌松药用量应减少，但对肝肾功能正常或应用不依赖肾功能消除的去极化肌松药，其用量与成人相似。

三、低　　温

（1）低温对肌松药作用的影响与低温程度有关，低温影响肌肉、肝、肾等血流量，影响肌松药代谢、排泄、酶活性和肌松药与蛋白结合，以及影响神经肌肉的敏感性。

（2）体温降至30~25℃时，阿曲库铵的消除半衰期较常温时延长一倍，肌松药剂量也显著减少，如阿曲库铵可减少35%~43%，维库溴铵可减少70%，而作用时效几乎延长一倍，这是由于低温延长了此药从尿和胆汁中排泄，以及低温延迟了此药的代谢。

四、影响肌松药药代动力学

凡影响肌松药在体内分布和消除的因素均可影响肌松药的药代动力学：

（1）增加肌松药与蛋白的结合量，可增加其在体内分布容积，延缓经肾排除。

（2）增加细胞外液量也可增加肌松药在体内消除延缓，其作用时效延长。

（3）非典型性假性胆碱酯酶患者，因琥珀胆碱破坏障碍而使其作用延长。

（4）肝脏患者体液在体内潴留可增加肌松药分布容积，以及球蛋白增加，使与某些肌松药结合量增加，因此，肌松药的初量可能较正常人大。

（5）对经胆汁排泄或肝内代谢的肌松药如泮库溴铵等，因其消除延缓，其后追加量应减少及追加间隔时间宜延长。

（6）肾衰竭患者不宜应用经肾排泄的肌松药，如加拉碘铵、阿库氯铵等，对部分经肾排泄的肌松药如泮库溴铵等其时效也延长，琥珀胆碱和阿曲库铵在体内消除可不依赖肾功能。

第五节　肌松作用拮抗
一、肌松药的残留阻滞作用

（一）分析肌松药残留阻滞作用原因

（1）未根据患者病情科学合理地选择麻醉药。

（2）长时效肌松药或长时间反复应用肌松药。

（3）患者肝肾功能受损或具有神经肌肉疾病。

（4）低体温、水电解质紊乱及酸碱失衡者。

（5）老龄、女性、肌肉不发达和慢性消耗患者。

（6）同时使用可增强或延长肌松作用的药物。

（二）评估肌松药残留阻滞作用

1. 肌松监测仪　临床常用的监测仪有简便的神经刺激器和加速度肌松测定仪，常用的刺激模式有单次颤搐刺激、四个成串刺激（TOF）、强直刺激后计数（PTC）和双短强直刺激（DBS）。PTC 主要监测深度阻滞，TOF 和 DBS 主要监测是否存在肌松药残留阻滞作用，不能确认肌力恢复，有显示装置的肌力监测仪是目前确切评估肌松最可靠的方法。

2. 不存在肌松药残留阻滞作用的临床体征

（1）清醒、呛咳和吞咽反射恢复。

（2）持续抬头或抬腿 5 秒以上。

（3）呼吸平稳、呼吸频率 10~20 次/分，最大吸气压 $\leqslant -50cmH_2O$。

（4）自主呼吸时，$P_{ET}CO_2$ 和 $PaCO_2 \leqslant 45mmHg$，SpO_2 维持正常水平。

（5）咬合强度恢复，能够有力地咬住压舌板。

（三）预防肌松药残留阻滞作用

（1）控制肌松药的合理用量。

（2）拮抗肌松药的残留阻滞作用。

（3）监测肌力恢复情况，注意肌松药应用的个体差异。

（4）肌张力未充分恢复前用机械通气支持呼吸。

（5）维持血流动力学和水、电解质平衡。

（6）拔出气管导管后，至少观察 30 分钟神志、保护性反射状态、呼吸道通畅程度、肺通气量及氧合状态等。

二、拮抗药的作用机制

肌松药在体内不断消除，血药浓度逐渐降低，肌松药由神经肌肉接头部向血内转移，使乙酰胆碱在该部位的相对浓度不断增高而使更多的胆碱受体由与肌松药结合状态中解离出来而恢复正常功能。

（一）去极化肌松药残留阻滞作用的拮抗

去极化肌松药至今没有安全的拮抗药，维持机械通气和循环稳定是对琥珀胆碱引起的迁延性呼吸抑制最好的办法；给予钙剂和利尿剂（近 10% 琥珀胆碱经尿排出），同时纠正电解质异常与酸碱失衡，尤其是纠正低钾血症；对假性胆碱酯酶功能异常者可输新鲜全血或新鲜冰冻血浆。

（二）非去极化肌松药残留阻滞作用的拮抗

（1）胆碱酯酶抑制剂新斯的明与胆碱酯酶的亲和力比乙酰胆碱大很多，从而竞争性与胆碱酯酶结合，形成新斯的明-胆碱酯酶复合物，并由此裂解出氨基甲酰化胆碱酯酶，此酶水解较慢，仅为乙酰胆碱酯酶水解速度的百万分之一，故对胆碱酯酶的抑制作用比较持久。

（2）新斯的明使神经肌肉接头部分乙酰胆碱浓度增高，能有效地从其后膜上取代非去极化肌松药的分子，使乙酰胆碱发挥递质的兴奋传导作用，从而使肌张力恢复。胆碱酯酶抑制剂拮抗残留肌松作用的效果与其拮抗时机和拮抗剂量密切相关。

1）拮抗时机：当 T_1 恢复到 25%，TOF 出现 2 个反应或开始有自主呼吸时拮抗肌松药残留阻滞作用。

2）拮抗药剂量：新斯的明 0.04~0.07mg/kg，最大的剂量为 5mg，起效时间 2 分钟，达峰时间 7~15 分钟，作用持续时间 2 小时。

三、常用的肌松药拮抗剂

1. 新斯的明　注射 2 分钟起效，作用持续时间 2 小时，新斯的明不易通过血-脑屏障，故中枢作用甚微。注入的新斯的明大部分与胆碱酯酶结合，小部分由肾排除或由肝脏破坏。术中非去极化肌松药的神经肌肉传导阻滞作用开始消退时，给予新斯的明 0.035mg/kg，而在肌松药的作用明显存在时，应给予新斯的明 0.07mg/kg，用量偏小，难以达到满意的拮抗效果，肌力恢复不完全。

2. 依酚氯铵（滕喜龙）　属季铵盐，其季氨基团附着在胆碱酯酶的阴离子侧，氢键在胆碱酯酶的酯质位置，形成容易被迅速溶解的滕喜龙-胆碱酯酶复合物，当血浆中滕喜龙浓度下降时，滕喜龙-胆碱酯酶复合物迅速离解，同时滕喜龙具有突触前作用，促使乙酰胆碱释放。

3. Sugammadex（布瑞亭）　为经化学修饰后的 γ-环糊精，是新型氨基甾类肌松药特异性拮抗剂,对苄异喹啉类肌松药则无拮抗作用。其以一个分子对一个分子的形式选择性、高亲和性地包裹罗库溴铵或维库溴铵后,经肾脏排出,不需同时伍用抗胆碱药物。血中和组织中肌松药的浓度迅速下降,神经肌肉接头功能恢复常态。其拮抗作用强弱依次为罗库溴铵>维库溴铵>泮库溴铵。临床应用布瑞亭能够明显降低术后肌松药残留阻滞作用的发生率和显著提高罗库溴铵和维库溴铵临床应用的安全性。

四、拮抗药的临床应用及注意事项

(1)给予非去极化肌松药后 5 分钟或 T_1 达 10% 或 TOF 出现 1 个反应时使用胆碱酯酶抑制药,不仅不能够拮抗肌松药的作用,而且能够使泮库溴铵、阿曲库铵及维库溴铵的作用时间延长。因此,应该在 TOF 出现 2 个以上反应、TOF 为 0.7 或 $T_1>25\%$ 时给予拮抗药,才能够有效拮抗残留肌松作用。

(2)给予一定剂量的抗胆碱酯酶药后,如果不能出现明显的拮抗作用,即使再增大剂量也不能促使肌张力恢复,相反却增加其副作用。抗胆碱酯酶药具有较强的毒蕈碱样作用,在拮抗的过程中心律失常的发生率较高,多为暂时性房性或结性心律失常,应严密监测心电图。

(3)为减少抗胆碱酯酶药的毒蕈碱样作用,注射新斯的明、溴吡斯的明的同时注射阿托品。阿托品对拮抗作用无任何影响,由于阿托品峰值在 47~65 秒,而新斯的明显效时间为 5~10 分钟,两药同时注射可出现心率先快后慢现象。因此,宜先用新斯的明同时注射小剂量阿托品,2 分钟后追加预计值 2/3,可有效地对抗新斯的明对窦房结的抑制作用。

(4)肌松作用的个体差异十分明显,在麻醉中应用神经肌肉阻滞监测,维持术中适当的肌松程度,并用以指导拮抗药的应用。临床上自主呼吸恢复前给予新斯的明,不会产生明显的拮抗效果,只有在自主呼吸恢复后其拮抗作用明显。

(5)术毕尽管自主呼吸恢复,甚至通气量达 10~15ml/kg,吸气压力 25cmH_2O 时,并不能表示神经肌接头功能完全恢复。拮抗后当 TOF 比值>0.7~0.75 时,所有患者均能睁眼、伸舌和握拳,肺活量平均为 17ml/kg,吸气压力达 50cmH_2O,患者能自己抬头 5 秒以上是气管拔管的确切指征。

(6)拮抗药使用注意事项

1)高龄、肾衰竭、电解质异常和酸碱失衡、复合应用肌松协同作用药物的患者,新斯的明对肌松药残留阻滞作用的拮抗效果并不理想。

2)婴幼儿应用胆碱酯酶抑制剂拮抗残留肌松作用较成人好。

3)给予胆碱酯酶抑制剂拮抗肌松药残留阻滞作用后须严密监测患者的肌力恢复情况,严防出现再箭毒化,尤其是给予长时效肌松药时。

4)禁用胆碱酯酶抑制剂或阿托品者,须进行有效人工通气,直至自主呼吸恢复满意。

第九章 局部麻醉及神经阻滞

局部麻醉(local anesthesia)是指患者在保持意识、神志清醒的情况下,应用局部麻醉药,使患者躯体某一部位的神经传导功能暂时受到阻滞的麻醉方法,简称局麻。

根据麻醉方式不同,分为表面麻醉(topical anesthesia)、局部浸润麻醉(local infiltration anesthesia)、区域阻滞麻醉(field block)和神经阻滞麻醉(nerve block),包括神经干阻滞、神经丛阻滞、蛛网膜下腔阻滞(腰麻)和硬膜外阻滞。

局部麻醉的优点在于简便易行,安全、并发症少,对患者生理功能影响小。不仅能有效地阻断痛觉,而且可以完善地阻断神经反射,对预防手术创伤引起的超应激反应有一定的作用。

局部麻醉主要适用于较表浅和局限的中小型手术,或作为其他麻醉方法的辅助手段以增强麻醉效果,减少机体的应激反应,同时也可以减少全麻药用量,减轻药物对生理功能的影响。对于小儿、精神病患者或神志不清不能合作的患者,不能单独使用局部麻醉,必须辅以基础麻醉、强化麻醉或浅全麻。对局麻药过敏的患者应视为局部麻醉的禁忌证。

第一节 表 面 麻 醉

一、定 义

将渗透性能强的局麻药与局部黏膜接触所产生的麻醉状态,称为表面麻醉。

二、常用的表面麻醉药

临床上常用的表面局麻药有丁卡因、利多卡因。根据给药方法的不同可分为滴入法、喷雾法和灌入法。

三、操 作 方 法

1. 眼部表面麻醉 一般采用滴入法,将局麻药滴在眼结膜表面后闭眼,每次滴 2~3 滴,每隔 2 分钟滴一次,重复 3~5 次,即可使眼结膜和角膜麻醉。眼部表面麻醉常用 0.25%~0.5%丁卡因或 1%~2%利多卡因。

2. 咽喉、气管及气管内表面麻醉 采用喷雾法,先令患者张口,对舌面及咽部喷雾 3 或 4 喷,2~3 分钟后患者咽部出现麻木感,将患者舌体拉出,向咽喉部黏膜喷雾 3~4 喷,最后可借用喉镜显露声门,于患者吸气时对准声门喷雾 3 或 4 喷,每隔 3~4 分钟重复 2 或 3 次。该方法多用于咽喉或气管及支气管插管术的表面麻醉。

环甲膜穿刺表面麻醉法是于患者平卧头后仰位,在环状软骨与甲状软骨间的环甲膜做标记,用 22G3.5cm 针垂直刺环甲膜入气管内,穿刺针有突破感,经抽吸有气证实针尖位置正确后,即令患者闭气,然后快速注入 2%~4% 的利多卡因 2~3ml 或 1% 丁卡因 2~3ml。拔出针头,让患者咳嗽,使药液分布均匀,3~5 分钟后,气管上部、咽及喉下部便出现局麻作用。为避免刺伤声门下组织或声带,有学者主张将穿刺点下移到环状软骨与第二气管环之间的间隙。此法在小儿气管异物取出术中应用最广,实用性较强,效果良好。

3. 滴鼻　一般采用滴入法,用 5ml 注射器抽取 1% 丁卡因 2ml 加 1% 的麻黄碱 1ml 混合后从鼻腔滴入 2 或 3 滴,捏鼻使局麻药充分接触鼻腔黏膜,本方法适用于鼻腔手术及鼻腔气管插管术。能明显减轻手术及插管操作时的刺激并能减少鼻腔出血。

4. 尿道表面麻醉　常采用灌注法,男性患者使用 1% 丁卡因 5~6ml,用灌注器注入尿道,让药液滞留 5~6 分钟,即可达到表面麻醉作用,女性患者可用浸有局麻药的细棉棒在尿道黏膜表面涂抹,持续 3~5 分钟即可。

四、注 意 事 项

(1)不同部位的黏膜,吸收局麻药物的速度不同,经研究,黏膜吸收局麻药的速度与静脉注射者相等。尤以气管及支气管喷雾法,局麻药吸收最快,应控制剂量。

(2)表面麻醉前须注射阿托品,使黏膜干燥,避免唾液或分泌物妨碍局麻药与黏膜的接触。

第二节　局部浸润麻醉

一、定　　义

沿手术切口线分层注射局麻药,阻滞组织中的神经末梢,称为局部浸润麻醉。

二、常用局麻药

普鲁卡因是较常用的局部浸润麻醉药,一般用 0.5%~1% 溶液,成人一次最大剂量为 1g,作用时间为 45~60 分钟。

三、操 作 方 法

取 24~25G 皮内注射针,针头斜而紧贴皮肤,进入皮内以后推注局麻药液,造成白色的橘皮样皮丘,然后经皮丘刺入,分层注药。注射局麻药时应加压,使其在组织内形成张力性浸润,达到与神经末梢广泛接触,以增强麻醉效果。

四、注 意 事 项

(1)注药前应抽吸,防止局麻药误入血管。

(2)进针应缓慢,改变穿刺针方向时应先退针至皮下,避免针头弯曲或折断。

(3)感染或癌肿部位不宜做局部浸润麻醉,以防止扩散转移。

第三节 区 域 阻 滞

一、定 义

围绕手术区,在其底部和四周注射局麻药以阻滞进入手术区的神经干和神经末梢,称区域阻滞麻醉。

二、操 作 方 法

区域阻滞常用的局麻药,操作要求及注意事项与局部浸润麻醉相同,但不像局部浸润麻醉沿切口注射局麻药,而是通过环绕被切除的组织包围注射,或者在悬垂的组织环绕其基底部做注射。

第四节 神经阻滞麻醉

神经阻滞也称传导阻滞或传导麻醉,是将局麻药注射到神经干、神经丛或神经节旁,暂时地阻滞神经的传导功能,从而麻醉该神经支配的区域,达到手术无痛的方法。

一、颈神经丛阻滞

(一)生理解剖

颈神经丛由 $C_{1\sim4}$ 脊神经的前支组成,每一神经出椎间孔后,从后方越过椎动脉和椎静脉向外延伸到达横突尖端时分为前支和深支,在胸锁乳突肌后联结成网状,即为颈神经丛。颈神经丛浅支在胸锁乳突肌后缘中点穿出深筋膜,向前、向上及向下分布于颌下和锁骨以上整个颈部、枕部区域的皮肤及浅层组织。供应头颈及胸肩的后部,供应区如披肩状。颈深支多分布于颈前及颈侧方的深层组织中,主要支配颈侧面及前面的区域。

(二)颈浅丛神经阻滞

1. 适应证 颈部浅表部位的手术。

2. 定位

(1)患者仰卧位、去枕,头偏向对侧,在胸锁乳突肌后缘中点做标记,即为穿刺点,若胸锁乳突肌摸不清,可先令患者抬头使胸锁乳突肌绷紧,则可清晰见其后缘。

(2)患者体位如前,同侧颈外静脉与胸锁乳突肌交点外上各 1~1.5cm 处做标记,定为穿刺点。

3. 操作 常规皮肤消毒,用22G穿刺针刺入皮肤,缓慢进针直至出现落空感后表示针尖已穿透肌筋膜,回抽无血,将3~5ml局麻药注射入肌筋膜下即可。也可再用5~10ml局麻药液在颈阔肌表面(胸锁乳突肌浅表面)再向乳突、锁骨上和颈前方向做局部浸润,以分别阻滞枕小、耳大、颈横和锁骨上神经。

(三)颈深丛神经阻滞

1. 适应证 颈部较深手术。

2. 禁忌证　禁忌同时行双侧颈深丛阻滞,以防双侧膈神经或喉返神经阻滞发生呼吸困难。

3. 定位　患者取仰卧位,头偏向对侧,双上肢紧贴身体两侧,在乳突尖与锁骨中线中点做一连线,此线中点,即第4颈椎横突位置,该点一般在胸锁乳突肌后缘与颈外静脉交叉点附近,乳突尖下方1~1.5cm处为第2颈椎横突,2~4横突间为第3颈椎横突,在2、3、4横突处分别做标记。

4. 操作　患者取平卧位,常规消毒皮肤,头去枕并转向对侧,充分显露胸锁乳突肌、颈外静脉和甲状软骨。穿刺点选在胸锁乳突肌外缘与颈外静脉交叉点附近(相当于甲状软骨上缘水平),即第4颈椎横突处。常规皮肤消毒后,戴无菌手套,用左手拇指抵住第4颈椎横突结节,用22G穿刺针垂直于皮肤进针,直刺横突结节,碰到骨质,固定针头,回吸无血及脑脊液即可注射局麻药3~5ml,即阻滞颈深丛。也可应用改良颈丛阻滞法,即以第4颈椎横突做穿刺点,当穿刺针抵达第4颈椎横突后,一次性注入局麻药10~15ml。

颈神经丛阻滞常用局麻药有0.25%丁哌卡因、0.25%罗哌卡因和1%利多卡因,也可用混合液,总剂量不能超过所用局麻药的一次最大限量。

5. 注意事项

(1)在穿刺之前应备好各种抢救药品及设备。

(2)注药前一定要反复回吸,确认无血及脑脊液后再注药。如注药量较大,在注药过程中也要回吸几次,以防针的位置变动。

(3)进针方向尽量由上向下,避免与椎间孔相平行或由下向上穿刺。

(4)进针不要过深,最好是由左手拇指尖抵住横突结节来引导穿刺方向及深度。

(5)注药过程中应密切观察患者的反应,如出现异常,应立即停止注药,并紧急对症处理。

6. 常见并发症

(1)高位硬膜外阻滞或全脊髓麻醉:是局麻药误入硬膜外间隙或蛛网膜下隙所致。穿刺针误入椎管的原因,一是进针过深,二是进针方向偏内偏后。其表现为呼吸抑制,严重者可发生心搏骤停。故应该使用短针,进针切勿过深。

(2)局麻药的毒性反应:主要因局麻药误注入血管所致,椎动脉在其邻近,易被误刺,穿刺时深度限定在横突,注药时反复抽吸,由于颈部血管丰富,局麻药吸收迅速,所以用药量应严格控制。

(3)膈神经阻滞:膈神经主要由第4颈神经组成,同时包括第3及第5颈神经的小分支,颈深丛阻滞常累及膈神经,出现呼吸困难及胸闷,给予吸氧多能缓解。如若局麻药浓度过高,膈神经麻痹时,应进行人工辅助呼吸。

(4)喉返神经阻滞:患者发声嘶哑或失声,甚至呼吸困难,主要是针刺太深使迷走神经被阻滞所致。

(5)霍纳综合征:表现为阻滞侧眼睑下垂,瞳孔缩小,眼球下陷,眼结膜充血、鼻塞、面部微红及无汗,是交感神经阻滞所致。

(6)椎动脉损伤引起出血。

二、臂神经丛阻滞

(一) 解剖

(1)臂神经丛是由 $C_{5\sim8}$ 及 T_1 脊神经的前支组成,是支配整个手、臂运动和绝大部分手、臂感觉的混合神经,有时也接受 C_4 或 T_2 脊神经前支分出的小分支。其中 $C_{5\sim6}$ 神经合成上干,C_7 神经延续为中干,C_8 及 T_1 神经合成下干,各神经干均分成前、后两股,在锁骨中点后方进入腋窝。5 根、3 干、6 股组成臂神经丛锁骨上部。

臂神经丛的 5 条神经根在锁骨下动脉的上方,共同经过斜角肌间隙向外下方走行,各条神经根分别经相应椎间孔穿出,其中第 5、6、7 颈神经前支沿相应横突的脊神经沟走行,在椎动脉的后方通过斜角肌间隙。

三支神经干从斜角肌间隙下缘穿出,伴同锁骨下动脉一起向前、向外、向下延伸,行至锁骨与第一肋骨之间,每个神经干分成前后两股,在锁骨中点的后方,经腋窝顶进入腋窝,在腋窝各股神经又重新组合成束,3 个后股在腋动脉的后侧形成后束,分出上、下肩胛神经、胸背神经、腋神经等分支,其末端延长为桡神经。

下干的前股延伸形成内侧束,位于腋动脉的内侧,分出臂内侧神经和前臂内侧神经及正中神经内侧头。上、中干的前股形成外侧束,分出胸前神经、肌皮神经及正中神经外侧头。三束和腋动脉共同包在腋血管神经鞘内。

(2)适应证:臂神经丛阻滞适用于上肢及肩关节手术或肩关节复位。

(3)臂神经丛包裹在连续相通的筋膜间隙中,故通过任何途径注入局麻药,只要有足够容量注入筋膜间隙,理论上都可使全臂神经丛阻滞,因此临床中可根据手术所需选择不同途径来进行臂神经丛阻滞。

(二) 阻滞方法

臂神经丛阻滞常用的方法有肌间沟阻滞法、腋路阻滞法、锁骨上阻滞法和锁骨下血管旁阻滞法。

1. 肌间沟阻滞法

(1)定位:患者取去枕仰卧位,头偏向对侧,上肢紧贴体旁,手尽量下垂,显露患侧颈部。令患者抬头,显露胸锁乳突肌的锁骨头,在锁骨头的后缘平环状软骨处可触摸到一条肌肉即前斜角肌,前斜角肌后缘还可摸到中斜角肌,前、中斜角肌间的间隙即为肌间沟,臂神经丛即从此沟下半部经过。斜角肌间隙上窄下宽呈三角形,该三角的下部即肩胛舌骨肌。在环状软骨水平线与肌间沟交汇处,即为穿刺点。在此点用力向脊柱方向压迫,患者可诉手臂麻木、酸胀或有异感,若患者肥胖或肌肉欠发达,肩胛舌骨肌摸不清,即以锁骨上 2cm 处的肌间沟为穿刺点。

(2)麻醉操作:颈部皮肤常规消毒,右手持 22G 穿刺针于穿刺点垂直进入皮肤,略向脚侧推进,直到出现异感或触及横突为止,出现异感为较为可靠的标志,可反复试探 2 或 3 次。以找到异感为好,若无异感只要穿刺部位及方向、深度正确,也可取得良好的阻滞效果。穿刺成功后,回抽无血及脑脊液,成人一次注入局麻药 20~25ml。

(3)优点:易于掌握,对肥胖及不易合作的小儿也适用,上臂、肩部及桡侧阻滞好,不易引起气胸。

(4)缺点:尺神经阻滞迟、需增大药量才被阻滞,有时尺神经阻滞不全;有误入蛛网膜下腔或硬膜外间隙的可能;有损伤椎动脉的可能;不易同时进行双侧阻滞,以免双侧膈神经及喉返神经被阻滞。

2. 腋路阻滞法

(1)定位:患者取仰卧位,头偏向对侧,患肢外展90°,屈肘90°,前臂外旋,手背贴床,呈"敬礼"状。先在腋窝处摸到动脉搏动,取腋动脉搏动最强处作为穿刺点。

(2)麻醉操作:皮肤常规消毒,左手食指按在腋动脉上作为指示,右手持22G穿刺针,斜向腋窝方向刺入,穿刺针与动脉呈20°夹角,缓慢推进,直到刺破纸样的落空感,表明针尖已刺入腋部血管神经鞘,松开针头,针头随动脉搏动而摆动,说明针已进入腋鞘内。此时患者若有异感或可借助神经刺激器来证实,但无异感时不必反复穿刺寻找异感。穿刺成功后左手固定针头,右手接注射器回抽无血液,即可一次注入局麻药30~35ml。注射完毕后拔出穿刺针,腋部可摸到一梭状包块,证明局麻药注入腋鞘,按摩局部,帮助药物扩散。患者会诉说上肢发麻发软,前臂不能抬起,皮肤表面血管扩张。

(3)优点:腋路臂神经丛阻滞的优点在于臂神经丛均包在血管神经鞘内,因其位置表浅,动脉搏动明显,易于定位穿刺,不会发生气胸,不会阻滞膈神经、迷走神经或喉返神经;无药物误入硬膜外间隙或蛛网膜下腔的可能性,因此安全性较大。

(4)缺点:有上肢外展困难及腋部有感染或肿瘤患者不能使用,上臂阻滞效果较差,不适用于肩关节手术及肱骨骨折复位等。局麻药毒性反应率高,多因局麻药量大或误入血管引起,所以注药时要反复回抽,确保针不在血管内。

3. 锁骨上阻滞法　肩下垫一薄枕,去枕转向对侧,被阻滞侧手尽量下垂。于锁骨中线上方1~1.5cm处刺入皮肤,向后、内、下方推进,直达第1肋,在肋骨上寻找异感,回抽无血无气体即注入局麻药20~25ml,不宜超过30ml。在寻找第一肋骨时针勿刺入过深,以免造成血气胸。

4. 锁骨下血管旁阻滞法　点在锁骨上方,先找到斜角肌肌间沟,在肌间沟最低处摸到锁骨下动脉搏动点并压向内侧,在锁骨下动脉搏动点的外侧进针,针尖朝脚方向直刺,沿中斜角肌内侧缘推进,出现落空感再稍深入即出现异感。此法容易出现气胸、星状神经节及膈神经阻滞等并发症。

(三)臂神经丛阻滞的常见并发症及处理

1. 气胸或张力性气胸　损伤胸膜或肺组织出现胸痛、咳嗽、呼吸困难或大气管偏向健侧,应立即胸腔穿刺抽气,并进行胸腔闭式引流。

2. 急性局部麻醉药中毒反应　应控制用药量,避免误入血管。阻滞过程应有急救措施准备,免出意外。

3. 出血及血肿　各种径路穿刺时避免损伤、刺破颈内外静脉、锁骨下动脉、腋动静脉等,引起出血,如伤及血管应立即拔针,局部压迫再试行改变方向进针,或延期阻滞,密切观察患者。

4. 全脊髓麻醉　因肌间沟法阻滞时向内进针过深,致使针尖误入椎间孔而至椎管内,应指向对侧腋窝顶的方向,进针不易过深。

5. 膈神经阻滞　发生于肌间沟法或锁骨上法,当出现胸闷、气短、通气量减少时,应给氧并辅助通气。

6. 声音嘶哑　可能阻滞喉返神经。

7. 霍纳综合征　多见于肌间沟阻滞法,由于星状神经节阻滞所引起。

总之,在阻滞过程中宜密切观察监测呼吸、循环功能的变化。

三、上肢神经阻滞

上肢神经阻滞主要适用于前臂或手部的手术,也可以作为臂神经丛阻滞不全的补助方法。主要包括正中神经阻滞、尺神经阻滞和桡神经阻滞。可以在肘部阻滞,也可以在腕部阻滞。

1. 正中神经阻滞

(1)解剖正中神经主要来自颈6~胸1脊神经根纤维,于胸小肌下缘处由臂神经丛的内侧束和外侧束分出,两根夹持腋动脉,在腋动脉外侧合成正中神经。支配手掌桡侧半及桡侧3个半手指的皮肤。

(2)肘正中神经阻滞

1)定位:前臂伸直、肘面向上,在肱骨内外上髁之间画一横线,该线上肱二头内肌腱缘与内上髁之间的中点即为穿刺点。

2)阻滞方法:皮肤消毒后,穿刺点处做皮丘,取22G针经皮丘垂直刺入皮下,直到出现异感,可反复做扇形穿刺必能找到异感,出现异感后固定针头,注入局麻药5ml。

(3)腕部正中神经阻滞

1)定位:患者手掌向上平放,在桡骨茎突平面,横过腕关节画一横线,横线上桡侧腕屈肌腱和掌长肌之间即为穿刺点,让患者握拳屈腕时,该二肌腱更清楚。

2)阻滞方法:皮肤消毒后,穿刺点做皮丘,取22G针垂直刺入皮肤,穿过深筋膜后,缓慢进针,直到出现异感,固定针头,注射局麻药5ml。

2. 尺神经阻滞法

(1)解剖:尺神经起源于臂神经丛的内侧束,主要由颈8~胸1脊神经纤维组成。尺神经沿上臂内侧肱二头肌与肱三头肌间隔下行。支配手掌尺侧半及尺侧一个半手指掌侧面皮肤。

(2)肘部尺神经阻滞

1)定位:前臂屈曲90°,在肱骨内上髁与尺骨鹰嘴之间的尺神经沟内,可扪及尺神经,按压尺神经,患者多有异感,该处即为穿刺点。

2)阻滞方法:皮肤消毒后,穿刺点做皮丘,取一23G针刺入皮肤,针与神经干平行,沿神经沟向心推进,出现异感后固定针头,注入局麻药5ml。

(3)腕部尺神经阻滞

1)定位:从尺骨茎突水平横过腕部画一横线,相当于第二条腕横纹,在此线上尺侧腕屈肌肌腱的桡侧缘即为穿刺点,患者握拳屈腕时此肌腱更清楚。

2)阻滞方法:皮肤消毒后,穿刺点做皮丘,取一23G针自皮丘垂直刺入,有异感时固定针头注入局麻药5ml,找不到异感时,可向尺侧腕屈肌腱深面注药,但不能注入肌腱内。

3. 桡神经阻滞法

(1)解剖:桡神经发自臂神经丛后束,缘于颈5~颈8及胸1脊神经。桡神经在腋窝内位于腋动脉后方,折向下后外方,走入肱骨桡神经沟内,于肱骨外上髁上方约10cm处,绕肱骨走向前方,至肘关节前方分为深浅两支。桡神经在手部分布于腕背、手背桡侧皮肤及桡侧3个半手指背面的皮肤。

（2）肘部桡神经阻滞

1）定位：前臂伸直、掌心向上，在肱骨内外髁间做一横线，该横线上肱二头肌腱外侧 1cm 处即为穿刺点。

2）阻滞方法：皮肤消毒后，穿刺点做皮丘，取一 23G 针垂直刺向肱骨，寻找到异感，必要时做扇形穿刺寻找，有异感后注入局麻药 5ml。

（3）腕部桡神经阻滞：腕部桡神经并非一支，分支多而细，在桡骨茎突前端处做皮下浸润，并向掌面及背面分别注药，在腕部形成半环状浸润即可。

四、下肢神经阻滞

（一）坐骨神经阻滞

1. 解剖　坐骨神经为骶神经丛的重要分支，是全身最大的神经，大多数以单一干出梨状肌下孔至臀部，位于臀大肌的深面、股方肌浅面，经坐骨结节与股骨大转子之间入股后区，在股后下 1/3 处分为腓总神经和胫神经，坐骨神经在股骨大转子和坐骨神经结节之间定位和阻滞。

2. 定位　患者取侧卧位，患肢在上，自股骨大转子到髂后上棘做一连线，再与此线的中点做一直线，该垂直线与股骨大转子到骶裂孔的连线相交处即为穿刺点。

3. 阻滞方法　皮肤消毒，穿刺点做皮丘，取长 8～10cm 22G 穿刺针，经皮丘垂直刺入，缓慢推进直到出现异感。若无异感可退针少许，向上或向下斜穿刺，出现异感后注入局麻药。

（二）股神经阻滞

1. 解剖　股神经发自腰丛，于髂筋膜深面经肌腔隙入股三角。在腹股沟韧带处，于股动脉外侧下行，与股动脉之间有髂耻筋膜相隔。

2. 定位　患者平卧，髋关节伸直，在腹股沟韧带下方摸到股动脉搏动，股动脉的外侧缘处即为穿刺点。

3. 阻滞方法　患者取仰卧位，在腹股沟韧带中点下缘，股动脉搏动点的外侧 1cm 处进针，垂直刺入即可找到异感，回吸无血即可注入 0.5% 利多卡因或 0.25% 丁哌卡因 10～15ml。

五、肋间神经阻滞

肋间神经的皮支，在胸腹壁皮肤的分布有明显节段性。第 2 肋间神经分布于胸骨角平面，第 4 肋间神经分布于乳头平面，第 6 肋间神经分布于剑突平面，第 8 肋间神经分布于肋弓平面，第 10 肋间神经分布于脐平面，第 12 肋下神经分布于脐与耻骨联合上缘连线中点平面。

1. 操作　自肋骨下缘进针，针尖稍向上方刺到肋骨骨面后，改变方向使针尖沿肋骨下缘滑过，再进入 0.2～0.3cm 即到注药处。穿刺进针时务必谨慎小心，以防刺破胸膜造成气胸。

2. 适应证　适用于肋间神经痛、胸部手术后痛、腹部手术后痛、肋骨骨折疼痛、带状疱疹疼痛等的治疗。

六、星状神经节的阻滞

(一) 操作

(1)患者取仰卧位,颈下垫薄枕,稍伸展颈部,令患者轻轻张口,以消除肌紧张。

(2)穿刺点:在胸锁关节上方 2.5cm 处,即两横指处,离正中线 1.5cm 外侧。

(3)穿刺针:长约 3.5cm,7 号针或 5 号针。

(4)用左手食指和中指在胸锁乳突肌内缘,把颈总动脉挤向下侧,与气管分开,用中指触及第 6 颈椎横突的前结节,由此向尾侧 1.3cm 处稍向内侧 C_7 横突基底部刺入。

(5)将针尖推进至横突基底部,碰骨质后,固定针,抽吸实验后,注入 1% 利多卡因 10ml 或 0.25% 丁哌卡因 10ml。

(6)如果针尖未碰骨质而通过横突之间进入时,可刺激脊神经,因而疼痛向上肢等处放散,表示针尖过深。

(7)随意用破坏药是很危险的,若有需要,应行胸交感神经节阻滞为好。

(二) 适应证

1. 头、颈面部 脑血管挛缩,脑血栓、血管性头痛、肌收缩性头痛、非典型性面部痛等。

2. 上肢、胸肩部 带状疱疹、颈肩臂综合征、胸廓出口综合征、外伤性血管闭塞、反射性交感神经萎缩症、上肢神经麻痹、肩周炎、多汗征。

3. 肺、气管 肺栓塞、肺水肿、支气管哮喘。

4. 心脏 心绞痛、心肌梗死、冠状动脉旁路移植术后高血压。

(三) 并发症

(1)药物误入血管。

(2)血气胸。

(3)喉返神经阻滞导致声音嘶哑、无声。

(4)臂神经丛被阻滞导致上肢麻痹。

(5)硬膜外阻滞、蛛网膜下腔阻滞。

第五节 神经刺激仪在神经阻滞麻醉中的应用

外周神经刺激器的问世,改变了传统异感法盲探式操作,对于不合作的患者或小儿,也可在镇静或基础麻醉下进行操作,精确定位所要阻滞的神经,对神经阻滞麻醉是一突破性的进展,明显提高了麻醉的成功率,最大限度地减少了神经损伤。

一、机 制

神经刺激仪是利用电刺激器产生脉冲电流传送至穿刺针,当穿刺针接近混合神经时,就会引起混合神经去极化,而其中运动神经较易去极化出现所支配肌肉颤搐,这样就可以通过肌颤搐反应来定位,不必通过穿刺针接触神经产生异感来判断。

二、组 成

神经刺激仪包括电刺激器、穿刺针、电极及连接导线。

三、定 位 方 法

(1)患者适当镇静,可以减少肌肉收缩引起的痛苦,避免肌肉紧张干预判断,获得更好的效果。一般可给予咪达唑仑 1~3mg,芬太尼 30~100μg。

(2)根据解剖学知识进行定位,按照神经干及其分支的解剖学关系选定穿刺点,将外周神经刺激器的正极通过一个电极与患者穿刺区以外的皮肤相连,负极与消毒的绝缘穿刺针相连。

(3)设置电流强度为 1~2mA,刺激频率为 1~2Hz。通过观察拟阻滞的神经支配的肌肉收缩,确定刺激针的位置。减少电流降至最低强度(0.5~0.3mA),肌肉仍有明显收缩,即认为穿刺针尖靠近神经,注入 1ml 局麻药,肌颤消失;在注入试验量后,增加电流至 1~2mA 肌肉无收缩,即可注入全量局麻药,如果注药时伴有剧烈疼痛提示可能神经内注药,此时应调整方向。

四、神经刺激仪在臂神经丛阻滞中的应用

(一)肌间沟臂神经丛阻滞

1. 适应证　肩部及上臂的手术。

2. 操作步骤

(1)去枕平卧,头转向对侧,平环状软骨水平,确认胸锁乳突肌后缘,定位手手指向后滑动．首先触及前斜角肌肌腹,然后落入肌间沟。

(2)定位手之间用 2% 利多卡因皮肤浸润麻醉,神经刺激仪初始电流设在 0.8mA,将神经刺激针与皮肤垂直刺入,缓慢进针直至获得神经刺激反应,减小电流,最终目标是在0.2~0.4mA 的刺激电流下获得臂神经丛刺激反应。

(3)引发胸肌、三角肌、肱三头肌、肱二头肌、手指及前臂各种肌肉颤搐时都可获得相同的臂神经丛阻滞成功率。

(4)注入局麻药 35~40ml,注射过程中间断回抽。

(二)腋路臂丛神经阻滞

1. 适应证　前臂及手的手术。

2. 操作步骤

(1)去枕平卧,头转向对侧,阻滞侧臂外展,屈肘大约90°。

(2)操作者将定位手的食指和中指在腋窝中部放在腋动脉两侧,紧靠定位手前方刺入神经刺激针,至出现臂神经丛反应或手部异感。

(3)穿刺过程中出现下述情况可以注入局麻药 35~40ml。

1)手出现异感,可注入全量局麻药,如注射开始异感增强,停止注射。

2)0.2~0.4mA 的刺激电流下诱发出手的肌肉颤搐反应,可注入全量局麻药。

3)出现动脉血,在腋动脉前面和后面分别注入总量的 1/3 和 2/3。

(三)锁骨上臂神经丛阻滞

1. 适应证　所有上肢手术。

2. 操作步骤

（1）患者去枕平卧，头转向对侧，锁骨中点上方 1cm 处，2% 利多卡因皮肤浸润麻醉，平行身体纵轴方向进针，在第一肋上寻找臂神经丛刺激反应。

（2）注入局部麻醉药 35~40ml，注药过程中间断回抽。

（四）锁骨下臂神经丛阻滞

1. 适应证　肘、前臂和手的手术。

2. 操作步骤

（1）去枕平卧，头转向对侧，患肢外展 90°，触及腋动脉搏动，在锁骨中点下方 2cm 处为进针点，皮肤浸润麻醉后，神经刺激针与皮肤呈 45° 朝向腋动脉搏动方向进针，目标位 0.2~0.3mA 的刺激电流下获得臂神经丛刺激反应。

（2）注入局麻药 35~40ml，注射过程中间断回抽。

五、神经刺激仪在股神经阻滞中的应用

（一）适应证

大腿前面及膝部手术。

（二）操作步骤

（1）患者取仰卧位，双下肢外展，肥胖患者可于患侧髋部下垫枕，以利于穿刺。

（2）髂前上棘和耻骨结节连线上触摸股动脉搏动，紧靠动脉搏动外侧位进针点。

（3）在穿刺点略靠外侧进行皮肤浸润麻醉，以备必要时调整进针方向。

（4）垂直皮肤进针，初始电流设于 1.0mA，目标是 0.2~0.4mA 电流刺激下可获得股四头肌颤搐伴髌骨运动，注入局麻药 20~25ml。

（5）股神经阻滞时最常出现的是缝匠肌刺激反应，表现为整个大腿肌肉的带状收缩但不伴有髌骨运动，不能将其视为定位股神经的可靠征象，此时应将针略偏向外侧。

六、神经刺激仪在坐骨神经阻滞中的应用

（一）适应证

膝以下小腿（除隐神经支配的内侧条带状皮肤区外）。

（二）操作步骤

（1）患者取侧卧位，患肢在上，身体微前倾，将欲阻滞侧的足跟放于非阻滞侧膝盖位置，以利于观察肌肉颤搐反应。

（2）在股骨大转子和髂后上棘之间作一连线，自连线中点垂直连线向尾端一侧做一 5cm 的线段，线段终点处即为穿刺点。

（3）皮肤浸润麻醉后，将定位手的手指牢固按压于患者臀肌上，垂直皮肤进针，将神经刺激仪初始电流设于 1.0mA。

（4）随穿刺针推进，首选观察到臀肌的收缩反应，稍微进一步推进可获得明显的坐骨神经刺激反应，表现为腘绳肌、小腿、足或足趾明显可见的肌肉颤搐，减小电流，目标是 0.2~0.5mA 电流刺激下获得满意的坐骨神经刺激反应。

（5）注入局麻药 20~25ml，坐骨神经阻滞所需的局麻药量较小。过长时间的强效坐骨

神经阻滞可因牵拉或压迫增加坐骨神经损伤的危险,因此避免在局麻药中加入肾上腺素。

七、神经刺激仪在腰神经丛阻滞中的应用

(一)适应证

髋部、大腿前面和膝部的手术。

(二)操作步骤

(1)患者取侧卧位,阻滞侧在上,大腿屈曲。

(2)标记两侧髂嵴连线,中线向阻滞侧旁开5cm画一条线与中线平行,此线与髂嵴连线交点向尾侧延长3cm处为穿刺点。

(3)皮肤浸润麻醉后,垂直皮肤进针,神经刺激仪初始电流设在1.0mA。随着穿刺针推进,首先获得椎旁肌肉局部抽搐,继续进针,最终目标是0.5mA的刺激电流下获得满意的股四头肌颤搐。

(4)注入局麻药25～35ml,注射过程中反复回抽。

以上神经阻滞的不良反应与并发症同第四节所讲。应当根据手术时间长短和对运动阻滞的程度要求选择局部麻醉药,对手术时间短,运动阻滞要求不高的手术可选择1.5%利多卡因,对手术时间长,运动阻滞要求高的手术可选择0.5%丁哌卡因或盐酸罗哌卡因。

第六节　超声在神经阻滞麻醉中的应用

超声技术使神经阻滞的方式发生了根本性变革,通过超声成像技术直接观察神经及周围结构,直接穿刺到目标神经周围,实施精确阻滞;还可以观察注药过程,保证局麻药均匀扩散。

一、超声技术的基础知识

(1)从临床观念考虑,有两个重要的概念,穿透性和分辨率。临床应用的超声频率在2.5～20MHz,高频率超声(>10MHz)可较好地显示神经结构,但只有当神经结构表浅时(如斜角肌间隙的臂神经丛)才能通过高频超声看到神经。分辨率提高时,穿透性便降低。

(2)在临床上为了能够清楚地观察斜角肌间隙、锁骨上区及腋窝的臂神经丛,一般选择探头频率在8MHz以上,最好12～14MHz。而对于锁骨下、喙突区神经,频率在6～10MHz较为合适。

神经及周围结构的超声回声表现见表9-1。

表9-1　神经及周围结构的超声回声表现

组织	超声成像
静脉	无回声(黑色),可压缩性改变
动脉	无回声(黑色),呈搏动性改变
脂肪	低回声(黑色)
筋膜	高回声(白色)
肌肉	低回声及高回声条带(黑色及白色)

续表

组织	超声成像
肌腱	高回声(白色)
神经	低回声(黑色)
神经内、外膜	高回声(白色)
局麻药	无回声(黑色)

二、超声引导神经阻滞的优点

(1)超声扫描可精确定位神经。

(2)可提高操作成功率和麻醉质量。

(3)可缩短药物起效时间和降低局麻药用量。

(4)操作时患者更舒适,适用范围更广。

三、超声引导神经阻滞的注意事项

(1)进针时必须观察到穿刺针。

(2)探头轻微移动或成角可使成像显著改变。

(3)选择合适的超声频率,获得最清晰的图像。

(4)操作者对彩色血流指示、图像放大、聚焦及图像保存技术熟悉。

四、超声在临床麻醉中的常见操作方法

线阵式探头扫描线密度高,因此图像质量好。

探头的使用是超声辅助区域阻滞需掌握的重要技术,下面是标准的操作流程:

1. 滑动(移动性接触)　沿着已知神经走行滑动探头,短轴观有助于识别神经。

2. 倾斜(横切面侧方到侧面)　外周神经的回声亮度随倾斜角度变化,最佳角度对观察神经非常重要。

3. 压迫　常用来确认静脉,压迫法不仅使接触更好,而且使组织结构更靠近探头,软组织易受压,因此对组织深度估测会有变化。

4. 摇动(平面内、朝向/背向指示器)　当操作空间受限时,摇动可改善穿刺针和解剖结构的可见性。

5. 旋转　旋转探头可得到真正的短轴观,而不是斜的长轴观。

五、超声在臂神经丛阻滞中的作用

(一)锁骨上臂神经丛阻滞

(1)患者取半坐位,头偏向对侧,手臂紧贴身体,操作者站在患者侧方,将超声探头置于锁骨上窝,平行于锁骨,超声束向骶尾部方向指向第一肋,对超声探头稍加旋转倾斜获得最佳图像。理想图像是在第一肋前面看到臂神经丛、锁骨下动脉和锁骨下静脉横截面(一般为环形结构)。

（2）穿刺针紧贴探头外侧进针,持续显示针尖,直至针尖进入神经筋膜鞘,直视下注入20ml局麻药,确保药物在神经周围扩散,为保证充分阻滞,针在鞘内数次调整,保证所有分支都能被局麻药浸润。

（二）腋路臂神经丛阻滞

（1）患者取仰卧位,头偏向对侧,患肢外展肘部屈曲90°,在腋窝处超声探头与手臂长轴垂直,调整探头使腋动脉位于屏幕中央,要在一个探头位置同时显示4个终末神经(正中神经、桡神经、尺神经和肌皮神经)的切面有困难,需向近端扫描提高桡神经显像,向远端扫描加强肌皮神经显像。

（2）穿刺针从外侧进针,围绕每个终末神经周围注药(8~12ml),局麻药扩散成完整一圈能提高成功率。

（3）一般先阻滞桡神经,其次阻滞正中神经和尺神经,最后阻滞肌皮神经。

六、股神经阻滞

患者取仰卧位,操作者站于阻滞侧,探头置于大腿根部区域与大腿长轴垂直,理想的图像可看到股神经位于股动脉外侧,髂筋膜下方,穿刺针在探头远端1~2cm处进针,与皮肤呈45°~60°,直视下,针头紧贴股神经后方慢慢由外向内进针,回抽无血后,缓慢注入局麻药20~30ml。

七、髂筋膜阻滞

患者取仰卧位,下肢伸直轻度外展,操作者站于患侧。将超声探头置于股区腹股沟皮肤皱褶水平,垂直大腿长轴,可见到髂腰肌的两层筋膜层(阔筋膜和髂筋膜)。穿刺针在探头外侧缘进针1~2cm,直视下沿着内侧前进,直至针头到达髂筋膜深面,回抽无血后注入局麻药20~40ml。可提供可靠的股外侧皮神经和闭孔神经阻滞。

八、腘窝坐骨神经阻滞

患者取仰卧或俯卧位,阻滞侧下肢中立位,超声探头置于腘窝皮肤皱褶上方,向头端倾斜与皮肤成50°~70°,找到胫神经与腓总神经后,探头滑向头端找出两条神经汇集为坐骨神经处。穿刺针在距探头边缘1~2cm的远端,与皮肤呈45°~60°进针,直至坐骨神经外侧或内侧,回抽无误后注入局麻药30~40ml。

第十章　椎管内麻醉

一、概　述

将局麻药注入椎管内的不同腔隙,使脊神经支配的相应区域产生可逆性阻滞作用的麻醉方法,称为椎管内神经阻滞,主要包括蛛网膜下腔神经阻滞和硬膜外间隙神经阻滞。

二、分　类

1. 硬膜外间隙神经阻滞

(1)将局麻药注入硬脊膜外间隙,阻滞脊神经根,使其支配的区域产生暂时性麻痹,称为硬膜外间隙神经阻滞,简称硬膜外神经阻滞。

(2)根据不同的脊神经阻滞部位可分为如下四类:

1)高位硬膜外神经阻滞(穿刺部位在 $C_5 \sim T_6$ 之间)。

2)中位硬膜外神经阻滞(穿刺部位在 $T_6 \sim T_{12}$ 之间)。

3)低位硬膜外神经阻滞(在腰部各棘突间隙穿刺)。

4)骶管神经阻滞(经骶裂孔穿刺)。

2. 将局麻药注入蛛网膜下间隙者,称蛛网膜下腔神经阻滞,简称"腰麻"。

第一节　椎管内的解剖与生理基础

一、脊　柱

(1)脊柱是支持全身重量与保护脊髓的重要骨结构,由 7 个颈椎、12 个胸椎、5 个腰椎、融合成一体的 5 个骶椎和 4 个尾椎重叠组成,靠椎间盘、韧带和关节连接而成。成人脊柱长约 70cm,约占身长的 2/5。

(2)正常的脊柱有 4 个生理弯曲,即颈曲、腰曲、胸曲和骶曲。前两者向前凸,后两者向后凸。正常的脊椎处于仰卧位时,最高点位于第 3 腰椎和第 3 颈椎,最低点位于第 5 胸椎和骶部。

二、脊柱的韧带

1. 前纵韧带　上起于枕骨基底,沿各椎体及椎间盘的前面紧贴下降,下达第 1 或第 2 骶椎,从前方增强椎体的连接,并限制脊柱的过度后伸。

2. 后纵韧带　上起于第 2 颈椎的椎体后面,沿各椎体及椎间盘的后面下达骶管,与椎间盘紧贴,从后方加强椎体的连接,防止椎间盘向后脱出,限制脊柱过曲。

3. 黄韧带　从上位椎弓板的下缘和内面,连至下一椎弓板的上缘和外面,在侧方与椎间关节囊连接。其厚度由上而下逐渐增加,以腰部最厚,施行椎管穿刺时,有明显的阻力骤增突破感觉。

4. 棘间韧带 为两个棘突之间的韧带,前与黄韧带、后与棘上韧带连接,以颈、胸部较弱,腰部发达。

5. 棘上韧带 从第 7 颈椎下至骶骨,纵行连接于各个棘突的尖端,并与棘间韧带相连,强韧坚实。穿刺时一般可遇到较大阻力,致使穿刺困难。

6. 项韧带 为棘上韧带向上的延续,呈矢状位三角形膜片,前缘附于颈椎棘突,上缘附于枕骨,后缘游离,主要由弹性纤维构成。

三、脊髓的解剖

(1)脊髓:容纳在椎管内,男性长度约 45cm、女性约 43cm,分 31 节脊髓节段。每个脊髓节段连接一对相应的脊神经,包括颈段 8 节脊神经、胸段 12 节脊神经,腰段 5 节脊神经,骶段 5 节脊神经。脊髓上端从枕骨大孔开始向颈以下逐渐变细,末端呈圆锥状称为脊髓圆锥,终止于第 1 与第 2 腰椎之间,圆锥向下延续为细丝,称终丝,长约 20cm。脊髓的第 4 颈髓节至第 1 胸髓节为"颈膨大",为臂神经丛的起点,与上肢的脊神经相连。第 10~12 腰髓节为"腰膨大",为骶神经丛的起点,与下肢的脊神经相连。

(2)圆锥:为脊髓终端的专称。于出生时位于第 3 腰椎平面,儿童期止于第 2 腰椎,到成人止于第 1 腰椎体下缘或第 1、2 腰椎间盘平面,个体差异大。

四、软 脊 膜

(1)软脊膜菲薄疏松而富血管,紧贴脊髓表面。其在上方与脑软膜连接,下方在脊髓圆锥以下延为终丝,包有硬脊膜而终止于尾骨。

(2)脊髓为软脊膜的齿状韧带所固定,并悬浸于脑脊液中。

五、硬脊膜及硬膜外间隙

(1)硬脊膜的厚度为 0.25~2.5mm,颈、胸段分别为 1.5mm 和 1.0mm,腰段0.66~0.33mm,骶段最薄 0.25mm。

(2)硬脊膜上端附于枕骨大孔边缘部骨膜的内外板,两者紧密相贴,融合为一。硬膜囊下部在腰 2 水平以下变细,包裹终丝,末端附于尾骨。

(3)硬膜外间隙:硬脊膜与椎管骨壁及韧带之间存在潜在的腔隙,称"硬膜外间隙",内含脂肪、结缔纤维组织及丰富的静脉丛,其在枕骨大孔处闭合,与颅腔不直接交通,末端延伸至骶管的骶裂孔。

(4)硬膜外间隙动脉、静脉丛

1)硬膜外间隙的静脉丛集中在硬膜外间隙的腹、背两侧。脊髓后动脉在硬膜外间隙背侧的两旁近中线处。因此,在硬膜外间隙穿刺时,要求掌握好经正中线的进针方向,以免刺破动脉、静脉丛。

2)硬膜外间隙静脉丛,上与颅腔内的静脉相交通;下与下腔静脉沟通。因此,当下腔静脉阻塞,腹内压增高或胸膜腔内压增高的情况时,硬膜外间隙静脉丛充血怒张,使硬膜外间隙的容积相对变小,由此可使同等量的局麻药扩散增广,也易导致局麻药被误注入硬膜外间隙静脉而引起局麻药中毒。

（5）硬膜外间隙大小

1）硬膜外间隙的后间隙在 C_3 以上极窄，1~1.5mm。向下逐渐加宽，自 C_3 至 $T_{1~3}$ 处宽 2~3mm，胸中段中线处达 3~5mm，$L_{2,3}$ 和骶椎处正中最宽，可达 5~6mm。硬膜外间隙后间隙是硬膜外穿刺的目的地。

2）硬膜外间隙的总容量约为 100ml，其中骶管腔占 20~25ml，有时可达 28~35ml。腰段硬膜外麻醉时，阻滞一个脊髓阶段需要的局麻药容量一般为 1.5~2ml；于胸段则仅需1~1.5ml。

六、蛛网膜及蛛网膜下隙

（1）脊髓蛛网膜是脑蛛网膜的延续，由细纤的胶原纤维、弹性纤维和网状纤维构成。蛛网膜与脊髓表面的软脊髓膜之间，形成"蛛网膜下隙"，腔内充满透明的脑脊液，容积为25~35ml。

（2）脊髓蛛网膜的外层与硬脊膜两者紧贴（可能有潜在的腔隙，称"硬膜下隙"，见下文），因此，当针尖刺破硬脊膜的同时，也刺破蛛网膜，随即有脑脊液流出。

（3）蛛网膜距脊髓约 3mm，因此，进行穿刺时，脊髓容易被刺伤。但在腰 2 以下至骶 2 之间，蛛网膜下隙特别大，形成圆锥形的"终池"，池内无脊髓，只有脑脊液、马尾和终丝。因此，临床上允许选择腰 3~4 或腰 4~5 棘突间隙进行腰椎穿刺，不致损伤脊髓。取坐位时，由于脑脊液重力向下流的作用，可使终池扩大至前后径达 15mm。

（4）脊髓蛛网膜下隙与脑蛛网膜下隙直接相通，如果将大量的局麻药注入脊髓蛛网膜下隙，局麻药可直接进入脑室，而引起"全脊髓麻醉"的严重意外。

七、硬 膜 下 隙

脊髓蛛网膜与硬脊膜两者基本紧贴，可能存在潜在的腔隙，也极为狭小，称"硬膜下隙"，此腔与蛛网膜下隙的网隙相通。穿刺硬膜外间隙时，有可能将针尖（或硬膜外导管）意外地误入硬膜下隙，当注入局麻药后，即同样可产生广泛的蛛网膜下隙阻滞（即全脊髓麻醉）意外，但这种机会极少。

八、椎 间 孔

（1）椎间孔是脊神经穿出椎管进入椎旁间隙的唯一途径，硬脊膜伴随脊神经根延续成脊神经鞘而同时穿出椎间孔。在椎间孔部位，脊神经根被结缔组织所裹绕。年龄越小，其结缔组织越疏松，年龄越大，结缔组织越致密，进入老年后，结缔组织出现增生，甚至钙化，并因此可闭塞椎间孔与椎旁间隙之间的通路。

（2）注入硬膜外间隙的麻药，可沿椎间孔漏入椎旁间隙。在小儿，漏出量最大，因此需要用相对多的麻药量。在老年人由于椎间孔被部分闭塞，药液漏出量减少，因此药液全部在硬膜外扩散，阻滞平面越广，提示老年人只需要使用较小的麻药容量。

（3）导管插入硬膜外间隙后，偶尔可以经过椎间孔而穿入椎旁间隙，从而可导致给药后只出现相当小的皮肤感觉消失或减弱，造成阻滞失败。

九、脑 脊 液

(1)脑脊液(CSF)无色透明,充满于蛛网膜下隙和脑室管系统。成人脑脊液量为120~150ml,其中60~70ml存于脑室;颅蛛网膜下隙35~45ml;脊髓蛛网膜下隙为25~30ml。脑脊液呈弱碱性,pH为7.4,比重1.003~1.009。脑脊液的性质似淋巴液,但含淋巴细胞很少,仅3~8个/mm³,无红细胞,葡萄糖45ml/dl,蛋白质12~25mg/dl。

(2)脑脊液在各脊椎平面的分布不同,从S_2开始计算,每脊髓节段约1ml,故在L_3平面约5ml,T_6约15ml,到枕骨大孔为25ml。

(3)脑脊液具有调节颅内压的作用。正常时,脑脊液不断产生、不断吸收,循环流动,维持着动态平衡。当颅内压不变时,每24小时只产生脑脊液12ml;但如果存在人工引流脑脊液时,每天可收集到数升脑脊液;若脑脊液通路发生阻塞,可引起脑积水和颅内压增高,使脑组织受压移位,形成脑疝,最常见者为小脑幕切迹疝和枕骨大孔疝。

(4)脑脊液压力

1)于平卧时不超过0.098kPa(100mmH₂O),侧卧时0.067~0.16 kPa(70~170mmH₂O),坐位时腰段压力显著增高,可达0.196~0.294kPa(200~300mmH₂O)。

2)脑脊液压一般随静脉压上升而增高。咳嗽、用力或压迫颈静脉时(Queckenstedt试验),脑脊液压力可持续升高。老年或脱水患者脑脊液压偏低。血液渗透压改变、$PaCO_2$升高,发生颅内病变,或向硬膜外间隙或蛛网膜下隙注入大量液体,可使颅内压增高。

3)蛛网膜下隙穿刺后,脑脊液自针眼外漏,可致脑脊液压下降,此为造成腰麻后头疼的原因之一。

十、脊髓节段-椎体-棘突的对应关系

了解三者之间的关系,对临床上脊髓病变的定位诊断和治疗,以及麻醉阻滞平面的判断,非常重要。

(1)在人体发育过程中,由于骨骼生长快,脊髓生长慢,因此脊髓相对上缩,脊神经根在椎管内的走行位置也相应改变。除上部颈神经根仍保持水平位外,向下各个脊神经根逐渐倾斜,尤以骶、尾神经,呈陡直而围绕终丝形成"马尾",而其神经前、后根结合而成的脊神经干,仍由相对应的椎间孔走出。

(2)由于上述原因,脊髓节段与椎骨节段的相应关系的改变,在成人如下:

1)上部颈髓(第1~4颈髓节):大致与同序椎骨平齐。

2)下颈髓和上胸髓(第5颈髓节到第4胸髓节):与同序椎骨的上一椎体相应。

3)中胸髓(第5~8胸髓节):与同序椎骨上方第二节椎骨的椎体同高。

4)下胸髓(第9~12胸髓节):与同序椎骨上方第三节椎骨的椎体同高。

5)第1~5腰髓:平对第10~11胸椎及第12胸椎椎体的上半。

6)骶、尾髓:平对第12胸椎椎体下半和第1腰椎体。

十一、脊 神 经

(1)脊神经共31对,由脊髓两侧对称性的发出,颈神经8对,胸神经12对,腰神经5对,骶神经5对,尾神经1对。每一条脊神经由脊髓发出的前根(腹侧运动根)和后根(背侧感觉根)汇合组成,并伴随硬脊膜自椎间孔处穿出椎管。

(2)后根的神经纤维分布与躯体和内脏,成为感觉神经末梢,主传入,属感觉性神经。

(3)前根的纤维分布于横纹肌,主传出,属于运动性神经,其中在胸髓、腰髓1~3节的神经根内,还有细纤维分布于交感神经节,为节前纤维,由交感神经节再分出节后纤维到各个相应的神经丛、血管和脏器。

(4)交感神经被阻滞后,血管扩张,血管容积迅速扩大,有效血容量呈相对不足。当阻滞平面在 T_6 以下,血压一般尚不至于下降,但在贫血或动脉硬化者,则易出现血压下降。当阻滞平面超过 T_4 平面,则几无例外的会出现血压下降、心率减慢、血流缓慢、回心血量减少。

十二、脊 神 经 丛

脊神经前支除胸脊神经外,都分别组合成四个主要的"神经丛":

(1)第1~4颈神经前支,组成"颈神经丛"。

(2)第5颈神经到第1胸神经前支,组成"臂神经丛"。

(3)第12胸神经到第4腰神经前支,组成"腰神经丛"。

(4)第4、5腰神经和骶、尾神经,组成"骶神经丛"。

十三、脊神经在皮肤上的节段性分布

每对脊神经在皮肤上均按规定的区域分布。根据此分布规律,可以判断椎管内麻醉时的脊神经阻滞范围,可诊断周围神经和脊神经根病变,有重要的临床价值。

十四、椎管内神经阻滞穿刺点的定位

在侧卧、屈膝、低头、抱膝体位下,根据棘突或棘突间隙与体表骨性标志的关系,来确定穿刺点的定位。

(1)两侧髂嵴最高点连线与脊柱的交叉点,一般为 L_4 棘突或 $L_{4,5}$ 棘突间隙。

(2)两肩胛下角连线与脊柱的交叉点,为 T_7 棘突或 $T_{7,8}$ 棘突间隙。

(3)两肩胛冈连线与脊柱的交叉点,为 T_3 棘突或 $T_{3,4}$ 棘突间隙。

(4)颈根部突出最明显的棘突,为 C_7 棘突。

十五、骶 裂 孔

(1)5个骶椎椎体已经融合成一体,形成骶骨,后者的中央为骶管。骶骨后面的正中线上有由棘突融合而成的"骶中嵴",嵴的下端呈缺损,为骶管的下口,称"骶管裂孔"(简称"骶裂孔")。骶裂孔的表面覆盖富有弹性的骶尾韧带,是骶管阻滞的穿刺部位。

(2)骶裂孔的两侧,各有一个角状突起,称"骶角",为骶管穿刺点选择的骨性标志。

第二节　硬膜外阻滞

将局麻药注入硬膜外间隙,使脊神经根产生暂时的麻痹,称为硬膜外阻滞。

一、硬膜外阻滞的特点

(1)硬膜外阻滞具有节段性,即麻醉作用集中于身躯的某一节段内而不像蛛网膜下腔阻滞时下半身必然被阻滞。其原因为:

1)硬膜外间隙无脑脊液,有蜂窝状组织充填其中,对局麻药液起着制约作用,使局麻药较易聚于某一节段之内。

2)这些蜂窝状组织和硬膜外间隙中复杂的血管、结缔组织等解剖结构也制约着药液与神经组织的接触。

(2)硬膜外阻滞对患者的重要生理功能,尤其血流动力学影响较蛛网膜下腔阻滞轻微。

(3)硬膜外阻滞的阻滞顺序与蛛网膜下腔阻滞相同,即始于交感神经,以下的顺序为温度感觉、疼痛感觉、触觉、肌肉运动、压力感觉,最后是本体感觉。

二、适应证与禁忌证

(一)适应证

胸壁、腹部、盆腔、肛门、会阴及下肢手术,术后 PECA 镇痛与疼痛治疗等。

(二)禁忌证

(1)穿刺部位感染属绝对禁忌。

(2)全身肝素化、有出血倾向者。

(3)脊柱畸形为相对禁忌。

(4)中枢神经疾患虽非绝对禁忌,但宜尽可能避免使用硬膜外阻滞。

(5)血容量欠缺的患者宜待血容量已基本补足后再行小剂量分次给药进行阻滞。

三、局麻药的选择

用于硬膜外阻滞的局麻药应具备以下特性:①麻醉效果可靠;②麻醉作用潜伏期短;③弥散性强,易于向穿刺点两端扩散;④穿透性强,以避免出现斑点麻醉,并能完全阻滞运动神经;⑤毒性小;⑥麻醉维持时间长。

但目前尚无十分理想的局麻药,为取长补短,临床上常利用几种药物混合,以提高麻醉效果和减少并发症。常用的局麻药有:

(一)利多卡因

利多卡因(lidocaine)作用快、潜伏期较短(5~12 分钟),穿透弥散力强,阻滞完善,常用1%~2%溶液,作用持续时间为 60~90 分钟,成人一次最大用量 400mg,但久用后易出现快速耐药性为其缺点。

(二)丁卡因

丁卡因(dicaine)潜伏期较长,约 15 分钟起效,弥散作用强,阻滞较完善,常用浓度为0.25%~0.33%,作用持续时间 3 小时左右,一次最大用量为 60mg。

(三)普鲁卡因

普鲁卡因(procaine)常用浓度为 2%~4%,因穿透性差,肌肉常不松弛,维持时间仅 45~

60 分钟,故很少用于硬膜外神经阻滞。

(四) 丁哌卡因

丁哌卡因常用浓度为 0.25% ~ 0.5%,4 ~ 10 分钟起效,15 ~ 30 分钟阻滞完善,可维持 4 ~ 7 小时,甚至 15 小时以上。一次最大剂量不超过 75 ~ 100mg。

(五) 罗哌卡因

罗哌卡因(ropivacaine)常用浓度为 0.25% ~ 0.5%,10 ~ 20 分钟起效,持续时间为 4 ~ 6 小时。一次最大剂量不超过 150 ~ 200mg。

四、应用局麻药的注意事项

(1)局麻药中加用肾上腺素 1 : 100 000。

(2)根据不同部位和不同年龄的患者的手术选择不同浓度的局麻药。

(3)将长效和短效局麻药及起效快和起效慢的局麻药配成混合液。

(4)注射试验剂量:一般注入 3 ~ 5ml。

(5)给药顺序为试验剂量→预定量(诱导剂量)→追加维持量(阻滞作用开始减退时追加),试验剂量+预定量为首次剂量,追加剂量一般为首次剂量的 1/2 ~ 1/3。

(6)注药后 5 ~ 10 分钟观察有无蛛网膜下腔阻滞征象。

五、麻醉前准备和麻醉前用药

(1)麻醉前准备

1)术前至少 6 小时禁食。

2)保持精神安定,必要时给予适量的镇静药、镇痛药或催眠药,如地西泮、哌替啶或吗啡等。

3)为了增进术前药的效果,术前药中常给予东莨菪碱。

4)严格各项无菌操作和灭菌处理是杜绝蛛网膜下腔阻滞后神经系统后遗症最有效的措施。

(2)麻醉前用药

1)巴比妥类药或苯二氮䓬类药。

2)阿托品或东莨菪碱。

3)必要时加用神经安定药。

(3)穿刺点的选择必须最接近拟阻滞部位的棘突间隙。

六、硬膜外间隙穿刺术

(一) 体位

硬膜外间隙穿刺术最常采用的体位是侧卧位,坐位也可应用。为扩大棘突间隙的距离,可令患者俯首抱膝,使腰部屈曲。

(二) 穿刺点的选择

一般可选择与手术切口中点相对应的脊神经阶段作为参考。胸壁手术选择 $T_{4,5}$,向头端置管;上腹部手术选择 $T_{8~10}$,下腹部手术选择 $T_{10~12}$,向头端置管;下肢手术选择 $T_{12} ~ L_1$,

向尾端置管或 $L_2 \sim L_5$ 向头端置管;腹、会阴手术选择 $T_{12} \sim L_1$,向头端置管或 $L_4 \sim L_5$ 向尾端置管。

（三）穿刺方式

1. 直入法 穿刺针由棘突连线（即棘中线）刺入,穿透棘上韧带、棘间韧带、黄韧带进入硬膜外间隙。

2. 侧入法 穿刺点离中线 1cm,经皮肤、皮下组织,针倾斜 45° 向中线方向刺达黄韧带进入硬膜外间隙。

（四）硬膜外间隙的确定

1. 阻力骤减 穿刺时通过黄韧带阻力消失。

2. 负压现象 穿刺针尾端接上盛有液体的玻璃接管,当针尖进入硬膜外间隙时,管内液体可被吸入,并随呼吸而波动。

3. 气泡外溢试验 穿刺针进入硬膜外间隙接上含有生理盐水及过滤的空气泡,做快速推入,取下注射器,如针尖确在硬膜外间隙,可见多个气泡外溢。

4. 置管实验 如果针尖确在硬膜外间隙,置入导管一般均无困难。

5. 试验性用药 排除穿刺针进入蛛网膜下隙的可能时,可试注入局麻药 3～5ml,如能出现麻醉平面,提示已进入硬膜外间隙。

七、影响硬膜外阻滞平面的因素

1. 局麻药的容积和剂量 这是决定麻醉范围的主要因素,局麻药容量和剂量越大,硬膜外阻滞平面范围越广。

2. 局麻药注射速度 注射速度越快,阻滞范围越广,但阻滞不全的发生率增加。

3. 导管的位置和方向 导管向头侧插管时,药物易向头侧扩散,向尾侧插管,则多向尾侧扩散。如果导管偏向一侧,可能出现单侧麻醉。

4. 年龄 老年人硬膜外间隙小,椎间孔狭窄,阻滞范围容易扩大,用药量须减少 20%,婴幼儿硬膜外间隙小,药物易向头侧扩散,所需药量应减少。

5. 妊娠 妊娠期间,由于激素的影响,使神经对局麻药的作用更敏感,加之下腔静脉受压,增加了硬膜外间隙静脉丛的血流量,从而使硬膜外间隙容积减少,所以药物容易扩散,用药量需减少 30%。

6. 肥胖 肥胖患者可能由于硬膜外间隙内脂肪组织增加,使硬膜外间隙的容量减少,以致等容量的局麻药扩散范围较正常人增加,其所需药量减少。

八、硬膜外阻滞的管理

1. 急救用具准备 硬膜外阻滞一旦发生全脊麻,常导致呼吸、循环骤停。因此,在硬膜外阻滞实施前必须准备气管插管器械,给氧装置及其他急救药品,以备紧急使用。

2. 建立输液通道 在穿刺、置管成功后,首先要建立输液通路后再给局麻药,以防发生意外时,可立即通过静脉给予抢救治疗。

3. 试验剂量 开放静脉后,注入局麻药液 3～5ml,观察 5 分钟后,测试麻醉平面,排除全脊麻征后,分次追加局麻药液直至达到手术要求范围,一般首次总量 8～12ml。

4. 维持剂量 根据初次总量及药物的不同,决定术中追加剂量及间隔时间,一般用量为首次量的 1/3~1/2,间隔 40~90 分钟。

5. 循环监测 血压下降多发生于胸段硬膜外阻滞,由于内脏交感神经阻滞,导致腹内血管扩张,回心血量减少引起血压下降,同时副交感神经相对亢进,可出现心动过缓,应先做输液补充血容量,同时静脉注射麻黄碱 15~30mg,血压一般可回升,心动过缓患者,可同时给予阿托品 0.3~0.5mg。

6. 呼吸监测 颈部及上胸部硬膜外阻滞时,由于肋间肌和膈肌不同程度麻痹,可出现呼吸抑制,因此,要使用低浓度、小剂量麻醉药,以减轻胸段运动神经阻滞,防止发生呼吸抑制。下胸段及腰段硬膜外神经阻滞时,如果用药量过大,也可引起阻滞平面过高,发生呼吸抑制。术中可给予低流量面罩吸氧,对于严重呼吸困难者,应使用人工辅助通气。

7. 恶心、呕吐 硬膜外阻滞不能有效克服内脏牵拉反应,患者常出现恶心、呕吐、烦躁不安现象,首先可给予哌替啶 50mg、氟哌利多 1~2.5mg 静脉注入,如无效,可请手术医师施行迷走神经和腹腔神经丛封闭,必要时可改全身麻醉。

九、硬膜外阻滞失效的原因

(1)阻滞范围未能与手术要求相配合是最常见、最易被忽略的原因。

(2)导管位置不当可造成阻滞不全。

(3)硬膜外导管被反流血液凝块堵塞是注药困难的常见原因。

(4)硬膜外导管打折,误入椎间孔。

(5)对于因导管而致的麻醉作用不全,最有效的就是重新穿刺和置管。

十、骶管阻滞

(1)骶管阻滞:是经骶裂孔穿刺,将局麻药注于骶管以阻滞骶神经,也是硬膜外阻滞的一种方法。适用于直肠、肛门、会阴部手术。

(2)定位方法:先摸清尾骨尖,沿中线向头方向约 4cm 处(成人),可触及一凹陷,即骶裂孔,在孔的两旁可触及蚕豆大的骨隆起,为骶角。两骶角中点为穿刺点。

(3)骶管穿刺术:可取侧卧位或俯卧位,于骶裂孔中心做皮丘,将穿刺针垂直刺入皮肤,当刺到骶尾韧带后,有阻力消失感,将针干向尾侧方向倾斜,与皮肤呈 30°~45°。顺势推进 2cm,即可达到骶管腔。注射器抽吸无脑脊液,注入空气无阻力,即可注入试验量。观察无蛛网膜下腔阻滞,分次注入其余药物。

(4)常用局麻药:同硬膜外阻滞用药,成人一般为 20ml。

(5)并发症:穿刺点损伤血管,可发生毒性反应。如穿刺过深,进入硬膜囊内,则药物误入蛛网膜下腔而发生全脊麻。

(6)约 20% 正常人的骶管呈解剖异常,骶裂孔畸形或闭锁者占 10%。若发现有异常,不应选择骶管神经阻滞。

第三节 蛛网膜下腔阻滞

把局麻药注入蛛网膜下隙内,使相应节段的脊髓、脊神经根产生可逆性阻滞作用,称为蛛网膜下腔阻滞,因穿刺部位在腰部,故又称"腰麻"。

一、阻　滞　特　点

蛛网膜下隙中由于有脑脊液的存在,局麻药注入后立即与脑脊液混合并扩散,再加上蛛网膜下隙中的神经根无鞘膜包裹,局麻药很易与之结合并产生麻醉作用。这些特点决定着蛛网膜下腔阻滞的性能及其临床表现。

二、阻　滞　类　别

(1) 根据所用局麻药液与脑脊液比重的差别,蛛网膜下腔阻滞可分为等比重、重比重、轻比重三类。

1)脑脊液的比重为 1.003~1.009,等比重即指局麻药比重与脑脊液的比重极近似的溶液。通常将较少量的局麻药溶于较大量(6~10ml)脑脊液配成。由于药液配制麻烦和麻醉作用时间短暂,目前临床上已少用。

2)重比重液:指局麻药比重显著高于脑脊液者。一般于局麻药中加适量的 5%~10% 葡萄糖配成。其麻醉作用最为可靠,作用时间最长。麻醉范围的调整也容易实现,因此成为临床使用最普遍的蛛网膜下腔阻滞的药液。

3)轻比重液:指比重显著低于脑脊液者。一般以较大量(6~16ml)的注射用水来稀释局麻药而成,其特点为麻醉作用比较接近等比重液,却没有等比重蛛网膜下腔阻滞所固有的特点,是临床上很有实用价值的麻醉方式之一。

(2) 根据手术野要求的麻醉范围,可分为下述几类。

1)高位腰麻:感觉阻滞平面高于胸 6 者。

2)低位腰麻:感觉阻滞平面低于胸 6 者。

3)鞍麻:在低位腰麻中,阻滞范围局限于会阴及臀部者。

4)其他:单侧阻滞的阻滞范围只限于(或主要限于)一侧下肢者。

三、阻　滞　机　制

(1)局麻药液注入蛛网膜下隙后即与脑脊液混合并扩散,局麻药与神经组织有较强亲和力,一旦与神经组织相接触便被吸收。神经组织吸收一定(临界)浓度的局麻药后便丧失或减弱其传导功能,称神经(或传导)阻滞。

(2)神经阻滞顺序:交感神经、温度感觉、痛觉、触觉、肌肉运动、压力感觉,最后是本体感觉的阻滞。

四、生　理　影　响

(一) 血流动力学紊乱

血流动力学紊乱为蛛网膜下隙神经阻滞时最为突出的生理功能改变。其原因有:

1. 交感神经阻滞　使血管扩张并导致回心血量减少是主要因素。

2. "肌泵"作用消失　正常情况下肌纤维的收缩对其间的微血管产生挤压作用,如此则有助于增进静脉血流。肌肉完全麻痹后此辅助静脉血回流的机制即不能发挥作用。

3. 肾上腺神经阻滞　并未直接促使血管扩张,但却可能在一定程度上削弱机体的代偿能力。

4. 迷走神经兴奋 使血管进一步扩张。

（二）呼吸功能的改变

一般不如血流动力学改变的明显和急剧。

（1）阻滞平面不超过胸 6 者,通气功能可不受影响。

（2）平面高达胸 4 时,补呼气量可有不同程度的降低,但静息通气量仍可正常。

（3）阻滞范围在胸 2 以上可使补呼气量明显减少,患者可有主观气促感,虽然血气仍可在正常范围。

（4）阻滞范围在胸 3~4 以上的阻滞如麻醉药浓度较低,膈神经可不致麻痹,仍可有微弱的通气量,但如麻醉药的浓度较高,膈神经可被麻痹,呼吸肌也即完全麻痹。

（三）胃肠功能的改变

腹腔内脏的交感神经被阻滞后,迷走神经功能相对亢进,因而胃肠处于收缩状态,以致有时患者自觉有胃肠痉挛感,或是引起呕吐。

（四）对生殖泌尿系统影响

脊麻对肾功能影响与血压降低程度相关,血压在 80mmHg 以上,对肾功能影响很小,由于阻滞 S_{2-4} 副交感神经,术后易出现尿潴留。

五、适应证与禁忌证

（一）适应证

蛛网膜下腔阻滞是临床最常用的麻醉方法之一,主要用于体格条件较好的患者施行部位较低、时间较短的手术。

（1）下肢、会阴、肛门、直肠及泌尿系的手术最为适应,盆腔内的短小手术也可采用。

（2）脐以上的手术麻醉效果常不能如意而且麻醉的管理常有困难,已很少用。

（二）禁忌证

（1）穿刺部位有感染者属绝对禁忌。

（2）有中枢神经系统的疾病患者。

（3）休克、低血容量患者。

（4）脊柱严重畸形患者。

六、麻醉前准备

（1）术前至少 6 小时禁食。

（2）保持精神安定,必要时给予适量的镇静药、镇痛药或催眠药,如地西泮、哌替啶或吗啡等。

（3）为了增进术前药的效果,术前药中常给予东莨菪碱。

（4）严格各项无菌操作和灭菌处理是杜绝蛛网膜下腔阻滞后神经系统后遗症最有效的措施。

七、常用局麻药

（一）普鲁卡因

最早应用于蛛网膜下腔阻滞的药物之一，迄今仍用。

（1）其重比重液为 5% 的葡萄糖液或 0.9% 的氯化钠液，更常用者则是将本品 150mg 溶于 3ml 脑脊液中使用。

（2）本品的麻醉作用最为可靠，麻醉平面也较易控制，起效时间为 1~5 分钟，但其麻醉作用持续时间最为短暂，45~60 分钟，只适用于短小手术。

（3）其实用剂量小于 150mg，极量 200mg，最长阻滞时间为 75 分钟。

（二）丁卡因

（1）丁卡因作用持续时间适中，能够满足一般手术的需要。起效时间为 5~10 分钟，麻醉持续时间为 60~120 分钟。

（2）重比重液俗称 1-1-1 液，即以 1% 丁卡因、3% 麻黄碱和 10% 葡萄糖各 1ml 混合而成的 3ml 液。

（3）实用剂量小于 10mg，极量小于 20mg，最长阻滞时间为 120 分钟。

（三）利多卡因

利多卡因在蛛网膜下隙中的固定性能较差，易弥散，阻滞平面不易控制，近来较少应用。

（四）丁哌卡因

（1）丁哌卡因为长效局麻药，是近年最常用的局麻药，其重比重液可采用 0.5% 或 0.75% 丁哌卡因 2ml 与 10% 葡萄糖 1ml 混合配制。

（2）麻醉起效时间快，作用时间长，可持续达 3~4 小时，下腹部可持续 2 小时左右。

（3）实用剂量小于 15mg，极量 20mg，最长阻滞时间 200 分钟。

八、蛛网膜下隙穿刺术

（一）体位

蛛网膜下隙穿刺术最常采用的体位是侧卧位，坐位也可应用。为扩大棘突间的距离，可令患者俯首抱膝，使腰部屈曲。

1. 侧卧位　取左侧或右侧卧位，两手抱膝，大腿贴近腹壁。头尽量向胸部屈曲，使腰背部向后弓成弧形，棘突间隙张开，便于穿刺。背部与床面垂直，平齐手术台边缘。采用重比重液时，手术侧置于下方；采用轻比重液时，手术侧置于上方。

2. 坐位　臀部与手术台边缘相齐，两足踏于凳上，两手置膝，头下垂，使腰背部向后弓出。这种体位需有助手协助，以扶持患者保持体位不变。如果患者于坐位下出现头晕或血压变化等症状，应立即平卧，经处理后改用侧卧位穿刺。鞍区麻醉一般需要取坐位。

（二）穿刺点

一般选择腰 3~4 或腰 2~3，最高不超过腰 2~3，以免损伤脊髓，两髂嵴连线与脊柱的交叉处即腰 3~4 间隙或腰 4 棘突，为最常用穿刺间隙。

（三）穿刺方式

可分为直入及侧入两种方式。

（1）直入法是指穿刺针由棘突连线（即棘中线）刺入，穿透棘上韧带、棘间韧带、黄韧带，最后穿破硬脊膜而进入蛛网膜下隙。

（2）侧入法则取距脊中线 1.5~2.0cm 处为穿刺点，穿刺针取向头（约 30°角）的方向刺入，如此则穿刺针已避开棘上韧带及部分棘间韧带而直接刺入蛛网膜下隙。

（3）侧入法主要适用于棘上韧带钙化、棘突过长和（或）棘间隙过窄的病例。由于所穿透的韧带组织较少，术后腰痛的并发症可较少。

九、影响局麻药在蛛网膜下隙扩散的因素

1. 穿刺部位 一般首选腰 3~4 间隙穿刺，此间隙正位于（患者侧卧时）脊柱的最高点。若用重比重液，高位阻滞时可选用腰 2~3 间隙，低位阻滞时可选用腰 4~5 间隙。

2. 穿刺针内径及针端斜口方向 注射速率相同时，内径越小，扩散越广。斜口向头则向头侧扩散广，反之亦然。

3. 注药速率 注药速率过快或采用脑脊液回抽后注药可引起脑脊液湍流，则麻醉平面扩散越广。

4. 局麻药容积与剂量 局麻药容积和剂量（浓度）越大则阻滞范围越广。

5. 局麻药比重 重比重液，药物流向低处；轻比重液，药物流向高处。

6. 患者脊柱的长度 局麻药剂量相同时，脊柱越长的患者阻滞平面较低。

7. 腹内压增加 妊娠、肥胖、腹腔积液或腹部肿瘤，均可增加下腔静脉丛的血流量，并导致局麻药扩散更广。

8. 脑脊液压力和患者年龄 脑脊液压力偏低和老年患者易于呈现较高平面的阻滞。

十、蛛网膜下腔阻滞的管理

局麻药注入蛛网膜下隙的最初 20 分钟是阻滞平面、呼吸、循环功能最易发生改变且有时改变极其急剧的时期，因此，在此时期中必须加强监测和管理。

1. 循环系统 阻滞平面超过胸 4 以上常出现血压下降、心率减慢，多数人在注药 15~30 分钟出现，应加快输液速度，立即静脉注射血管收缩药麻黄碱 15~30mg 即可使血压回升，对心率缓慢患者给予阿托品 0.3~0.5mg 以降低迷走神经张力。

2. 呼吸系统 麻醉平面过高，可引起肋间肌麻痹，表现为胸式呼吸微弱，腹式呼吸增强，严重时患者潮气量减少，咳嗽无力，甚至发绀，应迅速吸氧，进行辅助呼吸，直至肋间肌运动能力恢复。

3. 恶心、呕吐 多因血压下降引起脑缺氧，或因麻醉后胃肠蠕动亢进外加手术牵拉内脏引起，应对症处理，如吸氧、使用升压药、止吐药甲氧氯普胺等。

4. 其他 手术完毕后待阻滞平面消退至胸 6 以下才可送返病房。

第四节　腰硬联合麻醉

一、适　应　证

腰硬联合麻醉主要适用于膈平面以下的手术,以下腹部、下肢、盆腔及会阴部手术效果较好,且经常使用。

二、优　缺　点

腰硬联合麻醉具有腰麻和硬膜外神经阻滞的双重特点,脊麻具有起效时间快、阻滞效果完善、肌肉松弛彻底等优点,而硬膜外置管可提供长时间手术麻醉及术后镇痛。其不足之处是脊麻失败率高,硬膜外间隙注药或导管置入可能误入蛛网膜下隙。

三、操　作　方　法

(1)患者取侧卧位,取 $L_{2,3}$ 间隙常规消毒,铺无菌巾,采用直入法做硬膜外穿刺,证实在硬膜外间隙后,拔出针芯,取腰椎穿刺针经硬膜外穿刺针做蛛网膜下腔穿刺,穿破硬脊膜时会有较明显的突破感,拔出腰椎穿刺针针芯经 $10 \sim 15$ 秒可见脑脊液流出。

(2)用左手食指、中指分别放在硬膜外穿刺针及腰椎穿刺针一侧,拇指在另一侧固定穿刺针,不使其移位,右手注入麻醉药(0.75% 丁哌卡因 2ml、25% 葡萄糖 0.5ml、3% 麻黄碱 0.5ml,合计 3ml),酌情注入 $2.5 \sim 3$ ml,注药速度 30 秒左右,拔出腰椎穿刺针,向头或尾端置入硬膜外导管,再拔出硬膜外针,妥善处理硬膜外导管,平卧后调解好腰麻阻滞平面,一般阻滞平面达 T_6。

(3)当术中患者感牵拉不适、肌肉稍紧、鼓肠等提示腰麻作用开始消退,应给予硬膜外注药,先注入实验量 $3 \sim 5$ ml,以防硬膜外导管误入蛛网膜下腔,再根据阻滞平面注入首次量。

四、注　意　事　项

蛛网膜下隙注药后,再经硬膜外间隙导管注药,注药量通常比单纯硬膜外神经阻滞时要少,意味着腰硬联合麻醉时硬膜外间隙注药后阻滞平面易于扩散。这可能与局麻药经硬膜上的穿刺孔进入蛛网膜下隙及硬膜外间隙压力改变后加速了局麻药在蛛网膜下隙的扩散。因此,为防止腰硬联合麻醉时阻滞平面过广,导致循环呼吸严重抑制,蛛网膜下隙注药后经硬膜外间隙导管注药的剂量应仔细的确定,分次注入所需要的剂量或采用持续输注($4 \sim 6$ ml/h)的方法可能更好。

第五节　全身麻醉复合硬膜外阻滞

硬膜外阻滞与全身麻醉两种方法的联合使用,首先,保留了各自的优点,克服了彼此的不足;其次,充分利用两种方法联合使用时的循环和呼吸效应,有利于围手术期患者生理功能的调控;此外,由于硬膜外阻滞的效应,可以在较浅的全麻状态下仍然保持有较好的麻醉效果。

一、适　应　证

凡是能够在单纯硬膜外阻滞下完成的手术,如腹部手术、下肢手术和盆腔手术,均为其适应证。一些不能单独在硬膜外阻滞下完成的手术,如胸腔内手术等,则可以在全身麻醉的基础上,配合术中、术后的硬膜外阻滞和硬膜外镇痛,不仅能够满足手术的需要,而且取得了良好的效果。

二、禁　忌　证

绝对禁忌证同硬膜外阻滞。相对禁忌证则包括各种短小手术,不必采用复杂的全身麻醉复合硬膜外阻滞。

三、实 施 原 则

(1)硬膜外神经阻滞和全身麻醉联合使用时应符合全身麻醉的基本要素。

(2)硬膜外穿刺点的选择和硬膜外阻滞平面的调节,应尽量满足外科手术镇痛的基本要求。

(3)应注意硬膜外阻滞和全身麻醉之间的配合,既要充分发挥硬膜外阻滞的作用,同时又要避免硬膜外局麻药过量,造成阻滞平面广泛,引起严重的循环紊乱。

(4)硬膜外阻滞和全身麻醉的配合及药物的使用必须做到个体化,并在术中随时调整。

四、主要优、缺点

（一）主要优点

(1)由于全身麻醉和硬膜外神经阻滞的协同作用,因而全麻药和硬膜外局麻药的用量均明显减少。

(2)具有较完善的局部镇痛和肌松作用,减轻手术对患者的刺激,减少了麻醉知晓的发生,有效地抑制了手术所致的应激反应。

(3)患者苏醒迅速和完全,苏醒时无疼痛,因而比较舒适。避免单纯全身麻醉时经常出现的高血压和烦躁、躁动。

(4)硬膜外阻滞促使肠管收缩,有利于手术野的显露。

(5)良好的硬膜外镇痛,有利于术后早期活动,减少术后并发症。

(6)在血管外科手术时,有利于维持术中血流动力学稳定。

(7)有利于术后呼吸功能的维护。

(8)术中维持心肌氧供需平衡,对冠心病患者有利。

（二）主要缺点

(1)操作比较费时,有增加创伤和发生硬膜外阻滞并发症的可能。

(2)诱导期间虽然高血压的发生率减低,但如果麻醉诱导前硬膜外局麻药用量掌握不当,则诱导期间低血压的发生概率增加。

(3)麻醉期间液体用量增加,有造成水钠潴留的可能。

（4）如硬膜外阻滞和全身麻醉的配合不当,或术中过度追求"浅全麻",则患者有发生术中知晓的可能。

第六节 椎管内麻醉的并发症

一、蛛网膜下腔阻滞的并发症

（一）低血压

交感神经广泛阻滞,静脉回流减少,心排血量降低。麻醉前应适当扩容,输注 500～1000ml 晶体或胶体液;或使用血管加压药,最常用为麻黄碱,一次常用量 5～10mg,但反复使用导致快速耐药。

（二）腰麻后头痛

腰麻后头痛是比较常见的并发症,常见于麻醉作用消失后数小时至 24 小时,2～3 天最剧烈,10 天左右可消失,个别病例持续时间较长,典型症状是坐起及站立时加重,卧位可减轻,表现为严重的枕部头痛并向后颈部放散,重者可出现全头痛并伴耳鸣、视觉模糊和复视,其原因是脑脊液经穿刺孔不断滴入硬脊膜外腔,脑脊液压力降低,从而使脑膜血管和脑神经受牵张所致。其发生率在年轻人、女性、使用粗穿刺针及反复穿刺者较高。

预防与治疗主要有:

（1）选择最细穿刺针。

（2）术后患者平卧或头低位仰卧。

（3）多饮水、输液和给予镇痛药。

（4）硬膜外间隙注入生理盐水或右旋糖酐 30ml。

（5）"补丁"法:患者 10ml 自体血注入硬脊膜外间隙。

（6）使用苯甲酸咖啡因 500mg 加入 500ml 生理盐水中,2 小时输注完毕。

（三）尿潴留

主要是支配膀胱的骶神经恢复较慢引起,或由于肛门、会阴手术后引起疼痛造成的。处理方法可采用热敷、针灸等治疗,无效的患者可行导尿,一般可自行恢复。

（四）恶心呕吐

血压过低,导致脑缺氧或者术中牵拉导致迷走-迷走反射。可纠正低血压或静脉注射阿托品 0.4mg 阻断神经反射。

（五）平面过广

症状包括恶心呕吐、低血压、呼吸困难等,治疗包括给氧、辅助通气及恢复血压等。

（六）马尾综合征

高浓度(5%)利多卡因及用于硬膜外阻滞的氯普鲁卡因可引起马尾综合征,表现为腰麻后下肢感觉及运动功能长时间不能恢复,神经系统检查发现骶神经受累、大便失禁及尿道括约肌麻痹,恢复异常缓慢。

（七）其他并发症

穿刺后腰痛、棘突骨髓炎等虽然发生率不高,但可能与穿刺局部创伤和术中术后体位不当引起背部肌肉、韧带劳损有关。一般对症处理即可。

二、硬膜外阻滞的并发症

1. 穿破硬脊膜 目前国内硬脊膜穿破率为 0.27%~0.6%，硬脊膜穿破后可根据手术要求改成腰麻或全身麻醉。如仍需采用硬膜外麻醉，可上移一个椎间隙重新穿刺置管，使硬膜外导管头端远离已穿破的硬脊膜处，同时警惕局麻药大量进入蛛网膜下腔的可能性。

2. 穿刺置管损伤血管 硬膜外间隙血管丛丰富，穿刺、置管时极易损伤，轻微的损伤不致引起不良的后果，如果血液不断由穿刺针或导管滴出，可注入生理盐水 10ml，2~3 分钟后如果出血停止或缓解，可以继续进行操作，否则宜更换穿刺点或更改麻醉。

3. 全脊麻 硬膜外阻滞时，穿刺针或硬膜外导管误入蛛网膜下隙而未及时发现，超过脊麻数倍量的局麻药注入蛛网膜下隙，可产生异常广泛的阻滞称为全脊麻。主要表现为呼吸麻痹或抑制，显著血压下降，意识突然消失，心率减慢直至心跳停止。如能及时发现并立即实施人工通气，心脏按压，快速输液、使用血管活性药物，维持循环。30 分钟后患者可清醒，阻滞平面逐渐消退后患者即可恢复并不留后遗症。

4. 局麻药毒性反应 局麻药注药过多或血管有破损，以及药物直接注入血管，引起中枢神经系统和心血管系统毒性反应，可导致惊厥及心搏呼吸骤停。中毒症状轻者，停止给予局麻药后中毒症状都能自行缓解。如果中毒症状较为严重时，应立即静脉注射地西泮 5~10mg 或咪达唑仑 2~3mg，面罩给氧，加快静脉输液速度。出现惊厥不易控制时，应给予肌肉松弛药，进行有效的人工通气。

5. 神经根损伤 多是穿刺操作不当所致，穿刺针或导管插入时，碰到神经根，患者即呈现电击样痛并向单侧肢体传导。一般采用卧床休息，输液，注射维生素 B_1、维生素 B_{12}，针灸、理疗等对症治疗。

6. 硬膜外血肿 主要因穿刺针或导管置入时损伤静脉丛引起血肿，造成肢体麻痹，预后取决于早期诊断和及时治疗，尽快手术清除血肿，避免延误时机，造成终身瘫痪。

7. 导管折断 这是连续硬膜外阻滞常见并发症之一，其发生原因为：①置管遇到困难，将导管从穿刺针用力回拔，斜面可将导管削断；②导管老化易折，术终拔管时断入腔内；③置管过深，导管在硬膜外间隙过长，易于缠绕成结或骨关节炎患者椎板或脊椎韧带将导管夹住，术终拔管困难，用力外拔或拔管方向不对，均可使导管拉断。对已折断的导管，若使用前灭菌良好、不含毒性且较短，如无感染或神经根刺激症状，可严密观察，不必急于手术取出。

8. 感染 主要由于穿刺操作消毒不严、用具及穿刺点皮肤存在感染灶所致，临床表现为发热、剧烈背痛及局部触痛，后期神经根痛及瘫痪。迅速诊断和治疗，可使神经功能恢复良好。治疗包括使用有效抗生素，有时需行紧急椎板切除减压术。

第十一章　麻醉与循环管理

第一节　麻醉对循环功能的影响

对循环系统的了解是麻醉学的重要基础,麻醉可以通过多种途径影响循环系统的功能。循环系统的变化直接影响到患者的生命安全和术后的恢复,近年来,随着人口老龄化和外科技术的发展,围手术期麻醉医师经常面临患者的心血管功能变化更加复杂化和多样化。一般而言,麻醉药物对循环功能均是剂量依赖性抑制作用,这也是其抑制麻醉操作(如气管插管)和手术刺激的作用所在。

一、静脉麻醉药对心血管的影响

(一)硫喷妥钠

硫喷妥钠可通过降低静脉回流、直接抑制心肌、降低中枢性交感传出作用而引起心排血量降低。

(二)依托咪酯

依托咪酯对心肌收缩力影响较小,仅外周血管稍有扩张;不引起组胺释放,在目前常用的静脉麻醉药中其对心血管的影响最小。与其他麻醉药相比,其产生的心肌氧供需平衡最佳,适用于血容量过低和低心排血量患者。

(三)咪达唑仑

咪达唑仑对循环干扰较轻,如对外周阻力及心室收缩功能影响较少,使心肌耗氧减少。随着苯二氮䓬类的拮抗剂氟马西尼的应用,临床使用中也比较安全。其用于诱导可保持血压、心率平稳。

(四)丙泊酚

丙泊酚直接降低外周血管阻力;抑制内质网对钙离子的提取,从而抑制心肌收缩力;抑制循环压力感受器对低血压的反应;抑制血管运动中枢和阻断交感神经末梢释放去甲肾上腺素。

(五)氯胺酮

通过中枢介导的交感神经反射兴奋心血管系统。血浆儿茶酚胺升高,心率、血压、周围血管阻力、肺动脉压和肺血管阻力均升高,心脏每搏输出量、心排血量、冠状动脉血流量有程度不等的上升,心肌耗氧量也增多。氯胺酮产生心血管效应的程度在治疗剂量范围内与剂量无关;氯胺酮可维持血压,通常用于急性休克患者。

二、吸入麻醉药对循环的影响

吸入麻醉药是常用的全身麻醉药,主要依靠肺泡摄取和排除。吸入麻醉药经肺泡进入血流到达脑组织,当脑组织吸入麻醉药的分压到达一定水平时,即产生临床上的全身麻醉状态。

(1)吸入麻醉药有挥发性液体和气体两类。常用的挥发性液体有氟烷、恩氟烷、异氟烷、七氟烷和地氟烷;气体有氧化亚氮。在一定范围内,所有的吸入麻醉药均可以降低动脉压和抑制心肌收缩力,且与麻醉药浓度呈正相关。吸入麻醉药对心肌收缩性抑制的顺序:恩氟烷>氟烷>异氟烷>氧化亚氮。当患者存在心力衰竭时,这种负性肌力作用尤为明显。但吸入麻醉药通过减少心肌氧耗而降低心肌需氧量。

(2)氟烷还可增加心脏对肾上腺素的敏感性,导致严重的心律失常。

(3)有学者提出,异氟烷的冠脉扩张作用可引起冠脉窃血,而导致心肌局部缺血,然而近来有研究表明,如果冠脉灌注压能充分维持,异氟烷麻醉和其他吸入麻醉药一样,并没有窃血发生。

三、局部麻醉药对心血管的影响

局麻药对心血管的效应,是局部麻醉期间对自主神经通路阻滞的间接作用(如高位脊麻和硬膜外阻滞),或对心脏或血管平滑肌的直接抑制作用。

(1)心血管毒性与各种药物的麻醉性能一般成正比,局麻药对心肌抑制作用与剂量有关,小剂量可预防和治疗心律失常,但如果使用不当,若浓度过高,剂量过大,直接注入血管等,将对心血管系统产生毒性反应。

(2)心血管系统毒性反应初期表现为由于中枢神经系统兴奋而间接引起的心动过速和血压升高;晚期则由局麻药的直接作用,使心肌收缩力减弱、心排血量降低,引起心律失常;松弛血管平滑肌,使小动脉扩张,血压下降。当血药浓度极高时,可出现周围血管广泛扩张,心脏传导阻滞,心率缓慢,甚至心搏骤停。

(3)丁哌卡因的心脏毒性比利多卡因强,酸中毒和低氧血症可增强丁哌卡因的心脏毒性,且复苏困难。

四、肌肉松弛药对心血管的影响

肌肉松弛药可能干扰自主神经功能而产生多种心血管效应。然而在临床实践中副作用一般并不严重。

(1)效应不因注射速度减慢而减弱,如果分剂量给予,反应则叠加。

(2)许多肌肉松弛药产生心血管效应的另一种机制可能是组胺释放。经静脉途径快速注射大剂量肌肉松弛药时,头颈和上部躯干可出现一定程度的红斑,并有动脉压短暂下降和心率轻、中度升高。支气管痉挛少见。这些副作用一般是短时间的,可因注射速度减慢而显著减弱。也可采取 H_1 和 H_2 受体阻断药联合应用的预防疗法。

五、阿片类药物对心血管的影响

阿片类药物的许多血流动力学作用可能与它们对自主神经的影响有关,特别是迷走神经的作用。

(1)吗啡和哌替啶有组胺释放作用,芬太尼类药物不引起组胺释放。阿片类药物对靶受体反射的抑制引起全身血流动力学反应。

(2)芬太尼破坏颈动脉化学感受器反射,这一反射不但能抑制呼吸,还能有效抑制心血管功能调节反射。

(3)所有阿片类,除了哌替啶外,都引起心动过缓。哌替啶常使心率增快,可能与它和阿托品在结构上相似有关。阿片类诱发心动过缓的机制是刺激迷走神经的作用,用阿托品预处理会减弱这一作用,但不可能全部消除阿片类诱发的心动过缓,特别是用β受体阻滞剂的患者。缓慢应用阿片类可减少心动过缓的发生率。

六、麻 醉 管 理

循环系统功能的不同程度变化,取决于患者的术前情况及麻醉和手术的影响。

(1)术前有高血压、心脏病、贫血、血容量不足和水电解质紊乱,心血管系统的自身调节和功能低落,若手术创伤较大,病变纠正又不理想,则术中循环功能可能发生急剧下降,以致造成十分严重的后果,术中可能发生严重心律失常、低血压、休克、心肌缺血或梗死,心功能衰竭和心搏骤停。

(2)术前应对患者的循环功能做出正确评估,进行充分的术前准备,术中需采取支持和改善循环功能的有效措施,以保持心率、心律、血压、心排血量等平稳,要结合病情、手术部位、刺激强度和麻醉药、操作的影响进行分析,预见性的减少血流动力学波动。

第二节 循环系统监测在麻醉中的应用

正确的治疗取决于正确的判断,而正确的判断必须建立在细致、周密和准确的观察基础上。研究显示,麻醉期间未及时全面地监测患者是围手术期麻醉并发症发生的主要原因之一。现代监测技术已能使麻醉医师获得系统而又具体的生理学参数,但围手术期仍需要麻醉医师密切细致的观察。麻醉科医师可以通过加强监测,针对监测结果及时采取措施来减少不良反应或意外事件的发生。中华医学会麻醉学分会:临床麻醉监测指南(2009)指出,麻醉期间循环系统的监测包括:①所有麻醉患者必须从麻醉前到离开手术室或检查室时连续监测心电图,观察心率、心律和心肌是否缺血。②所有麻醉患者,可触诊脉搏、听诊心脏、通过监测脉搏血氧饱和度观察脉搏波形来协助判定循环容量。③所有麻醉患者必须进行无创血压监测,测量间隔时间不超过5分钟。低血压(通常收缩压<80mmHg)反映麻醉过深、有效血容量不足或心功能受损等;高血压(通常收缩压>180mmHg)反映麻醉过浅、容量超负荷或高血压病等。④扩展监测:长时间、复杂大手术及高龄和高危患者手术时应该使用扩展监测,以保证手术患者围手术期的各器官功能正常和内环境稳定。

一、心 电 监 护

(一)心率

心率是最基本的循环指标之一,许多血流动力学的拓展参数都基于此计算。一般成人的正常心率范围是60~100次/分。小于60次/分为心动过缓,常见于:①极度缺氧;②心肌缺血;③心脏抑制药物中毒;④室颤→停搏死亡;⑤传导阻滞;⑥电解质紊乱如高钾情况下。大于100次/分是心动过速,引起心率增快的原因:①缺氧;②发热;③血压早期下降;④失血;⑤疼痛;⑥药物;⑦异位节律等。

（二）心电图

心脏按着一定的速率和节律跳动,电冲动始于窦房结,并沿心脏的特殊传导系统下传,先后兴奋心房和心室,使心脏收缩执行泵血功能。

（1）这种先后有序的电兴奋被记录下来形成心电图,是心脏各部分的心肌细胞先后发生的电位变化的综合表现,不是由于心脏的机械收缩所产生。

（2）患者 ECG 监测,是对心脏节律监测最有效的手段。通过监测,可发现心脏节律异常,各种心律失常,如房性、室性期前收缩,心肌供血情况、电解质紊乱等。术中连续监测患者心电图对及时掌握心功能基本状况十分必要。

（三）血压监测

麻醉期间血压升高如超过麻醉前血压的 20%,或 160/95mmHg 以上者称为麻醉期间高血压;如下降超过麻醉前血压的 20%,或收缩压降到 80mmHg 以下者称为麻醉期间低血压。

临床常用于监测动脉血压的方法分有创监测和无创监测。

（1）对于 ASA Ⅱ ~ Ⅲ 的级患者,一般无创监测就能满足手术需要。

（2）对重症、一般情况较差、并发症较多、手术对心血管系统影响较大的患者,如休克患者,婴幼儿、嗜铬细胞瘤手术患者、心内直视手术患者、低温麻醉和控制性降压患者、心肌梗死和心力衰竭抢救等,需行有创动脉压监测,是将动脉导管置入动脉内直接测量动脉内血压的方法。正常情况下有创动脉血压比无创血压高 2 ~ 8mmHg,危重患者可高 10 ~ 30mmHg。

（3）有创动脉压监测优点

1）直接动脉压力监测为持续的动态变化过程,不受人工加压、袖带宽度及松紧度影响,准确可靠,随时取值。

2）可根据动脉波形变化来判断分析心肌的收缩能力。

3）患者在应用血管活性药物时可及早发现动脉压的突然变化。

4）反复采集动脉血气标本减少患者痛苦。

5）所需设备:合适的动脉导管、充满液体带有开关的压力连接管、压力换能器、连续冲洗系统、电子监护仪。

6）动脉内置入导管的部位:常用于桡动脉、股动脉、腋动脉、肱动脉、足背动脉,其中首选桡动脉,其次为股动脉。

（四）脉搏血氧饱和度指脉波形

脉搏血氧饱和度仪的指脉波（脉氧波）是无创监测,它由快波和慢波两部分组成,快波代表心脏泵血,慢波代表呼吸波形,反映通气所致胸膜腔内压的变化传导至外周。由于静脉的顺应性是动脉的 10 倍,因此,胸膜腔内压的变化主要通过静脉血管床影响血容量,这在机械通气和气道阻塞时更为显著。

二、中心静脉压

中心静脉压是指血液流经右心房及上下腔静脉胸段时产生的压力。正常值为5 ~ 12cmH$_2$O。

（一）目的

主要反映右心室前负荷,CVP 值的高低与血管内容量、静脉壁张力和右心室功能有关,是评价危重患者血流动力学的重要指征之一。

(1)评价右心功能。

(2)评价全身循环血量的多少。

(3)观察心功能不全或休克过程,决定治疗方案。

(4)输液或静脉全营养。

(5)插入漂浮导管及心脏起搏器。

中心静脉穿刺插管测压常用于脱水、失血和血容量不足、各类重症休克、心力衰竭和低排综合征,以及体外循环心内直视手术等心脏大血管和其他危重症患者。主要穿刺途径是颈内静脉、锁骨下静脉和股静脉。手术患者常用颈内静脉。

（二）影响 CVP 的因素

1. 病理因素 可使 CVP 升高的因素有右心及全心衰竭、心房颤动、心脏压塞、缩窄性心包炎、张力性气胸及血胸、肺动脉高压及肺水肿、缺氧性肺血管收缩、支气管痉挛、肺梗死、纵隔压迫、腹内高压、输血或输液过量等;使 CVP 下降的病因有失血引起的低血容量、脱水、周围血管张力下降等。

2. 神经体液因素 交感神经兴奋导致静脉张力升高,体内儿茶酚胺、抗利尿激素、肾素、醛固酮分泌升高可使 CVP 上升。

3. 药物因素 应用血管收缩药使 CVP 升高,而血管扩张药或强心药的应用可使 CVP 下降,用高渗液测压可使 CVP 下降。因此,一般应用等渗盐水测压。

4. 其他因素 零点位置不正确、体位的改变、插管的深浅都会影响 CVP 的结果;若患者正在使用间歇正压通气（IPPV）或 PEEP（呼气末正压通气）,则可使 CVP 升高 $2\sim5cmH_2O$。

（三）其他

中心静脉压、动脉压和尿量的联合观察和综合分析,并进行动态观察,注意这些参数对治疗的反应,可以作为维持麻醉期间循环稳定与否的重要指标,也有助于判定血容量和心脏的功能状态(表 11-1)。

表 11-1 中心静脉压、动脉压改变的临床意义

中心静脉压	动脉压	临床判断	措施
低	低	血容量不足	快速补液
低	正常	血容量轻度不足	适当加快输液
高	低	心功能不全	减慢入量,强心药、扩血管药慎用
高	正常	周围血管阻力增加	可用血管扩张药
		肺循环阻力增加	
正常	低	心功能不全,周围血管阻力下降	酌情用强心药,分次小量输液负荷实验,如均无良好反应,方可考虑用缩血管药应急

三、微循环

应细致观察微循环血流状态,即使血压较低时,如果微循环血流良好,就不致对组织供血产生明显影响;但有时血压较高,若出现微循环血流障碍的情况,组织血供便可减少,机

体的生理功能即可受碍。微循环状态的观察见表 11-2,进行综合分析(表 11-2)。

表 11-2　微循环血流状态的观察

观察项目	血流良好	血流差
末梢颜色	红	苍白或发绀
充盈试验	苍白区恢复快	恢复迟缓
尿量(ml/h)	成人>30	
	儿童>20	尿少或尿闭
	婴儿>10	
血压(mmHg)	收缩压>80	
	脉压>30	任何一项低于左列数值
	舒张压>39	
皮肤温度	末梢温暖	凉
脉率	正常范围	细弱而快速

四、Swan-Ganz 气囊漂浮导管

从 Swan-Ganz 气囊漂浮导管所获得的直接指标为右心房压力、肺动脉压力、肺动脉嵌入压力、心排血量。通过公式计算所获得的间接指标为肺循环阻力、体循环阻力、每搏功、左心室每搏功、右心室每搏功、心脏指数。必要时还可通过导管采取混合静脉血标本,测定静脉氧分压,间接了解换气功能。

(1)Swan-Ganz 气囊漂浮导管可持续监测肺动脉压,也可间断测量肺动脉楔压,后者能评估左心室舒张末压,进而间接估计左心室前负荷。可以反映由于缺氧、肺水肿、肺栓塞和肺动脉功能不全等引起的肺血管阻力变化。

(2)可以采取混合静脉血,测定动静脉血氧含量差,计算心排血量和静脉血掺杂情况。混合静脉血氧饱和度与心排血量、血红蛋白浓度及氧耗的改变直接相关,连续监测能反映组织氧供需平衡,显示术中及重症监护患者的氧供耗变化情况,指导药物治疗并了解其疗效。

(3)可用热稀释法测定心排血量:心排出量是指心脏每分钟将血液泵至周围循环的血量,可反映整个循环系统的功能状况,如心脏机械做功、循环容量和外周血管阻力,了解心脏前负荷、后负荷及心肌收缩力,指导对心血管系统的各种治疗,包括药物、输血、补液等。对于重要器官移植、复杂心脏手术或大血管手术和合并心脏功能障碍患者手术应进行心排血量监测。静息心排血量正常范围是 4~6L/min。

(4)插入漂浮导管的并发症

1)心律失常:多发生于插管术中的常见并发症,由于导管尖端接触心肌壁或心瓣膜所致,可出现室性期前收缩、室上性心动过速等心电图改变,将导管退出后,室性期前收缩很快消失。但如出现严重心律失常,如室性心动过速、心室颤动时应立即拔除心导管,给予药物治疗及急救处理。

注意点:操作中必须有心电图持续监护,插入的导管如遇到阻力时不可强行进入。原有心肌供血不足的患者,可于术前日含硝酸甘油 5mg,并给氧吸入治疗。患者床边必备急救

药物。

2)导管气囊破裂:常见于反复使用的导管,气囊弹性丧失所致。气囊破裂后致使肺动脉嵌入压指标丧失,且可能由于再次的气囊充气造成气栓形成。

注意点:气囊充气最大量不能超过 1.5ml,临床中,有用空气、二氧化碳气或盐水充胀气囊的。但由于后两者操作不便及放气困难等而尽少采用。发现气囊破裂而暂不需拔除心导管者应在导管尾端做好标记并应交班,以避免其他人再做气囊充胀试验(特别是当导管位置似有改变时)。

3)感染及血栓性静脉炎:由于置管术中无菌操作不严格,反复使用的导管消毒不彻底及导管维护中的污染而致直接的血行污染,临床中可见患者出现高热、寒战,甚至败血症。血栓性静脉炎多发生于经外周静脉置管的患者。与置管时间有密切关系,时间越长,其发生率越高。

注意点:术中及术后操作的无菌要求必须强调,用过导管的处理也应十分严格,对消毒后物品定期做细菌培养。皮肤插管处伤口每日换药 1 次,并保持局部清洁干燥。心导管留置时间以最多不超过 72 小时为佳,以防止感染及血栓性静脉炎的发生。

4)肺栓塞:由于导管头端充胀的气囊长时间嵌入肺动脉或插管时导管在肺动脉中多次移动所致。

注意点:除置管术中掌握一定的操作熟练技巧且必须注意导管气囊充胀的时间问题,一般不主张持续气囊充气,而以肺动脉平均压作为临床持续监测指标,它间接反映了肺动脉楔压的改变。

5)导管堵塞或肺动脉血栓形成:多见于有栓塞史及血液高凝状态的患者。应予预防性抗凝治疗,心导管各腔以每小时 1 次的肝素盐水冲洗.并注意心内压力图形改变,保持心导管通畅。

6)肺动脉破裂:见于肺动脉高压、血管壁变性的患者,由于导管在肺动脉内反复移动、气囊过度充气所致。应注意气囊内保持予适当的充气量并严密监测肺动脉压力改变。

7)导管在心腔内扭曲、打结:因导管质软、易弯曲、插入血管长度过长时发生。应注意导管置入长度,从右心房进入肺动脉一般不应超过 15cm,发现扭曲应退出。如已打结,可用针丝插入导管内解除打结退出,如不奏效,只好将结拉紧,缓缓拔出。

漂浮导管在 1970 年开始使用,它即使应用于危重患者在病床旁几分钟之内也能完成。虽然放置这些导管并不困难,为了通过肺动脉插管获得可靠的血流动力学数据并减少并发症的发生,一些培训和经验是必要的。由于气囊漂浮导管与传统的导管相比具有许多优点,它们被用于没有适应证的患者和过度用于重症监护室,导致出现许多并发症并增加死亡率。

总之,血流动力学参数中,临床应用最广的是无创动脉压监测,价值最大的当属直接动脉压,其次为中心静脉压,但对危重患者而言,心排血量和肺动脉压监测等有较大的意义。

第三节　麻醉期间循环系统管理

一、麻醉操作对循环的影响及处理

(一)气管插管

1. 插管应激反应　表现为喉镜和插管操作期间发生血压升高和心动过速反应,并可诱发心律失常。

（1）这种反应是一种多突触反射,呼吸道受到刺激后,冲动通过迷走神经和舌咽神经纤维传入,经脑干和脊髓整合处理后,引起交感神经末梢去甲肾上腺素的广泛释放和肾上腺髓质肾上腺素的分泌。

（2）一般正常患者能很好地耐受气管插管时的心血管反应,但在心血管和脑血管疾病患者,此不良反应则可带来一系列严重的并发症,如心肌缺血,心肌梗死,恶性心律失常（如多源性室性期前收缩和室性心动过速等）,急性心衰竭,动脉瘤破裂等。充分镇痛或加深麻醉均可减少这种不良反应。

2. 气管插管后低血压 低血压发生的原因有:麻醉前脱水即术前液体损失,全身麻醉药物的作用。血压的维持主要依赖于外周血管阻力、有效循环血量、心肌收缩力和心率,因此,麻醉诱导期如果影响了这四个因素中的一个或多个,血压就可能发生改变。

3. 临床上预防和治疗低血压的主要措施 扩充血容量,宜在诱导前后 30 分钟内输入平衡液或血浆代用品 500~800ml,直至血压平稳,使用升压药（麻醉中最常用麻黄碱）,或同时使用液体治疗和升压药物。

（二）椎管内麻醉

椎管内麻醉时,由于交感神经被阻滞,使阻滞神经支配区域的小动脉扩张而致外周血管阻力降低;静脉扩张而使静脉系统容量增加,故出现回心血量减少,心排出量下降导致血压降低。但是,低血压的发生和血压下降的幅度则与阻滞范围的大小、患者的全身状况和机体的代偿能力密切相关。阻滞平面高、麻醉范围广和患者循环系统代偿能力不足是阻滞后发生血压下降的主要原因。

（三）机械通气

全麻时采用机械通气能保持良好的通气,通常选择间歇性正压通气（IPPV）。机械通气心输出量下降原因有:①静脉回流减少;②使左室舒张末压升高而容积缩小;③肺血管阻力升高;④冠状动脉血流减少;⑤神经反射性心肌收缩力下降;⑥水电酸碱失衡引起心律失常。低碳酸血症常有 CO 下降和心肌供血减少。

二、麻醉期间的补液问题

手术患者术前必须禁食,术中体腔暴露后,加速了体液的丢失,术中伴有不同程度的失血,因此术中必须输液、输血。术中输液的目的在于维持正常的循环血容量、满意的功能性细胞外液量,维持满意的心排血量、氧转运量,防止和纠正乳酸酸中毒,同时维持体液中电解质的总量和浓度正常。应有针对性地进行液体治疗.麻醉手术期间的液体需要量包括:①每日正常生理需要量。②术前禁食所致的液体缺失量或手术前累计缺失量。③麻醉手术期间的液体再分布。④麻醉导致的血管扩张。⑤术中失血失液量及第三间隙丢失量。

（一）晶体溶液

（1）主要补充机体所需的电解质和水,同时扩充血管内容量。但输入的晶体液在血管内半衰期不到 15 分钟,在输注结束时 80% 以上进入组织间隙。由于血容量和组织间液的比值大约是 1 : 3,因此使用晶体液来补充血容量时认为最初需要大约 3 倍失血量的晶体液,这样才有可能不到 1/3 的补充容量维持在血管腔内。因此,需要严密监测充盈压和血红蛋白浓度下持续输注,才可能获得稳定的血流动力学状态。

(2)晶体液主要补充了组织间液,对肾脏有保护作用,能增加尿量,但难以满意的维持大量失血时的血流动力学状态,并可能因组织间液过多引起组织水肿和肺间质水肿等并发症,术中生理需要量提倡采用晶体溶液,补充时根据临床观察体征、症状、CVP、血压、心率来做相应的调整。

(二)胶体溶液

胶体溶液是高分子的溶液,在血管腔内达数小时,提高血浆胶体渗透压能更迅速有效的长时间维持循环血容量、心排血量和氧运转量,减少液体需要量。同时观察到皮肤、骨骼肌、肝脏和肾脏血管阻力随动脉血渗透压增加而增加,并减少了呼吸系统的并发症,减轻了胃肠功能和脑功能衰竭的发生率,增加了休克患者复苏的存活率。围手术期失血和血管扩张提倡采用胶体溶液。

(三)高渗高张溶液

1980 年 Velasco 等首次报道了 7.5% 高渗氯化钠溶液 4ml/kg 用于失血性休克,后因其维持循环稳定的时间短(约半小时)而配用右旋糖酐或羟乙基淀粉,组成高晶-高胶体渗透压混合溶液而延长扩容时间。由于其高渗高张特性,输注后使细胞内液移至细胞外,继而进入血管腔,既有效扩张血容量又能防止组织水肿,同时,还可增加心肌收缩,减慢心率,促进氧供氧耗比例恢复正常。

三、麻醉苏醒期患者管理

麻醉苏醒期是指全身麻醉患者从麻醉状态逐渐苏醒的过程,是麻醉后重要生理功能全面恢复时期,也是围麻醉期的重要环节之一。迄今为止,我们尚无法规定完成恢复所需的最短时间。

苏醒期大约可分为 4 个阶段:①随麻醉深度逐渐减浅,出现自主呼吸并由弱变强至完全恢复正常。②呼吸道反射恢复,能自主吞咽。③感觉和运动功能逐渐恢复。④意识逐渐清醒到完全能接受指令。

由于此阶段麻醉作用尚未终止,麻醉药、肌松药和神经阻滞药仍发挥一定的作用,各种保护性反射尚未恢复,常发生呼吸道梗阻、通气不足、呕吐、误吸、循环功能不稳定、疼痛、寒战、认知障碍等并发症。需要在医护人员的精心护理和观察下才能预防意外事故的发生。同时应注重患者术后的镇痛,不能因为手术、麻醉结束而不再顾及患者因术后疼痛可能引起的烦躁和循环不稳定。如患者完全清醒后诉疼痛,可追加 PCA。

全身麻醉患者转出复苏室的标准:全身麻醉患者 Steward 评分必须达到 4~6 分,根据术后患者的具体情况,无特殊情况发生者才可由麻醉复苏室转回普通病房。Steward 苏醒评分标准:

1. 清醒程度

(1)完全苏醒 2 分(能张口伸舌,能说出自己的年龄或者姓名．知道自己所处的位置)。

(2)对刺激有反应 1 分(呼唤时有肢体运动或睁眼,头颈部移动)。

(3)对刺激无反应 0 分。

2. 呼吸道通畅程度

(1)可按医师吩咐咳嗽 2 分。

(2)不用支持可以维持呼吸道通畅 1 分。

(3)呼吸道需要予以支持 0 分。

3. 肢体活动度

(1)肢体能做有意识的活动 2 分。

(2)肢体无意识活动 1 分。

(3)肢体无活动 0 分。

第十二章　麻醉与呼吸管理

呼吸的功能就是给身体细胞提供氧气同时排出代谢过程产生的二氧化碳,包括外呼吸、气体在血液中的运输及内呼吸3个环节。大多数患者在麻醉时,无论是自主呼吸还是控制呼吸,动脉血氧合功能均受到削弱,尤其对于老年人、肥胖患者和吸烟患者的影响更为严重。多项研究表明,全身麻醉时患者动静脉血分流平均为10%,肺通气/血流比值轻到中度偏离正常,而术前肺功能有显著损害的患者接受全身麻醉可导致肺通气/血流比值明显的扰乱,麻醉对呼吸功能的影响主要与麻醉深度、术前呼吸功能状态、外科手术等情况有关。

第一节　麻醉期间呼吸不稳定的原因

一、慢性阻塞性肺疾病

慢性阻塞性肺疾病是一种具有气流阻塞特征的慢性支气管炎和(或)肺气肿,可进一步发展为肺心病和呼吸衰竭的常见慢性疾病。

(1)与有害气体及有害颗粒的异常炎症反应有关,致残率和病死率很高,其特征性病变气流受限,是小气道病变(闭塞性细慢性阻塞性肺病支气管炎)和肺实质破坏(肺气肿)共同作用的结果,在不同的患者中这两种原因所占的比例不同。

(2)由于肺泡膨胀破裂,肺泡面积减少,可引起弥散功能减低。麻醉前呈低氧血症,至少需供氧治疗。

二、呼吸道反应性疾病

"呼吸道反应性疾病"最初描述的是一种支气管高反应状态。此类患者较正常人更易出现呼吸道狭窄或支气管痉挛,哮喘、慢性支气管炎、肺气肿、过敏性鼻炎、呼吸道感染及吸烟的患者均可能出现呼吸道高反应状态,一旦出现围手术期支气管痉挛,则比单纯哮喘患者更加危险。

(1)对严重吸烟患者,希望能戒烟。戒烟可以使呼吸道分泌物减少,并能促进黏膜纤毛的转运功能,但上述作用要经过数周才能出现。短期(48~72小时)戒烟,实际上可能增加呼吸道的反应性和分泌物,其真正的益处是降低的碳氧血红蛋白的含量增加了组织供氧。

(2)支气管哮喘是由多种细胞和细胞组分参与的气道慢性炎症性疾病,这种慢性炎症与气道高反应性相关,通常出现广泛而多变的可逆性气流受限,导致反复发作的喘息、气促、胸闷和(或)咳嗽等症状,多在夜间和(或)清晨发作、加剧,多数患者可自行缓解或经治疗缓解。气道内慢性炎症对哮喘也是一种激发因素,酯类局麻药及苄异喹啉类肌松药常促使哮喘发作。

三、睡眠呼吸暂停综合征

呼吸暂停指经口和鼻的均气流停止 10 秒以上;呼吸气流降低超过正常气流强度的 50% 以上,并伴有氧饱和度下降 4% 者称为低通气;病理性的睡眠呼吸暂停即呼吸睡眠暂停综合征,指每晚 7 小时的睡眠中,每次发作呼吸暂停>10 秒,呼吸暂停反复发作>30 次,或呼吸紊乱指数(即平均每小时睡眠的呼吸暂停+低通气次数)>5 次。

麻醉中的危险因素:①呼吸道管理困难,包括面罩通气困难和气管插管困难;②麻醉药物对呼吸抑制;③诱发严重心脏病,如严重心律失常、心力衰竭等;④拔气管导管后再次呼吸道梗阻。

四、麻醉和手术对肺功能的影响

全身麻醉降低肺容量,促进肺通气血流比值失调和肺不张的形成。许多麻醉药减弱了患者对高二氧化碳和低氧的通气反应,术后常导致肺不张和低氧血症,尤其以原有肺部疾病的患者为甚。术后疼痛限制了咳嗽及肺膨胀,使肺功能进一步受损。

(一)呼吸机械力学及气体交换

(1)全身麻醉仰卧位使功能残气量下降;肺不张是在潮气量呼吸中肺容量低于气道关闭容积时发生的。PEEP 可减少这种作用。仰卧位使膈肌向头侧移位使功能残气量下降。

(2)正压通气与自主呼吸相比,前者可导致通气血流比值失调 当正压通气时,上肺比下肺通气充分,相反,因肺血流分布取决于肺血管解剖分布和重力,所以下肺血流增加。最终结果是,与自主呼吸相比,正压通气时生理无效腔和通气血流比值失调都有不同程度的增加。

(二)呼吸调节

(1)吸入麻醉药、丙泊酚、巴比妥类药、阿片类药物的应用,降低了患者对缺氧的通气反应,这种作用在既往有严重慢性肺疾病患者尤为重要,这类患者通常有二氧化碳蓄积并依赖缺氧驱动增加通气量。

(2)麻醉药和镇痛药的呼吸抑制作用:对患有阻塞性睡眠呼吸暂停征患者尤为显著。

(三)手术的影响

术后肺功能受外科手术部位的影响。与外周手术相比,腹部手术后咳嗽和深呼吸能力下降,这与膈肌功能受损和咳嗽及深呼吸引起的疼痛有关。上腹部手术后肺活量下降 75%,而下腹部或胸部手术后下降约 50%。术后肺功能恢复需要几周时间。

(四)对纤毛功能的影响

正常情况下上呼吸道可加热和湿润吸入的空气,为呼吸道纤毛和黏膜正常功能提供理想的环境。全身麻醉通常以高流速输送未湿化气体,使分泌物干燥而且容易损伤呼吸道上皮。

第二节　麻醉期间呼吸功能监测

在麻醉期间,所有患者的氧合、通气均应得到连续的监测评估,必要时采取相应措施维持患者呼吸和功能正常。

一、氧 合 监 测

氧合监测的目的是保证患者组织器官氧供正常。

(一) 吸入氧气

麻醉期间,应该根据患者的情况吸入不同浓度的氧,必须保证供气源正确。

(二) 脉搏血氧饱和度

1. 概念 脉搏血氧饱和度(SpO_2)是血液中被氧结合的氧合血红蛋白的容量占全部可结合的血红蛋白容量的百分比,即血液中血氧的浓度,它是呼吸循环的重要生理参数。

2. 异常原因 低通气、气道梗阻、循环异常、设备故障等最终会引起机体缺氧。使用SpO_2监测仪时,应开启脉搏音和低限报警功能。并注意测量的伪差,如亚甲蓝、靛胭脂染料可降低SpO_2数值;碳氧血红蛋白可使血氧饱和度升高;蓝色指甲油也可降低测值。

3. 正常值 正常SpO_2应为92%~96%,相当PaO_2 64~82mmHg,SpO_2低于90%,根据氧解离曲线图,氧分压急剧下降。相反PaO_2升至100~400mmHg,SpO_2也只能升至100%封顶,说明不能显示氧量。

4. 临床应用 由于无创应用非常方便。麻醉患者均应监测此项目。如果没有合适的部位放置指夹式脉搏血氧饱和度探头,建议选用膜贴式脉搏血氧饱和度传感器;如也没有膜贴式脉搏血氧饱和度传感器,必须加强临床观察,认真观察患者皮肤、指甲或黏膜颜色,以及手术野血液颜色来判断患者氧合状态,并间断进行动脉血气分析。

(三) 血气分析

血气分析是对血液中的酸碱度(pH)、二氧化碳分压(PCO_2)和氧分压(PO_2)等相关指标进行测定,医学上常用于判断机体是否存在酸碱平衡失调及缺氧和缺氧程度等的检验手段。有的分析仪还包括离子及乳酸量,更有利于呼吸及循环调控。血气分析常用于复杂或危重患者的手术。

二、通 气 监 测

(一) 基本监测

所有麻醉患者必须观察胸廓运动和呼吸频率,全麻患者还需观察呼吸囊运动、听诊呼吸音,评估气道是否通畅,通气是否正常。

(二) 机械通气监测

必须连续监测气道压、潮气量、呼吸频率,并使报警(包括气道高压、低压报警)功能正常。建议采用声光联合报警。正压通气时,气道压不宜低于$10cmH_2O$(防止通气不足或通气管路漏气);不能高于$30cmH_2O$(防止压力性肺损伤)。

(三) 呼气末二氧化碳分压($P_{ET}CO_2$)监测

(1)监测的适应证:①麻醉机和呼吸机的安全应用;②各类呼吸功能不全;③心肺复苏;④严重休克;⑤心力衰竭和肺梗死;⑥确定气管插管的位置。

(2)异常原因:使用呼吸机及麻醉时,根据$P_{ET}CO_2$测量来调节通气量,保持$P_{ET}CO_2$接近术前水平。$P_{ET}CO_2$ 监测及其波形还可确定气管导管是否在气道内。而对于正在进行机械通气者,如发生了漏气、导管扭曲、气管阻塞等故障时,可立即出现 $P_{ET}CO_2$ 数字及形态改变和报警,及时发现和处理。连续监测对安全撤离机械通气,提供了依据。而恶性高热、体温升高、静脉注射大量 $NaHCO_3$ 等可使 CO_2 产量增加,$P_{ET}CO_2$ 增高,波幅变大,休克、心搏骤停及肺空气栓塞或血栓梗死时,肺血流减少可使 CO_2 迅即下降至零。$P_{ET}CO_2$ 也有助于判断心肺复苏的有效性。$P_{ET}CO_2$ 过低需排除过度通气等因素。

第三节　麻醉期间呼吸系统管理

麻醉期间的呼吸道梗阻多为急性梗阻,按发生部位可分为上呼吸道阻塞和下呼吸道阻塞。如未及时处理可造成二氧化碳蓄积和(或)低氧血症,严重者可导致心搏骤停。

一、呼吸系统并发症及危急事件

(一)舌后坠

对舌后坠采用最有效的手法,是患者头后仰的同时,前提下颌骨,下门齿反咬于上门齿。据患者不同的体位进行适当的调整,以达到气道完全畅通。如果上述手法处理未能解除阻塞,则应置入鼻咽或口咽气道。但在置入口咽气道时,有可能诱发患者恶心、呕吐,甚至喉痉挛,故应需密切观察。极少数患者才需重行气管插管。

(二)误吸和窒息

全麻状态或基础麻醉下常抑制保护性气道反射,误吸和窒息特别在肠梗阻或饱食患者诱导时更易发生。大咯血也可导致溺死。预防及处理:减少胃内物的滞留,促进胃排空,降低胃液的 pH,降低胃内压,加强对呼吸道的保护。

(1)手术麻醉前应严格禁饮禁食,减少胃内容物。肠梗阻或肠功能未恢复者,应插胃管持续吸出胃内容物以减少误吸的发生率。

(2)H_2 受体阻滞剂如西咪替丁、雷尼替丁等,可抑制胃酸分泌,减少胃液量。抗酸药可以提高胃液 pH,以减轻误吸引起的肺损害。

(3)饱胃患者需要全麻时,应首选清醒气管内插管,可减少胃内容物的反流和误吸。对于麻醉前估计插管不困难者,也可选择快速诱导,但必须同时压迫环状软骨以防发生反流。大咯血或湿肺患者必须采用双腔导管隔离两肺。

(三)喉痉挛

(1)严重喉痉挛必须争分夺秒,稍有贻误即可危及患者的生命。应立即去除造成喉痉挛的原因,如吸除声门和会厌附近的分泌物。

(2)用 100% 氧进行面罩加压供氧,同时应注意将下颌托起,以除外机械性梗阻因素,直至喉痉挛消失。

(3)在吸氧的同时应用静脉或吸入麻醉药加深麻醉,直至喉痉挛消失。

(4)如果上述处理无效,可应用短效肌肉松弛药琥珀胆碱,面罩加压给氧或气管插管来改善氧合,紧急时可先用 16 号粗针穿刺环甲韧带,解除梗阻,挽救生命。

(5)近来普遍应用肌松药及气管插管,以避免喉痉挛的发生。但未用气管插管的吸入或静脉麻醉的患者或患儿仍应警惕喉痉挛的发生并准备面罩给氧或气管插管用具。

（四）支气管痉挛

（1）首先要快速明确诊断，去除诱因，其次是加压给氧以避免缺氧。

（2）通过加深麻醉（如提高吸入麻醉药浓度，增加氯胺酮、异丙酚剂量等）可以缓解大部分的支气管痉挛，如果仍不能缓解，可静脉注射或吸入拟交感类药和抗胆碱药。

（3）在使用 β 受体激动药时应常规准备抗心律失常药如利多卡因等。对严重支气管痉挛者不应使用高浓度吸入麻醉药，因在未达到支气管扩张效果以前，就有可能出现严重低血压；此时可静脉快速注射糖皮质激素，最好用氢化可的松琥珀酸钠 100~200mg，但其抗感染效果并不能立即出现；伴低血压时可给予麻黄碱。

（4）紧急时给予肾上腺素静脉注射。酌情慎用氨茶碱，不推荐同时使用 β 受体激动药，在吸入麻醉后可引起血浆茶碱浓度升高而诱发心律失常，调整呼吸参数，保证有效的潮气量，必要时施行手控辅助通气。

（五）缺氧

根据缺氧的原因和血氧变化，一般将缺氧分为低张性缺氧、血液性缺氧、循环性缺氧、组织性缺氧 4 种类型。麻醉中以低张性缺氧最为常见，PaO_2 降低的原因有吸入气氧分压过低、外呼吸（通气或换气）功能障碍、静脉血分流入动脉。处理原则：

（1）保持呼吸道通畅，纯氧吸入，加大通气量。

（2）在全身麻醉插管状况下，应首先手控通气，评估肺顺应性、气管导管有无阻塞或脱出错位，并及时纠正。

（3）对其他原因进行针对性治疗，如因弥散障碍则加用 PEEP。

（六）高碳酸血症

1. 原因　①通气不足；②呼出气体再吸入；③二氧化碳产生过多。

2. 处理原则　对症对因，如全身麻醉气管插管时可提高分钟通气量、增加氧流量、排除呼吸道阻力、更换钠石灰、胸腔闭式引流、拮抗阿片类药物、间歇性过度通气；延髓中枢损伤性抑制及椎管内麻醉平面过高时，则需机械辅助呼吸治疗等。

（七）气胸

气胸常见于过度正压通气肺泡破裂，以及开腹手术损伤胸膜时，小量气胸可无明显的呼吸循环障碍；大量气胸可导致明显的肺萎陷和低氧血症；当气体单向进入胸膜腔时则出现张力性气胸，使胸膜腔内压进行性升高，导致纵隔移位、大血管受压、心排血量下降。检查可见喘息样呼吸困难、患侧呼吸音减弱、肺顺应性降低、吸气峰压升高、低氧血症。必要时行胸腔闭式引流。

二、麻醉中维持通气功能的方法

氧是维持人体生命的必需物质，是维持脏器功能的基本条件，麻醉期间出现通气不足必然导致缺氧与二氧化碳蓄积，前者可增加吸入氧浓度来弥补，后者只有加强通气管理维持足够的通气量。

（一）供氧

氧气治疗的直接作用是提高动脉氧分压，改善因血氧下降造成的组织缺氧，使脑、心、肾等重要脏器功能得以维持；也可减轻缺氧时心率、呼吸加快增加的心、肺工作负担。给氧的效果因引起血氧下降的原因而异。呼吸系统疾患因动脉血氧分压下降引起的缺氧,给氧后大都有较好的效果;而循环功能不良或贫血引起者,常规给氧只能部分的改善。

(二) 人工通气管理

1. 辅助通气 辅助通气适应证:

(1)呼吸交换量不足时:如过量的阿片类药物、巴比妥类药物等或全身麻醉过深抑制呼吸中枢。

(2)呼吸动作受障碍时:如因手术体位、脊椎麻醉平面过广等。

(3)剖胸手术中:为弥补肺萎陷所致的气体交换量不足,或预防纵隔摆动。在保留患者自主呼吸情况下,于患者吸气开始时挤压呼吸囊使患者的潮气量增加,而呼气时则放松呼吸囊,呼出气体排至囊内。挤压频率可连续或每间隔一次正常呼吸后挤压一次,压力一般为($7\sim15cmH_2O$),但与患者的胸肺顺应性有关,以胸廓中度吹张为宜。

2. 控制通气 麻醉机能人为的、主动的产生呼吸动作。它可以不依赖患者的呼吸中枢,产生、控制通气。麻醉中机械通气的应用:

(1)使用前检查麻醉机的功能是否正常,连接系统有无漏气。

(2)调整麻醉机的参数,防止通气不足导致二氧化碳蓄积或过度通气导致呼吸性碱中毒。

(3)要注意避免气道压过高,使心排血量减少,甚至导致气压伤。

(4)应随时观察胸廓活动情况和听诊双肺呼吸音,及时清除分泌物,保证呼吸道通畅。

(5)应行呼气末二氧化碳监测或血气监测,及时调整参数。

(6)应备有简易呼吸器,以便代用。

(7)当患者出现自主呼吸与麻醉机对抗时,应及时处理。

第十三章　控制性降压

控制性降压是采用降压药物与技术等方法,将收缩压降低至80~90mmHg或者将平均动脉压减低至50~65mmHg,不致有重要器官的缺血缺氧性损害,终止降压后血压可迅速恢复至正常水平,不产生永久性器官损害。

控制性降压能减少出血和输血,以及输血并发症;使术野清晰,降低血管内的张力,提高手术精确性,减少对神经血管的误伤,有利于手术操作;缩短手术时间;降低心脏前、后负荷而改善心脏做功;减少结扎烧灼组织,使水肿程度降低,伤口愈合快。近年来,关于输血有机会获得传染性疾病及血液保护的概念已被普遍接受,使控制性降压技术的应用比过去更受重视。

第一节　控制性降压对器官功能的影响

一、脑

脑组织代谢率高,血流量在安静时为750ml/min左右,占心排血量的15%,但其重量仅占全身重量的2%左右,脑组织的耗氧量占全身耗氧量的15%~20%。同时,脑细胞对缺氧的敏感性较高,因此,控制性降压的最大顾虑是脑供血不足和脑缺氧造成的危害。

(1)脑血管有自动调节功能,对局部体液因素敏感,而对神经调节无显著效应,当血压变化时,只要动脉血氧或二氧化碳分压、氧离子浓度和温度等恒定,即使平均动脉压波动在8~20kPa(60~150mmHg),脑血灌流量仍可无明显改变,当平均动脉压低于8kPa(60mmHg)时,脑血管的这种自动调节能力才减弱或消失。

(2)正常人脑血流量较为恒定,是通过脑血管的自动调节机制来完成,根据公式:脑血流量=脑灌注压/脑血管阻力=(平均动脉压–颅内压)/血管阻力,当脑灌注压为9.3~12kPa(70~90mmHg),此时脑血管的自动调节功能良好,如颅内压升高引起脑灌注压下降时,通过血管扩张,血管压力下降使公式的比值不变,从而保证脑血流量相对稳定。

(3)如果颅内压不断升高,使脑灌注压低于5.3kPa(40mmHg)时,脑血管自动调节功能失效,脑血流量急剧下降,当颅内压升高至接近平均动脉压时,颅内血流几乎停止。因此,颅内高压患者如果事前未采取降低颅内压的措施,不宜行控制性降压。

(4)动脉血二氧化碳分压($PaCO_2$)也是对脑血流重要的影响因素,吸入5%~7%二氧化碳时,脑血流量几乎可增加一倍。相反,当$PaCO_2$每降低0.133kPa,将相应地降低脑血流1ml/(min·100g)。因此,在施行控制性降压时,应尽量保持$PaCO_2$接近正常。

(5)在临床麻醉过程时,一方面,麻醉药(尤其是巴比妥类药)可降低脑代谢率,另一方面控制性降压时提高吸入氧浓度,使血浆内氧溶解量增加,以及脑组织对氧的摄取效能增加,这些代偿机制均能使麻醉患者耐受6.66kPa(50mmHg)平均动脉压时仍安全,尚未发现有脑功能持久性损害及精神异常,常温控制性降压的患者,平均动脉压最低安全界限为6.66~7.33kPa(50~55mmHg),主要是因为这也是脑血流自动调节的最低限度。

二、心　　脏

控制性降压对心脏的影响主要与冠状动脉血流的改变有关。

（1）动脉压下降时,心排血量减少,使冠状动脉血流量相应减少,但冠状动脉有自动调节能力,在灌注压下降时,心肌可按代谢需要改变血管阻力。

（2）周围动脉扩张,血压下降,可减轻心脏负荷,减少心肌氧耗量。

（3）控制性降压时,只要平均动脉压不低于临界值（6.7kPa）,并保证有效的肺通气,仍能保持心肌氧供需平衡和心肌功能良好。当收缩压低于8kPa时,可出现心肌缺血现象。

（4）降压期间,应避免低碳酸血症,以防冠状动脉血流进一步降低。降压期间,会出现反射性心动过速,使心脏舒张时间缩短,冠状动脉血流进一步降低,这对缺血性心脏病患者极为不利,使心脏缺血进一步恶化。

三、肾

肾血流有相当程度的自动调节性,平均动脉压在10.66~24kPa（80~180mmHg）范围内,肾血流量维持恒定。当平均动脉压低于9.33kPa（70mmHg）时,肾小球滤过率急剧下降,泌尿功能可能暂停,但尚无肾损害。此后,血压虽仍维持低水平,肾小球滤过率则可逐渐改善,表明肾脏有一定的代偿能力,平均动脉压在6.66kPa（50mmHg）以上时,肾实质血流可满足肾代谢需要。

（1）降压过程中,只要保持供氧充分和肾血管充分扩张,一般不致引起肾小球和肾小管上皮细胞永久性损害。

（2）肾功能正常患者降压后,尿内可有尿蛋白、管型和红细胞,但程度均不严重,恢复也快。但若降压期间血压控制不当,术后也可并发少尿或无尿,甚至因此死亡。

四、肝

正常肝血液灌流量约25%来自肝动脉,约75%来自门静脉,门静脉的正常血氧含量介于动脉和混合静脉血之间。

（1）肝脏血管无自动调节能力,控制性降压时,一旦收缩压低于10kPa,即可出现肝动脉血减少,肝脏有缺氧的危险,此时肝脏代偿性地增大门静脉血氧的摄取,保证正常的氧量。

（2）收缩压不低于8kPa（60mmHg）时,肝功能没有明显改变。因此,目前认为对肝功能基本正常的肝病患者,只要降压控制得当,不致引起显著的肝缺血、缺氧和肝细胞损害。

五、肺

降压过程中因肺血管扩张,肺动脉压降低,引起肺内的血流重新分布,可出现肺泡通气与血流之间的比例失调。一般低压时,肺血量减少使生理无效腔增大,无效腔量与潮气量比值（V_D/V_T）可以从0.3增至0.6~0.8,通气血流比值（V/Q）平衡破坏,特别在头高位时更明显,用扩血管药降压时,还可以阻止缺氧性肺血管收缩,更使V/Q值不相适应,所以控制性降压时,应予以气管插管控制通气,充分供氧为宜。

六、内脏循环

胃肠道血管的自身调节能力较肾及脑更差,血液循环的调控较困难。严重低血压时易产生内脏低灌流状态。

七、眼

动脉血压降低则眼内压也降低。低血压时的血液变化可发生某些并发症,如视物模糊,偶有失明发生。所以,控制性降压时应注意眼的正确体位、血流量及眼的局部压力。

八、皮肤和肌肉

控制性降压时皮肤和肌肉的血液流量减少,组织内氧分压降低,但不会导致皮肤、肌肉缺血坏死。测量流向皮肤和肌肉的血流量的重要性显然远不及内脏器官的重要。

九、微循环

既往认为,控制性降压不影响组织氧合,最近研究表明,硝普钠主要扩张毛细血管前小动脉,降压后由55%的血液经毛细血管、动静脉直接通道分流,致使毛细血管内的红细胞流量降低,容易引起组织缺氧,而硝酸甘油主要扩张小静脉,无上述情况。动物实验和临床观察发现,用硝普钠降压时存在组织氧合失调,营养性毛细血管血液灌注不足。

第二节　控制性降压的实施

一、一般要求

(一)术前准备

术前用药有效控制患者的焦虑,对施行控制性降压有极大的帮助。脑血流的自主调节机制在疾病、麻醉、脑创伤等状态下会受到损害。对此类施行控制性降压的患者,了解其术前血压对决定控制性降压的底线是有帮助的。

(二)麻醉处理

维持稳定的麻醉状态对顺利实施控制性降压至关重要。麻醉应达到适当深度,才能抑制肾素-血管紧张素系统,才可能在此基础上实施控制性降压。

(三)降压操作

建立可靠的静脉通路及基本监测,摆好患者体位(头高脚低斜坡位;尽量使手术部位高于心脏水平),然后用降压药物使血压逐渐下降。要注意低血压产生快慢与所用降压药物有关,不要不顾降压药物起效快慢的不同,急于增加降压药物用量。

二、椎管内麻醉

硬膜外麻醉阻滞了交感神经节前纤维,使阻滞范围内的血管扩张,外周血管阻力下降,回心血量减少,致使血压下降。但其血压控制不如药物降压容易,蛛网膜下隙阻滞可产生低血压,低血压期需要补充足够的血容量,必要时可静脉注射小剂量麻黄碱(5~10mg)。硬膜外麻醉最宜用于下腹和盆腔手术中减低失血量。

三、药理学技术

(一)利用吸入麻醉药物降压

氟烷、异氟烷及七氟烷,麻醉到一定深度,都能引起血压下降,其中以氟烷最为明显,它抑制心肌收缩力,并扩张外周血管,患者在全身麻醉后,可以开始逐步增加吸入麻醉药浓度,待到达所需低压水平,吸入麻醉药的浓度就暂时加以保持,至血压有下降趋势,麻醉药浓度可以适当降低。若血压又复上升,吸入麻醉药浓度也应随之增高,多用于其他降压方法的补充,适应于需降压程度不高,且维持低血压时间短的手术。

(二)降压药的应用

1. 硝普钠   因起效快,疗效相对稳定,半衰期短,是使用最广的控制性降压药,通过干扰巯基活性或影响细胞内钙活性,主要扩张阻力血管。使用硝普钠时,心排血量几乎没有影响。

静脉滴注 0.01% 溶液,开始按每分钟 0.5~0.8μg/kg 速度点滴,经 2~3 分钟血压缓慢下降,降压速度直接与滴注速度成比例,一般于 4~6 分钟就使血压降至预期水平。停止点滴后一般在 1~10 分钟血压即回升。

2. 硝酸甘油   能直接扩张小静脉,因降低前负荷而降低心肌氧耗量,并能增加冠状动脉灌注,降低心室容量,使缺血区能得到较多的血供,但它能增加颅内压。

静脉滴注 0.01% 溶液,开始速度每分钟 1μg/kg,一般调节至每分钟 3~6μg/kg 就能使血压降至预期水平。停药后 4~22 分钟(平均 9 分钟)血压回升。短时间降压,可一次静脉注射 64~96μg,1~3 分钟出现降压作用,持续 5~10 分钟,需要时可重复注射。

3. 三磷腺苷   具有麻痹血管平滑肌的作用,使血压下降,同时肺动脉压也有下降,躯体及肺血管阻力相应降低,而心搏量则增加,可能使心肌收缩力加强之故。三磷腺苷通常作用迅速可靠,不发生快速耐药性,适用于短时间降压的手术,单次静脉注射 0.36~2.9mg/kg,可使收缩压及舒张压平均下降3.64kPa(27.3mmHg)和 3.33kPa(25mmHg),维持 2~4 分钟,个体差异大,缓慢注射可不发生降压效果。

4. 其他降压药

(1)乌拉地尔:通过阻断外周 α 受体和中枢 5-HT 受体而降压,具有扩血管效应而无交感活性,也不影响颅内压、颅内顺应性及脑血流,50~100mg 静脉注射即可中度降压,增大剂量不再使血压剧降,停药后也无反跳现象。

(2)前列腺素 E:是一种激素,可通过抑制交感神经末梢释放去甲肾上腺素,并直接作用于血管平滑肌,引起血管扩张,导致周围血管阻力和血压降低。给药方式一般为连续静脉滴注,滴速 0.1μg/(kg·min),血压即可明显下降,停药后血压约需 30 分钟以上才能恢复,前列腺素 E 兴奋交感神经,可引起心率增快。

(3)钙通道阻断药:钙通道阻断药具有扩张周围血管,冠状血管及脑血管作用导致降压而不引起心动过速,控制性降压多应用维拉帕米静脉注射 5~10mg 或尼卡地平 10~250μg/(kg·h)静脉滴注,由于剂量过大易引起传导阻滞,故多应用于需短时降压的患者。

(4)拉贝洛尔:为 α₁ 及 β₁ 受体阻滞药,可降低心排血量及外周阻力,对心率影响小,静脉注射 5 分钟作用达高峰,半衰期长达 4 小时。对颅内高压患者不增加其颅内压是本药的优点。

四、控制性降压的管理

(一)监测

1. 血压　通常采用动脉穿刺置管直接测压法,连续监测血压,随时了解平均动脉压、收缩压和舒张压的变化,患者情况良好,降压时间短者,可采用袖带间接测压法。

2. 心电图　可测知心率、心律及心肌缺血等改变。

3. 血气分析　用以了解氧合情况及酸碱是否失衡,能反映低压状态下组织的代谢改变。

4. 尿量　反映肾脏血流灌注情况,也可反映生命器官血液灌流是否良好。

5. 皮肤温度及皮色　若皮肤仍温而未出现发绀或极度苍白,这样的患者对低压反应良好;反之,应注意是否有异常,尤其有发绀症状,应立即升压。

6. 脉搏血氧饱和度(SpO$_2$)监测　略。

7. 体温监测　因扩张皮肤血管,体热丧失更快,必须常规使用。

8. 中心静脉压监测　考虑出血多控制降压时间较长,必须放置中心静脉导管,以监测心脏前负荷血容量。

9. 呼气末二氧化碳的图形具有监测意义　可以帮助判断是否出现心排血量突然急剧下降或呼吸管道连接中断等情况(突然下降或消失)。呼吸末二氧化碳图监测还有助于避免发生过度通气,控制性降压期间,低二氧化碳血症使脑血流进一步减少,可导致脑缺血。

10. 其他　有条件时可进行其他监测包括听觉诱发电位、脑电图和胃肠道 pH 或二氧化碳分压、组织 pH。这些监测有助于了解低血压期间机体功能状态的变化。

(二)呼吸管理

降压麻醉时,患者肺泡无效腔量增加,肺血管有收缩,若呼吸处理不当,易致血内二氧化碳分压上升而氧分压下降。若患者呼吸因全身麻醉而受抑制,须加辅助,必要时做控制通气,但不宜有过度换气。

(三)输液

降压患者多有末梢血管扩张,循环血量可能减少。细胞外液有移动,用作补偿,因此对这类患者应适量补充平衡液,较为适宜。输液量的多少视血压而定,血压过降时,可适当加快输液,至血压保持在一定水平为止,严防在控制性降压时发生低血容量。

(四)降压程度

(1)控制性降压并非生理状态,降压幅度是有限度的,控制性降压不能单纯以血压下降的数值或手术不出血为降压的目标,降压的程度应参考心电图、心率、脉压和中心静脉压等指标进行全面衡量。

(2)正常体温患者,平均动脉压安全低限为 50~55mmHg,在此范围内脑血流自身调节能力仍保持正常,一旦平均动脉压低于此限度,脑血流将与血压平行下降。慢性高血压患者保持脑血管自身调节所需的脑灌注压水平更高。

(3)在临床应用中,短时间降压后平均动脉压保持在 50~60mmHg 可能是安全的。血管硬化、高血压等患者则应酌情分别对待,一般血压降低不超过原水平的30%,可基本保证安全。

(4)在满足手术要求的前提下尽可能维持较高的血压水平,并注意防止降压速度过快,以使机体有一个调节适应过程,降压过程中若发现心电图有缺血性改变,即应放弃控制性降压,以保证安全。

(五)调节体位

由于降压药使血管舒缩代偿功能受到抑制,血液受重力影响可随体位变动,如头高位时回心血量减少,可致血压进一步下降,在控制性降压时,可使手术处于最高点,以减少渗血。

(六)恢复期

(1)手术主要步骤结束后,即应逐渐停止降压,待血压回升至原水平,并彻底止血后再缝合切口,以免术后继发出血。

(2)使用作用时效短的血管扩张药,停药后调整患者体位,麻醉深度和补充血容量,血压较易回升,而用神经节阻滞药者,由于药效长,停药后血压较难回升。

(3)即使血压已回升,直立性低血压仍很显著。术后搬动患者时要严防剧烈的体位改变,术后采取头高斜体位有可能导致脑缺血性肢瘫。

(4)术后应加强呼吸及循环系统的监测,并做到及时补足术中的失血量;用鼻导管或面罩吸氧,护理患者直至清醒,通气良好,肤色红润,反应灵活。

第三节　控制性降压的适应证和禁忌证

一、适 应 证

(1)复杂大手术、术中出血可能较多、止血困难的手术(如神经外科手术)、大型骨手术(如全髋关节成形术或复杂的背部手术)、动脉瘤切除手术、巨大肿瘤的手术、头颈手术等。

(2)大血管手术时,降低血管张力,以避免剥离或钳夹血管时,损伤血管,如动脉导管结扎或切断术,主动脉瘤或主动脉缩窄切除术等。

(3)整形手术为了防止移植皮片下渗血,也可在压迫包扎前应用。

(4)嗜铬细胞瘤手术切除前应用,有利于扩充血容量及防止高血压危害。

(5)显微外科手术、要求术野清晰的手术,例如中耳手术、不同类型的整形外科手术。

(6)宗教信仰而拒绝输血的患者。

(7)大量输血有困难或有输血禁忌证的患者。

(8)麻醉期间血压、颅内压和眼内压过度升高,可能导致严重不良后果者。

二、禁 忌 证

(一)绝对禁忌证

(1)患急性心血管疾病者(除外用于降低心脏负荷为目的者)。

(2)严重贫血、酸碱平衡失调或低血容量休克者。

(3)有严重肝或肾功能障碍者。

(4)患脑动脉或冠状动脉粥样硬化症者。

（二）相对禁忌证

(1)年龄过大。

(2)颅内压增高开颅前。

(3)严重高血压。

(4)缺血性周围血管疾病。

(5)血管病变者,外周血管性跛行、器官灌注不良,有静脉炎或血栓史。

第四节　控制性降压的并发症

控制性降压,常因未能严格掌握适应证,血压过于降低,以及低血压时间过长等,造成病态及死亡,可能发生的并发症如下所述。

（一）反应性出血

手术结束前,血压未回升,致止血不充分,或血压回升急骤,导致伤口再出血。因此,手术结束前必须回升血压,充分止血,以避免术后继发出血。

（二）无尿或少尿

降压麻醉时,血压过降,尤其肾功能已有损害时,更易发生。

（三）血栓形成

脑血管、冠状血管、视网膜血管及周围血管,都有发生血栓形成的可能。

（四）脑并发症

重症损害,如昏迷、惊厥,乃至瘫痪、死亡,主要是脑灌注严重不足的结果。

（五）心脏并发症

休克、心肌梗死及心搏骤停,心电图上出现了 ST 或 T 波改变,这些都与血压过降及降压过速有关。

（六）其他

如清醒延迟,酸中毒及顽固性低血压。

健康年轻患者进行控制性降压,少有并发症发生,老年人和有潜在器官功能不全者进行控制性降压的危险性较大,所以麻醉医师一定要小心评估每例患者,基于合理原因才作出行控制性降压的决定。

第十四章　麻醉期间降温

在全身麻醉下,以物理或药物降温的方法,将患者体温降至预定范围,以降低组织代谢,提高机体对缺氧耐受性,是低温在麻醉中应用的主要目的。

第一节　麻醉期间降温生理基础

在全身麻醉下,或并用某些药物(如吩噻嗪类药物等)阻滞自主神经系统,用物理降温方法将患者的体温有控制地降至预期水平,以提高组织对缺氧和阻断血流的耐受能力称为低温麻醉。

根据临床的不同要求,降温可分为五类:①一般低温(32~34℃);②浅低温(29~31℃);③中度低温(25~28℃);④深低温(21~24℃);⑤超深低温(20℃以下)。

降温方法基本有三类:①体表降温法;②体腔降温法;③血流降温法。低温有如下特点:①降低耗氧量,代谢率随体温下降而下降;②心脏做功减少;③减少麻醉药用量;④抑制酶的活性和细菌的活力;⑤有抗凝作用,但不延长出血时间。

第二节　降温对器官功能影响

一、对基础代谢的影响

(1)低温可显著降低代谢率,其降低程度符合 van't Hoff 定律,即温度每降低 10℃,代谢率下降约 1/2(表 14-1)。

表 14-1　温度与代谢率

体温(℃)	代谢率(%)
36.8	100
31.8	75~80
30.0	60~70
26.8	50
20.0	25
16.8	20
15.0	15

(2)低温下全身氧耗减少的程度和体内器官氧消耗减少的程度并不一致,如体温在 26℃时,全身氧摄取量不到常温下的 40%,但心脏却为 50%,而脑的摄氧量 31℃以上时很少改变,31℃时才开始急剧下降,而骨骼及皮肤摄取量更多。

(3)在常温下,肾脏的耗氧量占全身总耗氧量的比例大,32℃时肾脏耗氧量减少的速度快,与其他脏器耗氧量相仿。

二、对中枢神经系统的影响

(1)低温对中枢神经系统的影响,关键是对大脑的影响。低温有脑保护作用,改善大脑对缺血、缺氧的耐受性,防止由此而造成的损伤,脑组织代谢研究也证实,低温下高能磷酸键、pH、乳酸量可保持相当时间,目前认为这种保护作用只限几小时,至于低温下允许大脑完全缺血的确切时间尚无定论。

(2)低温有脑保护作用主要在于降低脑氧代谢率和脑葡萄糖代谢率,每降低1℃,脑氧代谢率和脑葡萄糖代谢率降低7%~10%,已有研究证明,低温脑保护的机制与能量保存、抵消酸中毒解离曲线的移动、缺血细胞 K^+ 外流减少等关系很小,关键还是代谢需氧量和葡萄糖需求量减少,麻醉和低温对脑氧代谢率的影响并不完全一样,麻醉抑制大脑功能,脑氧代谢率降低,当脑电波平直时不再降低,而低温除抑制功能以外,还与抑制保持结构完整的代谢率有关。

(3)低温时脑血流量与脑代谢率的降低相平行,脑动静脉血氧差在低温时改变不明显,提示血氧与释氧保持了大脑代谢要求的水平,体温下降1℃,脑血流量减少约7%,30℃时脑血流量减少一半,25℃时,仅为正常的25%,但全身血流量每降1℃,仅减少5%,这说明脑血流阻力的增大。

三、对呼级系统的影响

(1)低温对自主呼吸的影响呈双相,先是兴奋以后逐渐抑制,呼吸浅慢与降温呈线性关系,24℃左右自主呼吸停止。

(2)由于机体仍需排除 CO_2,而通气功能受麻醉及辅助用药的抑制,所以低温时支持呼吸仍很重要,低温时气管舒张,解剖和生理无效腔增大,但肺泡无效腔无改变。肺内 O_2 和 CO_2 交换不受影响。

(3)低温时,代谢降低,中枢神经系统又受低温直接影响,通气就降低,但 O_2 耗量和 CO_2 产生量呈平行性下降,所以商不变。即使深低温时,呼吸中枢的缺氧性驱动反应仍保持不变。

(4)血温下降可使氧合血红蛋白离解曲线左移,使氧释放到组织的量减少,血液酸血症又可使氧合血红蛋白氧解离曲线右移,使氧释放到组织的量增加,两者产生代谢平衡,从而可使动静脉血氧差仍保持正常。

四、对循环的影响

(1)低温引起的交感反应因麻醉和复合用药而削弱,但心排血量、心率和平均动脉压仍随降温幅度成比例性降低,但每搏量变化不多,外周阻力仍升高,心排血量的减少以心率减慢为主,28℃时是常温时的50%,20℃时约20%。而心率的减慢是由于降温后与全身总氧耗量的下降呈平行关系,心肌收缩速度随温度而降低,但心肌收缩力并不抑制,所以经常误解低温抑制心肌收缩。

(2)低温时心血管虚脱不是心肌收缩问题,事实是心律失常所致。28℃以下则心律失常发生概率增多,Q—T间期延长,ST抬高和S波之后出现陡峭波型,即所谓 Osborn 波,T波或驼峰样征,当初以为是电流损伤,现已公认是心室颤动的预兆。

（3）低温引起的心律失常还有结性心律、室性期前收缩、心脏传导阻滞和心室颤动，这也是意外情况下低温致死的主要原因。低温引起心室颤动的机制与心肌缺氧、生物电紊乱、自律神经失衡有关，心肌的氧供不能满足氧需，即便常温下也可发生心室颤动，而冠脉血运减少，低温时继发冠脉收缩和血黏度增加大都是心室颤动（心肌缺氧）的诱因。

五、对肾功能的影响

（1）Vogt 等确认缺血期的进行性乳酸蓄积及 ATP 迅速降低（仅为对照组的 20%）是导致肾细胞死亡的主要原因。低温可延长肾血流完全阻断的时限，在 18~20℃ 下阻断肾血流 90 分钟，肾脏可不出现结构和功能改变。有报道在 21℃ 下完全阻断肾血流 60 分钟，可见轻度的结构和功能改变。

（2）低温 34~26℃ 时，肾小管的酶活性直接受抑制，同时肾小管的再吸收能力也减弱，因此，尿量并不见减少，有时反而增加，26℃ 以下时，尿量则明显减少。20℃ 以下时，尿形成停止。低温 26℃ 以上时，尿钠和氯的排泄增加，但 26℃ 以下随尿量减少，其排泄量也下降，低温下钾的排出逐渐受抑制，27℃ 时钾的排出量约为正常的 63%，且尿 pH 偏碱，复温后上述肾功能的变化均能迅速恢复。

（3）在常温下阻断降主动脉，肾功能可降至正常的 10%，在低温下阻断肾血流，肾血流量及肾小球滤过率仅减少 1/3。阻断 2 小时后的肾损害极轻，提示低温对缺血肾脏有保护作用。

六、对肝功能的影响

（1）在常温下完全阻断肝循环 20 分钟，肝功能无明显影响，而阻断 35~40 分钟时出现损害，但仍能完全恢复正常。

（2）在低温 32~28℃ 下，肝循环完全阻断的时间可延长 60 分钟，但应注意，低温下门静脉血流量及胆汁分泌减少，肝细胞内溶酶体、线粒体和微粒体活动受到抑制。

（3）肝脏的解毒能力下降，对葡萄糖、乳酸和枸橼酸等的代谢也降低。因此，在低温麻醉下应严防麻醉药过量，并避免大量输注葡萄糖等溶液。

七、对酸碱和电解质的影响

（1）体表降温过程中，如果体表与内脏之间温差过大或麻醉过浅，可致寒战并氧耗剧增，CO_2 产生增多，CO_2 溶解度增多，HCO_3^- 离子减少，导致 $PaCO_2$ 升高，pH 下降，即继发不同程度的代谢性酸中毒。另一方面，寒战可致呼吸增深加快而出现暂时性呼吸性碱中毒，但这仅能部分代偿代谢性酸中毒，pH 仍趋于下降，随着体温下降可出现呼吸抑制，若不及时纠正，可致明显的通气不足而加重酸中毒。

（2）低温下血清钠、氯、镁的变化不大，而血清钾的离子则较明显，有学者认为，体表降温期间钾离子转移至细胞内，可造成细胞内钾潴留。同时血清钾偏低，这种状态尤以施行过度通气者较明显，通常可持续到循环恢复以后较长的一段时间，且一般不会自动纠正，故应在循环恢复以后至手术后近期，认真做好合理的补钾治疗。

八、对内分泌系统的影响

在麻醉或神经阻滞状态下，低温使脑、肾上腺皮质及髓质、甲状腺及胰腺等内分泌腺的功能都受到抑制。动物实验证明,在 28～25℃ 时,肾上腺皮质激素可减至正常的 22.5% 以下,26℃ 时肾上腺素和去甲肾上腺素的分泌减少近 90%,因胰岛素分泌减少,血糖增多,复温后各内分泌腺功能都能迅速恢复,甚至出现功能亢进现象,只有抗利尿激素(ADH)在低温或复温后持续增加。

九、对血液系统的影响

随着温度的下降,血容量及血液成分均有改变,液体从血管中转移至组织间隙,使血容量减少,血液浓缩,血浆蛋白浓度增高,但总含量并无改变,嗜酸性粒细胞数减少,血液浓缩后血流速度减慢,并淤滞在末梢血管床中,特别在肝静脉系统中更为明显。纤维蛋白原及血小板均减少,在轻度及中度低温时凝血功能是减低的,但在 20℃ 时,仍可引起血管内凝血。

第三节 降温方法

一、麻醉处理

麻醉中应用低温时要做到下述三点。

(一)避免御寒反应

降温时若不能控制全身的防御反应,则引起寒战、代谢升高,体温难以下降,故降温必须在气管插管全身麻醉下进行。

(二)肌肉完全松弛

麻醉用药同一般全身麻醉。麻醉诱导多用静脉麻醉,气管内插管,术中维持常用静吸复合麻醉,必须保持足够的麻醉深度,并用肌松药,防止御寒反应及周围血管收缩以利于降温,体温下降后,静脉麻醉药的降解过程比常温时缓慢,当体温降至 32℃ 以下时,即应酌减麻醉药用量。

(三)末梢血管扩张良好

降温必须在全身麻醉状态下进行,要求一定麻醉深度,麻醉管理上应保持 $PaCO_2$ 在正常范围,以减少肺血管阻力及保持适当的脑血流量。

二、监测

(一)体温监测

在降温过程中,身体各部位温度下降是不均匀的,应同时监测几个部位的温度,常用的监测位置是代表中心温度的鼻咽、食管及直肠。鼻咽温度可反映脑的温度,食管段温度与心脏和大血管温度接近,故可称为中心温度,直肠温度可代表腹部脏器的温度。

(二)循环监测

降温早期若麻醉温度不够,机体有防御反应,血压升高,随着温度下降,心率减慢,血压也下降,在寒冷反应时,血管收缩,对血压监测有一定影响,需用动脉内置管直接测压,降温时有可能发生心律不齐,甚至心室纤颤动,应给予心电图监测。

(三)其他监测

为了解降温期间机体有无缺氧,二氧化碳蓄积和血液酸碱值,血气监测很重要,其他还应监测尿量、电解质、血液黏稠度、血浆渗透压等。

三、降温与复温的方法

（一）体表降温与复温的方法

1. 冰水浴或冰屑法　全身麻醉深度相当于Ⅲ期1~2级，即可把患者身体的大部分直接浸泡在0~4℃（儿童2~4℃）的冰水中或冰屑中降温。

（1）由于出水后机体需要经过血液流通才能使体表与体内组织间温度调整一致，体内温度在离开冰水后还要下降2~6℃，所以需要提前撤去冰水。一般在冰水中浸泡时间为10~20分钟，如降温不够时，可再用冰袋辅助降温至所需的温度。

（2）在手术主要步骤完成后即可开始复温，如用电热毯、变温水褥、热水袋或红外线等方法复温，复温装置的温度应控制在40~45℃，一般体温升至32℃即可停止复温，其后注意保温，等待体温自然升高，否则容易导致反应性高热。

（3）降温过程中，注意保护耳郭、会阴、指（趾）等末梢部位，避免冻伤。续降的温度与患者胖瘦、冰水浴时间和室温有关。若患者体瘦、冰水浴降温时间短，室温高，则撤去冰水后体温续降较少。患者肥胖，冰水浴时间长，室温低，体温续降就较多。

2. 冰袋、冰帽降温法　即在全身麻醉或自主神经阻滞后，将冰袋放置于血运丰富、血管浅在部位如颈部、腹股沟、腋下和腘窝等处，在头部戴上装有冰屑的橡皮帽或将头部置于冰水槽中，使头部降温较身体其他部位更快、更低，以便更好地保护脑组织，停止降温后，体温续降幅度小，一般仅1~2℃，该法降温一般不能使体温降至30℃以下，也很少出现御寒反应，因此可以边降温边手术，常用于小儿降温。

（二）体腔降温法

体腔内血管极为丰富，其表面面积很大，也是良好的热交换场所，在胸腔和腹腔手术时，用0~4℃无菌生理盐水，倾注入胸腔或腹腔，通过体腔内血管进行冷热交换，当水温升高至10℃时应更换，直至达到预计温度。由于体腔温度降低时，体表皮肤不受寒冷刺激，所以很少出现御寒反应。在降温时冰水于胸腔直接接触心脏，容易产生心律失常，因此较少单独使用，仅作降温不够时的辅助措施。

（三）血流降温与复温法

血流降温与复温法即利用人工心肺机及变温器。在体外循环中进行降温和复温，一般血温和水温之差不宜超过10℃。降温速度0.5~1.0℃/min，体温降至预定温度后停止降温，并维持在该水平，待主要手术步骤完成，再提高变温器水温。其注意事项包括下述几方面。

（1）加温血液不宜过快，如水温超过血温10℃，溶解在血液中的气体可能释出形成气栓。最高水温不宜超过42℃，以免红细胞破坏，一般体温升至36℃即停止复温，其后体温还下降1~2℃。

（2）本法特点为降温速度快，数分钟内可降至30℃，10~20分钟即可降至20℃以下，并可随时间调节体温的升降，可控性能好。

（3）对血流丰富的重要脏器如心、脑、肝、肾的温度下降快，起保护作用，但皮下、肌肉温度下降缓慢，体内温差大，易导致代谢性酸中毒；复温时心、脑温度可先回升，周围组织温度恢复较慢，又可减少代谢性酸中毒。

（四）深低温体外循环降温法

深低温体外循环降温法常用体表-体外循环联合降温，即先用体表降温至 30℃，再开胸插管，用体外循环及变温器继续降温至 22℃ 以下，停机阻断循环时将血液引流至贮血器，同时用 4～10℃ 心脏停搏液持续灌注冠状动脉，在停搏前静脉注射硫喷妥钠 10～30mg/kg、甲泼尼龙 2.0g、呋塞米 40mg 及甘露醇 25g，可以减少中枢神经系统的并发症，在主要手术步骤完成后，再插入导管将贮存的血液输回体内，并开始用体外循环及变温器复温。

第四节　低温的适应证

一、心血管手术

低温在心血管手术中应用最为广泛，耗氧量降低可延长循环暂停时间来进行心脏或大血管的修补手术，不损害脑及其他脏器的功能，某些心脏大血管疾病需要在"安全"的循环全停条件下进行，需要以下不同的低温深度做配合。

（1）简单的直视心脏手术如继发性房间隔缺损、肺动脉瓣狭窄等，一般仅需要循环全停 8～10 分钟，可选用食管温度 31～29℃ 的低温麻醉。

（2）需要循环全停 35～40 分钟，较复杂的心内直视手术，可选用食管温度 28～26℃ 的较深低温麻醉。

（3）需要循环全停 60～70 分钟，甚至 90 分钟的复杂心内手术，可选用食管温度 26～25℃ 加深的低温麻醉。

目前，体外循环手术时大都结合低温，由于氧耗的减少可以减少灌流量，减少血液的破坏，增加安全性，有助于完成单纯体外循环不能解决的问题。

二、脑外科手术

（1）由于低温能降低脑的代谢及耗氧量，减轻脑水肿，降低颅内压，有利于颅内手术施行。如对某些脑血管疾病、脑内血管畸形及颈内动脉狭窄等手术，需要在暂时阻断局部血管下进行，为防止因而引起的脑局部组织缺血性损害，可选用鼻咽温度 30～28℃ 的低温麻醉，取其减少脑细胞 ATP 消耗和降低乳酸积蓄等作用，使脑内的能量得以较好的保存。

（2）30℃ 以上的低温可使脑血管处于收缩状态，故不宜采用。

（3）在手术全程中不宜施行过度通气，否则因 $PaCO_2$ 过低引起脑血管收缩，对预防脑组织损害反而不利。

三、低温治疗

对心搏骤停后脑复苏，重度创伤，脓毒性休克及某些中毒性、代谢性疾病，如甲状腺功能亢进性危象、病毒性脑病、恶性高热等疾病，可选用 33～32℃ 低温作为一种特殊的治疗措施。实践证实，低温具有减少氧耗，降低代谢，减轻心脏做功，防止脑水肿，产生血液抗凝，抑制酶活性及细菌活动等有益的作用；低温可加快脑细胞恢复，改善心功能，减少细菌毒素危害和防止肝衰竭和肾衰竭，特别在心脑复苏的治疗中，以低温结合脱水为主的综合疗法已被公认为缺氧性脑组织修复的最有效措施。大量实验证明，低温对缺血脑组织的保护作用，比较认可的机制如下：

（1）降低脑代谢率。

（2）抑制兴奋性氨基酸递质的释放。

（3）增加神经元内泛素的合成。

（4）抑制自由基的产生。

（5）抑制具有细胞毒性作用的一氧化氮、白三烯、去甲肾上腺素的生成和释放；保护血-脑屏障，减轻脑水肿，改善缺血后低灌注及防止再灌注损伤。

第五节 低温的并发症

一、酸 中 毒

低温时组织灌注不足氧供减少，可致代谢性酸中毒，应纠正酸中毒；随着体温下降，自主呼吸逐渐减慢变浅，可致呼吸性酸中毒。但忌过度通气，以免组织摄氧进一步减少。

二、心 律 失 常

在降温过程中，可出现各种心律失常，其中最严重的是心室颤动，特别是未开胸之前发生最危险。体温在28℃以下发生概率明显增多。成人发生心室颤动的临界温度26～28℃，儿童体温可降至更低而不发生心室颤动。

三、复 温 性 休 克

体温升至28℃以上后，若复温速度过快，则可能发生血压下降，心率增快，心排血量下降等休克体征，这可能是由于复温过快，机体由代谢低下迅速转为亢进，氧耗量因而剧增，而各器官功能尚未恢复正常，因此导致代谢障碍。

四、胃 肠 出 血

长时间低温或深低温患者，术后1周可发生胃的应激性溃疡而出血，或因低温期间血流滞缓，形成小肠动脉栓塞致内脏出血。

五、脑血管痉挛和脑损害

体温降至30℃以下时，易发生脑血管痉挛继而发生脑损害，术后可能出现癫痫发作、意识障碍、肌强直、瘫痪、智力减退和精神变态等。

六、局部组织的冻伤和烫伤

低温麻醉时，肢体末梢易造成冻伤；而用热水袋复温时，其水温超过50℃，即可造成烫伤。

七、御 寒 反 应

防止御寒反应的主要措施是适当加深麻醉。

第十五章 体外循环基本原理及应用

体外循环(CPB)的基本目的是通过有效的循环和呼吸支持,代替心肺功能,从而为心脏外科医师创造良好的手术条件。

体外循环是通过一根或两根静脉插管将回流右心的静脉血引流至体外,对静脉血进行有效的氧合并排除体内代谢产生的CO_2,再经机械泵(滚压泵或离心泵)通过动脉管注入机体。这种体外循环可分为完全性或部分性。完全性体外循环指心脏停止跳动,全部静脉血引流至体外氧合再注入体内,主要应用于心脏手术,目的是形成良好的手术视野。部分性体外循环指心脏跳动时,一部分血液引流至体外再注入体内,主要用于心肺支持,目的是减轻负担,促进其功能恢复。

第一节 体外循环仪器设备

一、血 泵

(一)滚压泵原理

1. 泵管 主要有硅胶、硅塑和塑料三种管道。硅胶管弹性好、耐压耐磨性强,但在滚压时易产生微栓脱落;塑料管不易产生微栓脱落,但弹性差、耐磨性差;硅塑管介于两者之间。

2. 泵头 分滚压轴和泵槽两大部分。泵管置于泵槽中,通过滚压轴对泵管外壁的滚动方向挤压,推动管内的液体向一定的方向流动,要求泵管有很好的弹性和抗挤压能力。在灌注过程中滚压轴有可调性,即快速可达每分钟250转,慢则每分钟1转。

3. 其他 泵的流量和泵的转速成正比,转速太高时泵管不能恢复弹性则无此正比关系,泵槽半径越大,泵管内径越大,每圈滚压灌注的流量越多。

(二)离心泵原理

物体在做同心圆运动时产生一向外的力,即离心力,其大小与转速和质量成正比,离心泵即是根据此原理设计的。在密闭圆形容器(即泵头)的圆心和圆周部各开一孔,当其内圆锥部高速转动时,圆心部为负压,可将血液吸入,而圆周部为正压,可将血液泵出。滚压泵与离心泵的区别见表15-1。

表15-1 离心泵与滚压泵基本性能比较

项目	离心泵	滚压泵
流量	与转速和压力呈非线性正相关	与转速呈线性正相关
类型	开放、限压	闭合、限量
血液破坏	较轻	较重
微栓产生	不易	可以
意外排空	不能	能

续表

项目	离心泵	滚压泵
远端阻塞	管道压力增高有限	泵管压力增高至崩裂
血液倒流	转速不够时可发生	不会发生
机动性能	良好	较差
长期灌注	适合	不适合

（三）临床应用

1. 心血管常规体外循环　离心泵因安全性高、无阻塞、血液损伤轻、流量稳定等优点，目前已广泛用于临床体外循环心脏手术。

2. 辅助循环支持　离心泵体积小、易操作、血液破坏小，适于长时间灌注，尤其是其射血的压力依赖特性更适合于心室辅助。

3. 主动脉手术　用离心泵将左心房的血液吸出，从动脉阻断的远端注入，保证机体的血液灌注，避免腹腔脏器缺血和脊髓损伤。与单纯阻断或深低温停循环相比，其可减少死亡率和术后并发症。

4. 其他

（1）用于肝脏移植手术。

（2）PTCA 中高危患者的辅助支持。

二、氧合器

（一）鼓泡式氧合器工作原理

气体经发泡装置后，与血液混合形成无数个微细胞，同时进行血液变温，在经祛泡装置成为含氧丰富的动脉血。普通的鼓泡式氧合器由氧合室、变温装置、祛泡室装置、储血室所组成。

（二）膜式氧合器（膜肺）工作原理

以人工高分子半透明模拟人体气-血屏障，其特点为气体可因膜两侧分压的不同而自由通过膜，液体却不能通过。将硅胶膜制成中空纤维，纤维内走气外走血。

（三）膜肺较鼓泡肺的性能优势

（1）良好的气体交换，且更接近人体生理状态。

（2）明显的血液保护作用。大量研究证实，膜肺在减轻血细胞激活和破坏、降低补体激活程度等方面明显优于鼓泡肺。

（3）明显减少体外循环中栓塞的发生。

（4）明显改善脏器功能。

三、管道和插管

（一）动脉插管

动脉插管是保证血流注入体内的重要管道。它的形状有所不同，如直角动脉插管、金属丝加强型动脉插管、延伸型动脉插管等。各种动脉插管的应用应根据病情的需要及外科操作而定。动脉插管部位以升主动脉根部和股动脉常见。

(二) 静脉插管

静脉插管的种类,应根据手术种类的不同,选择上、下腔静脉引流管、右心房插管、带囊内阻断腔静脉引流管、弯角静脉引流管等(表15-2)。

表 15-2　不同类型管路选择

管路类型	泵管(in)	动脉管路(in)	静脉管路(in)	左、右心吸引(in)
成人常规包	1/2	3/8	3/8	1/4
成人搭桥包	1/2	3/8	1/2	1/4
成人血管包	1/2	3/8	1/2	1/4
儿童包	3/8	3/8	3/8	1/4
婴儿 A	3/8	1/4	1/4	1/4
婴儿 B	1/4	1/4	1/4	5/32
婴儿 C	1/4	3/16	1/4	5/32
婴儿 D	1/4	5/32	1/4	5/32

注:1in=2.54cm

(三) 心内吸引管(左心吸引管)

心内吸引管又称心腔减压管、左心吸引管,它的主要作用是对心腔内进行减压或吸引心脏内的血液创造良好的手术野,使心脏直视手术中肺动脉无血流,冠状血管无血流(心血管解剖异常和温血灌注例外)。心脏手术中来自肺静脉、冠状静脉窦的血液不仅会影响手术野,使心腔内压和静脉压增高,还可造成体外循环后的低心排综合征和"灌注肺"等。

(四) 心外吸引管(右心吸引管)

心外吸引管又称自由吸引、右心吸引管,主要功能是将术野中的血液吸至心肺机内,保证心腔手术野的清晰。

四、体外循环滤器

滤器根据滤除物质的大小可分为一般性滤器、微栓滤器和无菌性滤器。一般性滤器滤除栓子的大小在 $70 \sim 260\mu m$,在机制上以渗透式为主。微栓滤器滤除栓子为 $20 \sim 40\mu m$,以滤网式为主。无菌性滤器机制上为渗透吸收式,滤除的微小物质是细菌甚至病毒。

五、超 滤 装 置

体外循环技术的运用,使心内直视手术的安全开展成为可能,但其作为一种有创性的辅助治疗措施,在对人体进行治疗的同时也会对人体造成一定程度的损伤。在体外循环中,由于血液稀释及血液与异物表面接触等多种因素,激活体内应激反应,引起组织水肿、全身含水量增加及全身炎症反应综合征(SIRS),严重者可引起器官功能障碍。超滤(UF)不仅能有效地去除体外循环后体内多余的水分,浓缩血液细胞,恢复体液平衡,而且能清除部分炎性介质,改善术后脏器功能,提高体外循环心脏手术后临床效果。

（一）超滤基本原理

（1）超滤基本原理是通过一个半透膜滤器，将血液中水分和可溶性小分子物质与血管内细胞成分和血浆蛋白分开并滤出，其滤过驱动力主要靠跨膜压差。一般滤器膜两侧所允许的压差范围为 100~500mmHg。

（2）影响滤过效果的因素

1）跨膜压（TMP）：根据 Starling 定律，TMP 越大，滤出的液体越多，如果超过 TMP 高限，就有可能导致红细胞破裂以至溶血。

2）血流量：如果血流量较慢，就会导致大量红细胞堆积在中空纤维中，增加溶血可能性，血流过快，不能使液体在短时间内滤出，所以要将流量控制在 100~300ml/min。

3）膜的厚度。

4）膜上孔径的数目及大小。

5）血细胞比容（Hct）。

6）温度。

（二）滤出液成分

滤出液相当于肾脏原尿液，包括 K^+、Na^+、Cl^-、尿酸、肌酐和葡萄糖等，以及大部分炎性介质。大分子物质，如白蛋白、血红蛋白、纤维蛋白原，以及细胞成分等都不能透过滤过膜，因此不会被滤出。

（三）超滤法的类型及特点

1. 常规超滤（CUF）

（1）CUF 是最早使用的超滤方法。在使用时超滤器与体外循环通路并联，其入口端与动脉管路相连接，一般与动脉微栓滤器顶端出口相连，出口端与静脉回流室相连接。利用负压吸引（-150mmHg）建立跨膜压差，用附加泵控制超滤流量。超滤时机一般在开始复温后开始至停机。

（2）特点：正常的转流难以维持氧合器液面，因此滤除水分有限；对于手术时间短的患者，通常还来不及超滤就要终止体外循环。

2. 改良超滤（MUF）

（1）目前最常用的超滤法由 20 世纪 90 年代初 Naik 等学者创建。将进口用一个"Y"形三通与靠近主动脉插管的地方动脉端相连，同样出口端与静脉回流管路相连接，血液回输到右心房，并在出口端分出一个测压管来监测右心房压力，由泵来控制流量，一般 100~150ml/min，超滤的时机在脱离体外循环后 10~15 分钟内进行。

（2）特点

1）体外循环停机后使用该技术，转流过程中可以进行一定程度的血液稀释，停机后使用该技术可以及时纠正低 Hct 状态，特别是对于发绀型血液黏滞度高的患者有益。

2）若超滤过程中有容量不足导致血压下降，可直接从主动脉泵将氧合器内余血回输给患者。

3）不受静脉储血室内液面及手术时间的影响，排除水分彻底。

3. 零平衡超滤（ZBUF）

（1）ZBUF 是于 1996 年由 Journois 等学者创建。它是 CUF 改良后的一种超滤方式，其滤器的安装方式和超滤时机与 CUF 一样，零平衡即滤出多少液体同时就加入等容量的晶体液到静脉储血室,通过不断地循环滤出炎性介质。

(2)特点:能有效地去除炎性介质,降低炎性因子浓度,但不能滤出体内多余水分浓缩血液。Journois 研究显示,MUF 和 ZBUF 技术的合用,可更好地去除炎性介质、滤出体内多余水分、浓缩血液。目前许多医院已采用该技术。

（四）超滤法在体外循环中的作用

1. 超滤技术 是一种能够安全有效地浓缩血液、排除体内过多水分及代谢产物的方法。在 CPB 中或停 CPB 后应用超滤技术可使术中体内液体出入量达到较满意的平衡,减轻心脏负荷,提高血浆胶体渗透压,加速组织间水分的吸收,去除炎性介质,减轻全身炎症反应,对术后早期阶段,防止临床或亚临床肺水肿、脑损伤及心功能不全等有积极作用。

2. 其他 超滤对 CPB 心脏术的作用机制仍未完全清楚,尤其是在对细胞因子的影响方面存在较大争论,需要进一步进行研究。

（五）超滤法的适应证

(1)慢性心肾功能不全的患者。

(2)婴幼儿患者,尤其适应于 MUF。

(3)术中尿量偏少,使用利尿药仍不能奏效者。

(4)转流中血液稀释较大,Hct 较低者。

（六）超滤中应注意的问题

(1)由于超滤器也是由非内皮化的合成材料制成的,因此在与血液接触过程中同样会引起炎性因子的释放,但随着材料和生物相容性的不断改善,一些新的滤过膜已经能够做到对血液最低程度的影响;超滤过程中应适当提高动脉灌注压,并保持其稳定,动脉灌注压过低时不宜超滤。

(2)超滤过程中动脉灌注流量应比超滤前适当提高,一般提高 10% 左右,以补充超滤的分流量,保证组织器官的血液灌注;超滤过程中应监测 ACT,防止滤器内凝血,保持 ACT 在480 秒以上;小体重婴幼儿在 MUF 期间应注意应用变温毯和提高室温进行保温;超滤量较多时要注意电解质平衡和麻醉药的补充;如果因高钾血症而应用 ZBUF,应追补不含钾的液体;如果发现滤出液为红色,说明超滤器漏血,如漏血严重,应停止使用并及时更换超滤器;如有任何变态反应发生,应立即终止超滤,进行相应处理。

六、辅 助 装 置

为了保证体外循环安全和灌注医师操作的准确性,体外循环应用了一些辅助设备如血氧饱和度仪、液面监测系统、气泡和压力监测系统等。

第二节 体外循环的管理

一、体外循环前的准备

1. 术前访视患者与检查病史 包括个人史、既往史、心外科手术史、治疗用药史。进行全身视诊,计算体表面积。了解器官功能,如术前体温、血压、血红蛋白、红细胞记数、血细胞比容、尿常规。常规做心电图、超声、X 线等检查,了解精神状态,估计病情,制订合理的预充计划和进行准备。

2. 体外循环物品及仪器设备 无菌物品、人工心肺机、变温水箱、气源、其他监测设备、消耗物品。

3. 管道的安装 检查氧合器、回流室、动脉微栓过滤器及管道,在无菌条件下按要求连接和安装管道,管道接头应光滑、牢靠,台上物品应用无菌单包好,把氧合器、回流室及整个循环管道安装在体外循环机适当位置,勿扭曲。预充前可适当预充二氧化碳,以便排气。

二、体外循环预充和血液稀释

1. 血液稀释 一般病种转流中 Hct 控制于 20%～25%;术前有红细胞代偿性增多的发绀型病种 Hct 应控制于 25%～30%;深低温低流量、停循环的手术 Hct 可低至 20% 以下。

2. 晶胶比例和胶体渗透压(COP) 转流初期总体晶体/胶体比例应为(0.4～0.65)∶1,后期应逐渐降低。转流初期相对 COP 应不小于转流前的 60%,后期应提高。

3. 调节方法

(1)Hct 过高:可以通过静脉或 CPB 放血,留备 CPB 后回输;同时补充无血晶体或胶体预充液。

(2)Hct 过低:可以应用药物利尿,或行超滤;同时补充库血或单采红细胞。

(3)COP 过高:可补充晶体液,同时注意 Hct 监测,严重者应以离心分离或洗涤红细胞等方法进行血浆置换。

(4)COP 过低:可补充胶体溶液,可使用高浓度制剂,同时利尿或滤水。

三、体外循环中的管理

(一) 体外循环前的准备

1. 仪器设备检查

(1)电源检查,确保接头牢固、指示灯正常、紧急摇把预备良好。

(2)管道检查:主要包括动静脉管路的预充情况、各泵管的正确方向和位置、不同型号管道的流量校正情况及泵管的压紧程度。此外,检查管路的连接是否紧密、微栓滤器有无渗漏。

(3)气源检查:检查气体通道连接是否正确,混合器报警是否正常。

(4)氧合器检查:检查氧合器连接是否正确,检查鼓泡肺的发泡祛泡情况,开放膜肺的出气口,不可过早通气;转流前关闭所有侧路。

(5)泵检查:确保泵的工作状态正常,运转方向准确。

(6)变温水箱检查:检查变温水箱的工作状态,确保无漏水情况,根据手术需求设定温度范围。

2. 患者情况检查

(1)复习患者病情,熟悉预定的外科手术方法,综合分析术中可能出现的问题并做好处理准备。

(2)确保麻醉和肌松效果达到预期,避免循环时因血液稀释而导致麻醉变浅的情况发生。

(3)待全身肝素化,ACT>480 秒方可转机。

（二）体外循环初期的管理

1. 体外循环初期

（1）概念：从心肺转流开始到冠脉循环阻断前。

（2）特点：此阶段心脏仍做功，与人工心肺机共同维持循环，是实现患者呼吸循环完全由人工心肺机支持的过渡阶段。

（3）要点：维持血流动力学的稳定，力争平稳过渡。

（4）操作过程：①核对，与外科医生核对管道后，即可开始转流，先缓慢启动动脉泵，观察泵压，之后逐渐松动静脉钳，据动静脉压、储血器内液面情况及心脏充盈度，调整合适的流量，维持出入量平衡。②降温，如无异常，开始血液降温。③阻断，阻断上下腔静脉和升主动脉。阻断升主动脉时降低灌注流量，使心脏在低负荷状态下停搏，进入完全心肺转流。

2. 麻醉　维持通气至心脏不再射血。观察患者循环状况，出现一过性肤色苍白为正常情况，可很快恢复。待血压及混合静脉血氧饱和度等指标稳定后，停止吸入麻醉和肺通气，中止静脉输液和转流前应用的血管活性药物的使用。

3. 动脉插管注意事项

（1）插管部位：升主动脉、股动脉及腋动脉等，升主动脉插管最为常用。

（2）管径选择：若管径过细，则灌注阻力增高，组织关注不足；若管径过粗，则在升主动脉内占有位置过多，影响心脏收缩时的血液输出。特别是在终止体外循环前，可能出现影响患者血流动力学的问题，出现"低心排"假象。

（3）位置问题：若动脉插管的顶端在主动脉内膜和中层之间而未进入动脉腔内，转流开始后，可发生动脉内膜的中层分离，管腔缩窄闭锁，阻塞血流。临床表现为泵压骤然升高，主动脉根部膨胀，色泽发蓝，低血压；若夹层远达无名动脉或左颈内动脉，则同侧面色苍白，瞳孔散大；随着动脉剥离的发展，动脉压血压消失，静脉充分引流使储血器液面迅速上升并充盈。存在主动脉严重钙化、壁薄扩张、夹层动脉瘤、主动脉反复插管阻断、升主动脉插管角度不当者，应高度警惕。转流前先输两圈液体，观察泵压及插管部位有无异常。一旦发生，应重新选择插管部位，修复原来创口。

4. 静脉插管注意事项

（1）插静脉插管不宜过深。若上腔静脉插管过深，超过颈内静脉或无名静脉汇合处，会影响左侧上肢和脑部静脉回流，造成对侧头面部瘀血。若下腔静脉插管过审，超过肝静脉，可造成腹腔脏器静脉回流受阻。

（2）静脉插管可导致血液回流受阻，将插管送入腔静脉后应尽快建立体外循环，时间过长可能导致血流动力学难以维持。

5. 氧合状况

（1）膜式氧合器：先开机后开气，先停气后停机。根据温度和血氧分压调节氧浓度，根据二氧化碳分压调节通气量。停循环或低流量时，停止通气或降低通气量。停机后不可再动脉路抽血。

（2）鼓泡式氧合器：氧浓度100%，根据血气分析中二氧化碳分压和氧分压调整氧流量。

6. 温度控制

（1）掌握降温时机，需要保温的手术要及时保温，部分手术需要在安放左心引流管后才能降温。

（2）根据病情、手术难易程度、氧合器性能等确定血液降温的目标温度。

（3）体外循环结合低温的优点：氧耗低，可采用中等流量灌注，减少血液中有形成分的破坏，有利于重要脏器的保护，同时可提供清晰的术野。

（4）体外循环结合低温的弊端

1）成人体温降至30℃以下、儿童降至28℃以下容易引发心律失常。

2）低温下血液黏稠度较高，停循环时有发生脑梗死的危险。

3）深低温下，氧离曲线左移，不利于氧释放及脑组织摄取氧。

4）若降温不均匀，组织间存在温差会对组织造成伤害，如脑部温差可引起脑损害，心脏温差可影响心肌保护，复温过快或温差过大可产生气栓。

（三）体外循环中期的管理

1. 流量调节

（1）不同温度对应不同的灌注流量。常温下成人灌注流量维持 $2.2 \sim 2.8L/(m^2 \cdot min)$ 范围，婴幼儿维持 $2.6 \sim 3.2L/(m^2 \cdot min)$ 的流量较为合适。中低温虾成人流量维持 $1.6 \sim 2.2L/(m^2 \cdot min)$，婴幼儿维持 $2.0 \sim 2.4L/(m^2 \cdot min)$ 较为安全。深低温时，流量可降至 $30 \sim 50mL/(m^2 \cdot min)$。

（2）流量判断标准：pH 在正常范围，混合静脉血氧饱和度在 60% 以上，每小时尿量维持在 1mL/kg 以上。

（3）低温下，流量过高可影响术野，增加血液破坏概率，也可导致脏器水肿。

2. 电解质调节

（1）钾离子的调节

1）低钾的原因及处理：大量排尿；术前长期使用利尿剂，存在隐性缺钾；通气过度、pH 升高、低温等因素导致钾离子向细胞内转移。体外循环中补钾要求少量多次，及时复查血钾。

2）高钾的原因及处理：术中回收含钾停跳液；严重血液破坏；体外循环下肾功能抑制；严重酸中毒。处理方法为利尿，适当给予 $NaHCO_3$，通过碱化作用使 K^+ 向细胞内转移。

（2）钙离子的调节

1）低钙的原因及处理：体外循环中，肝脏分解枸橼酸的能力下降，加入血浆后，枸橼酸与体内钙结合，使血钙浓度降低。处理方法为依照检查结果，加入血浆后及时补钙。在心脏复苏时，大量钙内流，增加氧耗，可导致氧供需失衡，易出现再灌注损伤，应在心脏复苏 $5 \sim 10$ 分钟后常规补钙。

（3）镁离子的调节：多尿可引起细胞内镁离子的缺乏，镁离子是数百种酶系统的辅因子，钙与镁有协调作用，镁缺乏可能导致外源性钙补充无效。补钾的同时补镁可减少心律失常的发生概率，但要注意，不可大量快速补镁。

3. 酸碱平衡的调节　体外循环中常见呼吸性碱中毒和代谢性酸中毒，发生严重代谢性酸中毒时可用 $NaHCO_3$ 纠正。补充时首次给全量的 $1/3 \sim 1/2$ 或根据血气分析结果进行补充。在纠正酸中毒的同时，应注意提高灌注流量和红细胞压积，还要注意监测血糖水平，注意血糖升高引起的代谢性酸中毒。

4. 灌注压的调节　体外循环中灌注压受监测部位、血管阻力、血液黏稠度、体温等诸多因素的影响。一般成人灌注压维持 $50 \sim 80mmHg$，婴幼儿维持 $30 \sim 70mmHg$ 较理想。对于高龄、高血压、糖尿病患者，由于基础血压较高，脑血流自主调节功能差，故体外循环过程中应维持较高的灌注压。

（1）低血压原因:术前容量不足,血流动力学不稳定;自身循环与体外循环过渡不稳;无搏动血流;血液稀释引起血液黏稠度下降,血管阻力降低,体内儿茶酚胺浓度降低;过敏反应。

（2）高血压原因:氧分压过高或二氧化碳分压过低;麻醉程度减轻,引发机体应激反应收缩血管,导致血压上升。

5. 中心静脉压的检测和静脉引流的调节　中心静脉压可反映血容量及心功能,一般体外循环中测得的中心静脉压为 0 或负值。其在体外循环中的作用是监测静脉回流有无梗阻。若上腔静脉回流不畅,通常出现头部充血、颜面发绀,严重者可引起脑补并发症。若下腔静脉回流不畅,可引起腹腔脏器淤血。以上因素均可造成氧合器液面难以维持,应及时进行调整及纠正。体外循环中,除特殊要求,一般不需要控制静脉回流量,但小儿患者应注意,其血流量比成人高,脑代谢也强于成人,所以静脉回流通畅对其而言更为重要。静脉回流不畅的常见原因包括:静脉插管选择不当;静脉插管位置不当,过深或脱出;管道扭曲、打折;管道内有大量气栓;管道选择不当,过细或过长,导致回流阻力增加。

6. 术中尿量控制　体外循环中监测排尿量是评估灌注满意与否及下腔静脉有无梗阻的可靠指标之一。如果灌注流量正常,灌注压满意,但无尿,除应排除尿管问题外,可考虑是肾血流量减少,肾小球滤过率降低所致,可酌情应用利尿剂。若下腔静脉回流不畅,应及时纠正。对于长期应用利尿剂的患者,术中应用利尿剂应慎重。对于术中尿量较多的患者,应注意补充电解质。此外,对于术前存在肾功能损害的患者,应注意适当进行血液稀释,尽量减少对血液有形成分的破坏,维持足够的灌注流量,适当使用利尿剂。在长时间的体外循环过程中,因机械损伤等因素会出现血红蛋白尿,此时应适当使用利尿剂,并给予碳酸氢钠防止铁血红素在肾小管内沉积,引发肾衰。

7. 术中心肌保护　在心脏停搏和复苏后保持心脏空跳,维持一定的灌注压,使心脏获得高灌注;心肌阻断后,及时有效地灌注心肌保护液,使心电活动处于静止状态。

8. 抗凝　由麻醉医生进行体内肝素化,首次体内肝素剂量为 300~400IU/kg,静脉注射肝素 5~10 分钟后抽血标本测 ACT,大于 480 秒方可转机,不足时按全量的 1/3~1/2 追加肝素。如果肝素用量达常规的 2~3 倍,ACT 仍达不到 480 秒,应考虑肝素不敏感、过敏或耐药。

（四）体外循环后期的管理

体外循环后期是指升主动脉开放心脏复跳至停机这一时间段。此时是心脏辅助阶段,需为患者心肺取代人工心肺机支持循环和呼吸的过渡进行系统全面的准备。此阶段应维持较高的灌注压,视心率和心肌收缩力恢复情况,逐渐增加前负荷。可根据中心静脉压、心率等指标逐渐补充血容量,缓慢减低流量。在还血过程中,若心脏不胀,收缩有力,血压维持满意,可逐渐停机。若在调整容量时心脏胀满、收缩无力,血压有下降趋势,则应高流量维持辅助循环,不可匆忙停机。经辅助和调整心功能有明显改善后,方可考虑停机。如果停机后心跳无力,心律失常,应立即恢复循环。

1. 心脏

（1）心律:开放升主动脉后,可能出现室颤,通常以 10~40 焦耳,非同步电击除颤使心脏转复为窦性心律。房扑房颤用同步复律较容易转为窦性心律。顽固的室性心律失常要注意纠正原因,盲目除颤增加心脏氧耗造成心室扩张,严重导致不可逆心肌损伤。

1）低温促使心室纤颤,成人血液温度低于 30~32℃,小儿低于 25℃,应继续复温。

2）血钾大于 5.5mmol/L,ECG 示 T 波高尖,需行利尿、超滤促使排泄;补充钙剂拮抗其对心肌的负性作用;给予碳酸氢钠、葡萄糖和胰岛素使钾向细胞内转移,注意补充镁剂,镁缺乏易造成心律失常。

3）冠脉问题 存在明显气栓,应重新阻断,停跳液高压灌注冲洗气体后再开放动脉。术前有冠脉狭窄供血不足的病史、体征者,特别是高龄和高血压患者,要检查冠脉有无僵硬、结节,一旦存在冠脉梗阻或严重狭窄,需行冠脉搭桥修复。偶有不慎切断或缝合冠脉,需认真检查。

4）氧合不佳使冠脉血液供氧不足,改善氧合状态即可纠正。

5）动脉压过低冠脉流量不足,导致心肌特别是心内膜下灌注不良,增加灌注流量,提高平均动脉压有利冠脉灌注。

6）换瓣者要检查瓣膜情况,如果系主动脉瓣装反,则需重新安装。

7）Ⅲ度房室传导阻滞时,需安装起搏器刺激心脏收缩。

8）大量普萘洛尔、维拉帕米等药物抑制心脏电活动,需辅助循环待其代谢。

（2）心率:适度的心率有助于心输出量达到最大值。一般成人心率维持 75~95 次/分最佳,小儿心率较成人快。心脏每搏容积受限时,如室壁瘤切除,需保持较快的心率;心肌缺血或搭桥血管重建不良时,维持较慢的心率有利心脏供血。

1）心动过缓可用起搏方式控制,也使用阿托品或 β 受体激动剂提高心率。

2）停机前心动过速应注意查明原因,如高碳酸血症、麻醉浅、心肌缺血等,应区分后对因处理。窦性心动过速通过还血使心脏充盈即可恢复,对室上性心动过速多采取电复律,地高辛、钙通道阻滞剂、β 受体阻滞剂对控制心室率有一定作用。

（3）后负荷:全身血管阻力（SVR）是后负荷的决定因素。SVR 上升,心脏做功增多,氧耗增加。CPB 后期降低 SVR 有助于心脏恢复其泵功能,SVR 过高需加深麻醉或使用血管扩张剂。SVR 过低（表现为高灌注流量状况下平均动脉压仍低）,不能保证冠状动脉有效灌注压,需采用 α 受体激动剂如去氧肾上腺素或去甲肾上腺素。

（4）心肌收缩力:体外循环后心肌收缩力过低的危险因素有:术前心功能较差,如低 EF、高 LVEDP 者、高龄患者、体外循环时间和阻断时间长、心肌保护不良等。停机前需以多巴胺、多巴酚丁胺、肾上腺素类药物支持,还可应用磷酸二酯酶抑制剂类药物。

（5）前负荷:体外循环结束时的心室充盈压需参考转流前的数值。术前心室充盈压高者往往体外循环后也维持较高值。存在肺动脉高压、严重左心功能不全者需置左房管测压,据左房压调整最适前负荷。直接观察心脏充盈状态对前负荷调整也有帮助。停机前经食道超声可提供准确的容量数据、心室收缩幅度和排气情况。

2. 肺

（1）保证气道通畅,包括气管插管连接正确无扭曲、呼吸管路完整、呼吸机工作使两侧肺均保证充足的通气。一旦心脏复跳,恢复肺的呼吸功能。

（2）先直视下手捏气囊膨肺,之后启动麻醉机,行呼吸监测,提供适宜的潮气量和氧供,以 100% 的 O_2 机械通气。

（3）肺的充气和排气,观察有无局部肺不张,每次呼吸两侧肺应同步升降。检查两侧胸腔有无液体或张力性气胸。

（4）肺顺应性,如果气道阻力大,肺顺应性降低,术后可能出现氧合或通气障碍。听诊呼吸音,必要时可给予气管舒张剂。体外循环后肺功能障碍时,应用 PEEP 或其他复杂的通气方式处理。

（5）脉搏及静脉血氧饱和度监测可反映肺的换气功能和机体代谢情况，呼出气 CO_2 分压可体现 CO_2 排出状况。

3. 其他方面

（1）温度　复温至鼻咽温 37℃，直肠温 34℃ 以上，室温温暖。

（2）实验室数据　调整血气、酸碱、电解质处于正常范围，HCT20% ~ 25% 以上，静脉血氧饱和度稳定。

（3）维持适宜的麻醉和肌松，检查术野出血情况、药物输注的速度及用量、监测指标的准确性等。

（4）停机前储血器内的血容量可判断停机后有多少容量用于充盈心肺，达到最适前负荷。过多往往提示体内血管收缩，容量不足，应与麻醉师配合继续还血使体内容量充足。过少往往需补充液体。

（5）SvO_2据 SvO_2 可推测外周组织灌注情况。停机前大于 60% 说明氧供充分；小于 50% 提示氧供不佳，需提高灌注流量及 HCT，适当加深麻醉和肌松。停机过程中，SvO_2 上升预示 CPB 后心肺将良好的支持呼吸循环；反之，停机前需进行处理。

（6）流量：停机时先部分控制静脉回流，使心脏充盈度满意，接着降低动脉泵流量，让更多的血液流经心脏，从而逐渐恢复其泵功能。最好在监测 CVP、LAP 或 PAOP 下进行，同时注意心脏外观、SvO_2 变化趋势、动脉压情况，还血至维持满意的血流动力学指标。当泵流量降至低于 $1L/(m^2 \cdot min)$，血流动力学指标稳定，可完全阻断静脉引流，同时停止动脉泵停机。

（7）辅助时间大于阻断时间 1/4 以上方可停机。

（五）脱离体外循环困难的原因

1. 心肌收缩状况

（1）全心功能不全说明阻断期间心肌保护不良，或高钾及负性肌力药物的使用，应予以纠正。常温维持适宜的血压保证冠状动脉充分灌注的情况下，长时间辅助使心脏得以休息，有助于功能恢复。

（2）局部舒缩功能受限，应考虑局部冠脉或移植血管的痉挛或梗阻。TEE 超声心动是诊断病变部位的有效方法。没有 TEE 时，体外循环下抬起心脏仔细观察。冠脉气栓是常见原因，突然发生，通常几分钟后缓解。提高灌注压，以 100% 氧通气有助于其恢复。

2. 心律和心率　心室顺应性下降时心房收缩对心输出量的维持有重要意义。应尽量协调房室收缩。大多成人患者心率 80~98 次/分达到最大心输出量，但依赖继发病变及代偿机制者（主动脉瓣关闭不全经换瓣后左室仍然膨胀扩张）、原有病变仍存在者（冠状动脉搭桥术血管重建不满意），术中存在特殊情况者（阻断时间过长引起的全心功能不全）应予适当处理，调整适宜其具体情况的心率。

3. 血流有无梗阻　机械性梗阻包括术前未诊断的二尖瓣狭窄、二尖瓣瓣环置换后、瓣膜成形不良、主动脉插管过粗、主动脉夹层等；动力性梗阻多为主动脉下漏斗部狭窄。流出道梗阻表现为心脏收缩有力而动脉压和心输出量很低。在梗阻部位上下测压即可确诊。动力性梗阻还可通过术中超声心动帮助判断，并评价治疗效果。所有流出道梗阻的情况均需及时解决。

4. 瓣膜功能不全 术中不小心损伤瓣膜、瓣膜成形不满意、较大的瓣周漏、缺血引起的乳头肌功能受损等原因造成的二尖瓣和主动脉瓣功能不全往往造成严重后果。肺动脉瓣和三尖瓣机能不全在肺动脉高压病人易导致右心衰。据超声心动和压力波形及血流动力学可做出诊断。一般需针对病因进行处理。

5. 前负荷调整不当

(1)心脏充盈受阻或急性失血造成的前负荷过低。静脉插管阻断带未开放,插管本身或缝线过度牵拉所致的心腔容积下降会使静脉回心血流受限,应开放静脉阻断带调整插管位置。急性失血多因心内吸引过多、动静脉钳夹不全、动脉管路崩脱、血液流入胸腔或腹腔等引起,观察储血器内液面变化,检查原因,阻止进一步失血。

(2)支气管痉挛和分泌物堵塞使呼气时气体排出不完全常导致肺过度膨胀影响前负荷。气胸、血胸等也会使前负荷受影响。解决病因后充盈心脏使之达最适前负荷。

(3)评价前负荷时,往往遇到心脏饱满、充盈压较高而心室内容量不足的情况,多与病人心脏顺应性下降有关,如心室壁肥厚。即使病人心功能良好,停跳液麻痹、手术损伤等因素也可改变充盈压与心室舒张末容积的关系。这种情况用 TEE 指导还血较传统据充盈压的方法更加合理。也可据 Frank-Starling 曲线增加前负荷直至动脉压和心输出量不再升高为止。

6. 有无明显的血管收缩或舒张 显著的低血压往往由于过敏性休克、过敏反应、严重贫血、高温、血管扩张剂的不当使用和内毒素的释放。高血压多由麻醉浅、血管收缩剂的使用和高血压病人术前口服降压药不足引起。体外循环全流量下调整体肺循环阻力满意再考虑停机。

7. 代谢率是否过高 心脏储备差的病人代谢率增加会导致酸中毒而进一步降低心输出量。应维持适度麻醉和肌松,保持体温正常。

8. 其他 残余分流、严重高钾和酸中毒、心律失常等也是造成停机困难的常见原因,应分别处理。另外,维持药物因通路不畅、渗漏等而不能进入体内或剂量不足也需考虑。

9. 停机困难时的基本处理

(1)首先必须维持有效的体外循环辅助,监测抗凝情况,一旦 ACT 小于 480 秒要补充肝素。

(2)应按照正确的顺序操作,不要遗漏重要环节,如危重患者高流量转流时突然停机,心脏不能耐受。

(3)需再次评价监测指标的准确性,如动脉测压零点漂移应重新校正。

第二篇　专科手术麻醉

第十六章　胸科手术麻醉

第一节　胸科手术的麻醉特点

一、麻醉选择的原则

为了减轻开胸后的纵隔摆动及反常呼吸,以及避免低氧血症及维持气道通畅,同时消除因手术操作刺激胸腔内感受器所致的应激反应,应首选全身麻醉(全麻),即气管内插管后应用肌松药控制呼吸。近年多采用硬膜外神经阻滞复合全麻,可以减少术中全麻药的使用,术后进行病人自控硬膜外镇痛(PCEA)。临床上主要根据以上原则,以及麻醉医师的知识、经验、技能、科室麻醉机的配备等来选择具体的麻醉方法。

二、麻　醉　药　物

(1)氟化类吸入麻醉药(恩氟烷、异氟烷、七氟烷、地氟烷),具有较高的油/气分配系数,麻醉作用强,最低肺泡有效浓度(MAC)低,可以并用高浓度氧。同时血/气分配系数较低,麻醉诱导及苏醒较快,容易控制,尤其适于开胸手术。

(2)心脏功能极差的患者或心血管手术应用大剂量芬太尼或芬太尼类静脉麻醉不抑制心肌,最为有利,但延长了术后机械通气的时间,若术前情况尚可,也可采用小剂量芬太尼(5~8μg/kg)辅助异丙酚(3~4μg/kg)或咪达唑仑(0.08~0.1mg/kg),并用吸入麻醉及非去极化肌松药后行机械通气,维持正常通气功能。

(3)氯胺酮有减轻支气管痉挛的作用,不抑制缺血性肺血管收缩反应,但其致幻作用难以避免,因此较少用于成人。

三、麻醉期间呼吸、循环的管理

(1)维持呼吸道的通畅,防止麻醉期间低氧或二氧化碳蓄积:因为手术为侧卧位,气管导管容易移位,患侧肺、支气管内的分泌物、血液倒流,容易造成气道的堵塞,术中应严密监测呼吸动度、气道阻力,有分泌物时及时分次吸出,可连续监测脉搏血氧饱和度(SpO_2)、呼末二氧化碳分压($P_{ET}CO_2$)。

(2)麻醉应掌握一定的深度与足够的肌松:若麻醉期间因麻醉过浅诱发支气管痉挛或肌松不足产生呼吸机不同步等可出现 Auto-PEEP,此时气道内压增加而影响肺通气与回心血量发生低血压,因此若麻醉中发现支气管痉挛伴低血压时,加深麻醉常可有效。

(3)维持良好的通气状况:预先设置好呼吸参数,注意术中定期膨肺,关胸前一定要证实萎陷的肺已完全膨胀;闭胸后胸腔引流连接密闭水封瓶,要反复膨肺至瓶中无气泡溢出,水柱随呼吸上下波动。

（4）任何胸内手术都有大出血的可能，术中应结合手术操作密切注意血压、脉搏、心电监护，防止因出血或手术操作刺激纵隔、肺门引起血压下降、心律失常。

第二节　开胸和侧卧位对呼吸循环的影响

胸科手术多需开胸及侧卧体位，严重妨碍呼吸通气，进而影响循环功能，也是麻醉过程中首先需要加以解决的问题。

一、开胸的病理生理改变

开胸后由于胸内压力由原来负压变为正压，从而导致对呼吸及由神经反射对循环的影响，常见有以下几种情况。

（一）开胸侧肺萎陷

一侧开胸后，任其自然呼吸，由于空气进入开胸侧胸腔，胸腔内负压消失，肺的弹性回缩使肺部分萎陷，肺萎陷又使肺通气面积急剧减少，可达正常的 50% 左右。

（二）反常呼吸与摆动气

由于开胸侧肺内压始终与大气压相等，所以当吸气时，对侧肺膨胀使肺内压低于大气压，开胸侧肺进一步缩小使肺内部分气体随外界空气同时吸入对侧肺内。当呼气时对侧肺缩小使肺内压高于大气压，呼出肺内气体，但部分又进入开胸侧肺内，使开胸侧肺与正常呼吸时进行相反的回缩和膨胀动作，称为反常呼吸。结果有一部分气体往返于两肺之间，称为摆动气。增加摆动气即增加无效气量，造成严重缺氧及二氧化碳蓄积。反常呼吸程度与摆动气量及气道阻力成正比。所以控制呼吸时维持气道通畅极为重要。

（三）纵隔摆动

如胸腔开口比气管直径大 6~8 倍时，两侧胸腔的压差即可使纵隔来回摆动，如吸气时健侧负压大，纵隔移向健侧；呼气时又推向开胸侧，纵隔来回摆动称为纵隔摆动，剧烈的纵隔摆动使上、下腔静脉来回扭曲受阻，梗阻更使静脉回流减少，心脏每搏量减少。同时摆动对纵隔部位神经的刺激也易引起反射性血流动力学改变，甚至心搏骤停。

（四）肺内分流增加

由于开胸侧肺萎陷，流经不通气的萎陷肺血流不能进行气体交换，导致静脉血掺杂，另外肺血流因麻醉状态下低氧性肺血管（HPV）收缩机制减弱或受抑制而未能相应减少，结果通气少血流多，通气/血流比值小于 0.8，静脉血掺杂增多，血氧饱和度下降，二氧化碳潴留。

二、麻醉后侧卧位对呼吸生理的影响

清醒仰卧时腹腔内容物可把膈肌推向胸腔内约 4cm，从而降低肺功能残气量（FRC）约 0.8L。全麻诱导后更进一步下降约 0.4L，但两肺气量分布一致。仰卧时血流分布到左肺和右肺（较大）的流量分别占 45% 和 55%。在清醒侧卧位时，靠床侧膈肌推向胸腔侧膈肌，所以靠床侧肺的 FRC 比非靠床侧肺减少显著。

第三节　术前评估及准备

一、临 床 评 估

（一）临床体征评估

详细了解病史及体格检查可大致判断呼吸功能。例如,吸烟多久,有无呼吸困难、端坐呼吸、有无口唇发绀或杵状指,有无运动(上楼等)后气短及大量咳痰等体征,有助于判断肺功能及是否需要治疗。X线片包括断层CT检查,不仅可显示肺及胸内病变,还可判断气管狭窄程度及部位,有助于麻醉准备。肺部听诊若有哮鸣音,应先给予支气管解痉治疗。

（二）肺功能测定及动脉血气评估

肺切除术肺功能异常患者多常规在术前进行肺功能测定,实际动脉血气测定意义更重要。

1. 肺功能测定　最常用的肺功能测定为测量肺活量(VC)。如果VC<80%正常值,应考虑有限制性肺疾病,如肺萎陷、肺炎或肺纤维化。如怀疑有阻塞性肺疾病时应测定用力呼气量(FVC),又称时间肺活量,即最大用力吸气后在1、2、3秒钟测呼出气量,其中尤以第一秒用力呼气量(FEV_1)更有意义。正常人FVC与VC相等,当患者患有阻塞性肺疾病,如哮喘或支气管炎,用力呼气时,胸腔呈正压,气道易受动力性压迫而萎陷,易被分泌物堵塞,所以FVC<VC,FEV_1显著下降。而限制性肺疾病不常并存气道梗阻,也可导致FVC降低;虽FEV_1可能下降,但FEV_1/FVC仍为正常(即>70%)。

2. 最大通气量　肺的动力功能可测量最大通气量(MVV),即患者尽快在15秒内呼吸的容量乘以4表示每分钟最大的通气量,可显著显示气道阻力的变化。如此高通气率患者很难进行1分钟以上,甚至重症患者不能进行MVV测量,可用FEV_1/FVC×35≈MVV做参考,也有良好的相关性。除了气道梗阻影响MVV外,肺和胸壁的弹性、呼吸肌的力量及合作程度均受影响。健康男性MVV平均值为150~175L/min,最低限为80L/min或>80%。

3. 动脉血气分析　术前静止状态下的动脉血气分析对开胸手术患者很有参考价值,既可显示气体交换障碍的严重程度,也可提示麻醉时应用单肺通气是否会出现缺氧危险。但有些患者在静止状态下动脉血气张力正常或接近正常,当有轻度运动时即出现血氧饱和度下降。

（三）耐受全肺切除的标准

术前预计患者能否耐受全肺切除,胸外科医师必须非常重视,麻醉医师也必须正确判断,否则,全肺切除术后有可能因气体交换不足、肺动脉高压及致命性呼吸困难而难以脱离呼吸机支持。因此拟做全肺切除术的患者,术前肺功能测试至少应符合下列标准:①FEV_1>2L,FEV_1/FVC>50%;②MVV>80L/min或50%预计值;③残气量/总肺量<50%预计值及预计术后FEV_1>0.8L。如上述标准不符合,还应做分侧肺功能试验。如FEV_1过低,还应做创伤性检查,如肺动脉球囊阻塞测压等;④平均肺动脉压<35mmHg;⑤运动后PaO_2>45mmHg,说明切除后余肺能适应心排血量。

近年来,有学者建议测定运动时最大氧摄取量(VO_2max),较FEV_1及分侧肺功能试验更准确地判断患者肺切除后是否发生并发症。如患者的VO_2max>20ml/(kg·min)则术后多不发生并发症;如运动时VO_2max<15ml/(kg·min),术后多出现严重并发症。有些患者

FEV_1 值不适于手术,但运动时 VO_2 max 较高,仍可耐受手术,说明运动试验更能反映气体交换、通气、组织氧合及心排血量状况。

二、术前准备及改进肺功能的措施

术前评估患者肺功能的基本目的,不但为了做好麻醉设计,更要降低围手术期的肺部并发症及病死率。特别有肺慢性疾病的患者术前必须进行充分准备。通常在术前 48~72 小时即应开始治疗准备,同样治疗要持续到术后。

1. 停止吸烟 可以减少气道分泌物及敏感性,改进黏膜纤毛运动,但需要 2~4 周见效,6~8 周效应最佳。术前 24~48 小时停止吸烟反增加气道分泌物及敏感性,但可以减少碳氧血红蛋白含量,有利于组织的氧利用。吸烟者术后肺部并发症发生率约为非吸烟者 6 倍。

2. 控制支气管痉挛 气道刺激常是胸外科反复出现气流受阻的原因。所以在围手术期建立通畅的气道极为重要。β_2-拟交感性气雾剂是主要治疗反复发作的支气管痉挛。如患者用 β_2-拟交感性气雾剂有心动过速,可采用四价抗胆碱能药异丙托溴铵。如加用茶碱,应考虑与 β 肾上腺素能药物及麻醉药并用时,特别在单次静脉注射时的交互作用及毒性反应。

3. 抗感染、排痰、止痰处理 术前准备中排痰是很重要的措施。因为痰液可增加感染及气道的刺激。术前用抗生素对预防院内感染及治疗支气管炎很有帮助。如有急性呼吸道感染,则择期手术还应推迟 7~10 天。松动痰液最佳方法为适当的湿化,包括全身输液及用热蒸汽雾化吸入。由于咳嗽无力,常需机械方法协助排痰至气道口端,便于咳出,如叩背及位置排痰等。

4. 锻炼呼吸功能 开胸术前说服患者主动锻炼呼吸功能,增强咳嗽、咳痰动作极为重要。麻醉前访视中,教会患者如何锻炼呼吸功能,解释止痛、咳痰方法,增强患者信心,甚至比单纯用药及术后间断正压通气还有效。一次性吹气瓶(称有阻力的吹气装置)每天练习数次可显著增强呼吸肌力及耐力。

第四节 肺隔离技术

肺隔离技术是指插入特殊的气管导管以能够将左、右主支气管完全分隔的方法。肺隔离技术的发明使胸外科手术取得很大进步,既保障了湿肺患者的围手术期安全,又拓展了胸外科手术的适应证。肺隔离后,对一侧肺进行通气,而对另一侧肺进行气体密封,实现选择性单肺通气,阻止血液、痰液或脓液等污染物由患侧进入健侧造成交叉感染。同时有利于更好地显露胸腔内术野,便于手术的操作。因此,肺隔离技术是现代胸内手术麻醉管理的核心。

一、肺隔离的方法

肺隔离的方法常用的有三种:双腔支气管插管(DLT)、支气管阻塞器(BB)、支气管内插管(ET)。双腔支气管插管是绝大多数胸内手术选用的肺隔离技术;支气管阻塞器是将带套囊的支气管阻塞导管经气管导管置入一侧支气管,然后套囊充气封闭支气管,达到肺隔离的目的,主要用于困难插管、小儿及下呼吸道解剖异常而需要单肺通气的患者;单腔支气管内插管是最早应用的肺隔离技术,将支气管导管通过一定的手法直接送入通气侧支气管内达到肺隔离的目的,但随着前两种技术的发展,该技术已不再常用。下面介绍双腔支气管插管技术。

双腔支气管导管的基本结构是两个侧-侧相连的导管,每一侧导管对相应的一侧肺通气。双腔管分左侧和右侧双腔管两种:左侧双腔管的左侧管插入左主支气管,右侧管置于气管内;右侧双腔管反之。所有双腔管远端均有支气管套囊(蓝色),近端为气管套囊(白色)。支气管套囊隔离两侧肺,气管套囊将肺与外界隔离。现在最常用的 DLT 种类为 Robertshaw。该管具有管腔大,插管容易,清除气管内分泌物较容易等优点。身材较矮小的患者可选择 F35 和 F37 的双腔管,对于身材较高的患者可选择 F37 和 F39 的双腔管,相同身高的男性比女性气管直径略大。

双腔支气管插管方法与气管内单腔气管插管的方法基本相同,导管套囊通过声门后,左侧双腔支气管导管逆时针旋转 90°,右侧双腔支气管导管顺时针旋转 90°,推进导管至预计深度插管即初步完成。身高为 170cm 的患者平均的插管深度为 29cm,身高每增减 10cm,双腔管插入的深度也增减 1cm。确定双腔支气管导管位置的方法包括听诊法与支气管镜检查。听诊法分三步:第一步确定双腔支气管导管未误入食管;第二步确定支气管导管的位置,听诊两侧肺都有通气;第三步确定隔离效果,单肺通气时通气侧肺呼吸音和胸廓运动正常且没有气体从导管内漏出,而非通气侧没有呼吸音。如果通气效果好、单肺通气时气道峰压低于 20cmH$_2$O,呼出气 CO$_2$ 波形无气道梗阻表现,基本可以确定导管位置良好。定位最可靠的方法是应用纤维或电子支气管镜明视下定位,可见到支气管的蓝色套囊恰好封堵在目标支气管口上。

二、单肺通气的麻醉管理

单肺通气对肺血流分布的影响是正确管理单肺通气的理论基础。单肺通气的麻醉管理主要注意两个问题:①未经通气的去氧饱和血液分流引起动脉血氧分压下降;②非通气侧肺萎陷及通气侧肺正压通气所致的肺损伤。因此,在麻醉处理上要尽可能减少非通气侧肺血流以减少肺内分流,降低低氧血症的发生;另外,在单肺通气时要采用保护性肺通气策略,减轻对双侧肺的损伤。

当出现低氧血症时,首先应排除双腔支气管导管或支气管阻塞导管位置不当、分泌物或血液堵塞、导管扭曲等,可在纤维支气管镜明视下调整位置,及时吸引,保持气道通畅。对于单肺通气时不可避免的通气血流比值(V/Q)失调,应结合患者术前肺功能、麻醉深度、呼吸和循环的整体情况,采用个体化的机械通气模式,包括通气侧 PEEP、非通气侧 CPAP,尽可能减轻 V/Q 失衡。

保护性肺通气策略是在实施机械通气时,既考虑患者氧合功能的改善和二氧化碳的排出,又要注意防止机械通气负面作用的通气策略。可采用小潮气量、低气道压通气,加用 PEEP 防止肺萎陷,肺泡复张策略等保护肺免遭机械通气的损伤。在单肺通气时,机械通气模式的设定应个体化,参数设定既要维持足够的通气量,使 PaO$_2$ 和 PaCO$_2$ 接近于生理状态,又要避免大潮气量、高气道压对肺造成损伤。尽可能缩短非生理的单肺通气时间,避免长时间非通气侧肺萎陷,必要时每隔 1 小时膨肺 1 次。

第五节　常见胸科手术的麻醉

一、食管手术的麻醉

食管手术中最常见的为食管癌,另外还有食管平滑肌瘤、食管裂孔疝、食管良性狭窄、胸内食管破裂及穿孔、食管呼吸道瘘等,现就食管手术中有关麻醉的问题进行讨论。

（一）麻醉前评估及准备

1. 食管癌　因癌肿梗阻,食管近侧端多扩张并残留食物,后者容易感染及生长细菌,外加患者喉反射减弱,反流液可以导致误吸性肺炎及肺不张。即使长时间禁食,梗阻食管也不能完全排空,麻醉诱导时易发生误吸感染肺炎的危险。麻醉前用粗管吸引食管内残食可能减少误吸的危险。食管癌患者,术前长期进食不当,多并存有营养不良、低蛋白血症,甚至水电解质平衡失调,均应在术前尽量纠正。麻醉前除了解患者是否合并高血压、心脏病、慢性支气管炎外,还应了解患者是否进行化疗、放疗,以及如何处理这些治疗可能发生的并发症。

2. 食管裂孔疝　麻醉前应复习胸部 X 线片,了解是否显示误吸性肺炎或肺容积降低。如有吸入性肺炎应先行抗生素、抗支气管痉挛药及理疗治疗。为了防止反流、误吸,也可给予 H_2 受体阻滞药抑制胃酸分泌及升高 pH,如雷尼替丁静脉注射 50mg 每 6~8 小时/次,多在手术前晚及手术日早晨应用。也可选用液体抗酸药枸橼酸钠口服与 H_2 受体阻滞药交替应用。注意避免用固体抗酸药,以免误吸造成更大危害。甲氧氯普胺每 3~5 分钟静脉注射 10~20mg 可增加食管下段括约肌张力,有利于防止反流。麻醉前用药如需要给抗胆碱药有可能降低食管下段括约肌张力。

（二）麻醉处理

1. 麻醉诱导　由于食管外科患者容易发生反流、误吸,所以应常规术前插胃管,气管插管时均应压迫环状软骨。如有食管气管瘘,则在气管插管前尽量维持自主呼吸,避免用正压通气,以免气体经瘘管造成腹胀导致呼吸功能不全、低血压及心搏骤停。

2. 气管内导管选择　经左胸腹切口进行下段食管切除术不需要用双腔支气管导管萎陷左肺,应用单腔气管导管及拉钩压迫左肺即可显露满意的手术野。如经胸切口应用双腔支气管导管有利于同侧肺萎陷,便于手术。

3. 麻醉中注意事项　术中常因低血容量、失血、上腔静脉受压或手术操作牵拉心脏等刺激引起血流动力变化,特别是上、中段食管癌切除术分离食管时,若麻醉过浅可出现因牵拉迷走神经而出现血压下降、心率减慢,应及时通知术者,并及时加深麻醉。

如应用单肺通气,较肺叶切除更容易发生低氧血症。因为肺叶切除患者病肺血流已受限,单肺通气时通气血流比值的影响也较食管手术患者相对正常的肺要少,且结扎病肺肺动脉及肺叶切除更减少分流。所以麻醉中必须密切观察脉搏血氧饱和度,避免低氧血症发生。

食管手术一般时间较长,术中应注意血容量,及时合理输液、输血。

二、肺部手术的麻醉

肺部手术包括部分肺切除(肺叶、肺段或楔形切除)和全肺切除,常应用于肺部肿瘤、药物难以治愈的感染性疾病(肺结核、肺脓肿)、支气管扩张、肺大疱等疾病的治疗。麻醉的关键是熟练掌握肺隔离技术,正确处理各种通气和换气功能异常,减少肺损伤,强调肺保护。

(一)麻醉前评估与准备

术前对患者有关器官功能的评估,尤其了解患者的活动能力及耐受情况有重要意义。肺功能检查有助于了解患者是否能耐受开胸或全肺切除术。COPD 患者麻醉期及术后低氧血症或呼吸衰竭发生率增高。

积极治疗肺部感染对消除术后肺部并发症有显著作用。控制气管与支气管痉挛,但要注意药物用量,减少药物不良反应。长期吸烟者术后排痰能力减低,术后肺部并发症增加,术前应停止吸烟 8 周以上。

(二)麻醉处理

肺部手术目前基本采用支气管插管下全麻完成。全麻方式可选择全凭静脉麻醉、静吸复合麻醉,或是联合硬膜外麻醉。双腔支气管导管仍是最常用的肺隔离技术。对不涉及左主支气管的手术,可常规选择左侧双腔支气管导管。Univent 管和支气管阻塞导管也可用于肺叶手术,但不适合湿肺患者。某些特殊情况下,单腔管可以在纤维支气管镜的辅助下插入手术对侧的支气管,实施单肺通气。

采用个体化的通气模式,依据患者情况,选择容量控制通气,潮气量 8~10ml/kg,调整呼吸频率使 $PaCO_2$ 维持在 40mmHg 左右。如果气道压力过高,则需减少潮气量,增加呼吸频率。术中必要时通气侧肺用呼气末正压通气,非通气侧肺用持续气道正压,可减少单肺通气时肺内分流,从而减少低氧血症的发生。在改变患者体位,处理支气管后及膨肺前,应常规进行气道吸引,要注意无菌操作,吸引健侧肺与患侧肺时更换吸引管。

术中要维护循环功能的稳定,适当补液,避免麻醉中因低血容量导致低血压而仅以血管收缩药来维持血压。同时也要避免输液过多,输液量应以满足机体最低有效灌注的容量为目标实施体液平衡管理。肺切除术术中及术后心房颤动的发生率较高,在不伴有快速心室率和不影响血流动力学稳定的情况下,可不做处理,但必须检查血钾等电解质水平;对伴有快速心室率、循环受干扰明显者,则可用 β 受体阻断药或胺碘酮来控制心室率。术中适当的麻醉深度很重要,肺门周围神经丰富,麻醉过浅时,刺激气管易引起强烈的膈肌抽动,探查操作时心血管反应较大。在麻醉恢复期也要注意避免躁动与呛咳,有效的镇痛、镇静措施必不可少。

三、气管手术的麻醉

气管与支气管手术的麻醉中,控制呼吸道、维持良好的气体交换和术野显露是关键。

(一)术前评估与准备

应对患者的全身情况、呼吸困难程度及与体位的关系做详细评估。明确气管狭窄的部位、性质、范围、程度和可能突发的气道梗阻是术前评估的重点。支气管镜检查是诊断气道病变的金标准,可明确气管狭窄的长度和直径,以及肿物与气管壁的特点。

麻醉医师应当了解手术方案和手术过程。根据患者和手术情况制订完善的麻醉方案,重点在于手术各阶段的通气方案和应急准备。完善术前器械的准备,包括各种型号的气管导管、通气延长管和接口,应备有两套呼吸环路。对于急性严重气道梗阻患者,还应准备紧急体外循环所需设备。所有的患者最好避免使用镇静药物,抗胆碱能药术中按需给予。麻醉诱导前手术医师在场,做好紧急建立外科气道的准备。

(二)麻醉管理

麻醉诱导期,做好气道会发生紧急情况的准备。诱导用药和插管方式必须结合患者具体病情、病变情况和麻醉医师的实际经验。如果患者在仰卧位可保持呼吸通畅,而且气道病变固定,估计气管插管无困难时,可采用使用肌肉松弛药的静脉诱导方案;反之,则应避免使用肌肉松弛药。如果狭窄较轻或瘤体较小,可在纤维支气管镜引导下插入细直径气管导管通过病变处。肿瘤或狭窄位于气管上部靠近声门,气管导管无法通过,行气管切开,在狭窄部位下建立通气;肿瘤或狭窄位于气管中部或下部,气管导管无法通过,可将导管留置狭窄或肿瘤部位以上。

麻醉维持宜选用全凭静脉麻醉,可避免麻醉气体污染。为减少手术操作刺激气管造成的不随意体动,宜采用中效非去极化肌肉松弛药。

手术中气道管理的重点是在气道开放时确保气道通畅和患者的正常氧合。其最常用的方法主要是交替使用经口气管内导管和外科医师台上插管,麻醉医师和外科医师的默契配合很重要。

麻醉恢复期提倡在手术后尽早拔除气管导管。苏醒应平稳,避免患者因躁动、呛咳而致吻合口裂开;尽量保持患者颈部前屈,减少吻合口张力;待肌肉松弛药的作用完全逆转,患者有足够的通气量后才能拔除气管导管。临近手术结束前可给予镇痛药以减轻患者疼痛,同时启用术后 PCA 镇痛。麻醉前期右美托咪定的应用,能有效防止躁动、增加麻醉恢复期的舒适感。

气管手术后患者应在 ICU 监护治疗,常规行胸部 X 线检查以排除气胸。术后保留气管导管的患者应注意气管导管的套囊不应放置于吻合口水平。

四、纵隔手术的麻醉

纵隔是两侧纵隔胸膜之间所有器官的总称。纵隔肿瘤是由其所在部位(上、前、中、后纵隔)及其大小来区分的。胸骨后甲状腺肿通常可经颈部切除。位于前纵隔的肿瘤可通过正中胸骨切开术摘除,而位于中纵隔和后纵隔的肿瘤可经侧面开胸术切除。纵隔肿瘤有时压迫气管,可能要求特殊的麻醉处理,以保护气道的安全。手术医师与麻醉医师之间的沟通很重要。

1. 胸腺瘤 多发生在前上纵隔,个别可在中、后纵隔。有30%~40%的患者合并重症肌无力。因此,对于胸腺瘤患者术前必须明确诊断是否存在重症肌无力。如果有肌无力症状,术前应药物控制,常用溴吡斯的明口服治疗。目前主张术前用最小有效剂量以维持足够的通气功能和吞咽、咳嗽能力,并在术前减量至1/3~1/2。拔管前要充分评估,待呼吸功能及保护性气道反应恢复后拔管。拔管后要严密监护,对于术前口服溴吡斯的明的患者,术后2小时应恢复术前用药。

2. 胸骨后甲状腺肿瘤 常见者为甲状腺叶下极腺瘤移入胸骨后,肿瘤与气管关系甚为密切。由于主动脉弓及其大分支的走向关系,不论是甲状腺左叶或右叶下极的腺瘤,移入胸内时常顺主动脉的斜坡偏向纵隔右侧。巨大胸骨后甲状腺可压迫气管,导致呼吸道阻塞,麻醉管理的重点是气道处理,手术后必须确认无气管软化才能拔出气管导管。

3. 前纵隔巨大肿瘤 术前注意症状和体征,如果患者仰卧位即出现呼吸困难和咳嗽,提示呼吸道的并发症发生率增加。晕厥或心外流出道梗阻症状则反映心血管并发症的危险性增加。CT 片可显示肿块的位置、范围、气道受压情况;心脏超声检查则用于评估心脏、体血管和肺血管的受压情况。麻醉诱导必须在心电图、脉搏血氧饱和度、呼气末二氧化碳和有创动脉血压监测下进行,保留自主呼吸直至呼吸道得到控制。麻醉诱导前手术医师应洗手准备随时手术。麻醉诱导插管后,由于肌松剂、重力及体位的影响,部分患者可出现巨大肿瘤压迫肺叶致肺不张、低氧血症、气道压增高等,需要调节体位达到最佳状态,必要时须手术医师配合,进胸托起肿瘤以解除压迫。对术前评估后认为不能保证诱导后呼吸、循环功能者,可在体外循环下进行手术。麻醉恢复期须排除气管软化后才能拔管。

4. 上腔静脉综合征 是由上腔静脉的机械阻塞所引起。典型的临床特征包括:头颈和上肢的静脉充血、水肿,伴皮肤及口唇发绀,平卧时加重,上半身直立后可缓解,常伴头晕、头胀、睑结膜充血。肿瘤压迫周围器官可引起咳嗽、呼吸困难。脑静脉回流障碍引起脑水肿致意识、精神、行为改变。

麻醉处理的关键是呼吸和循环的管理。呼吸系统主要是气道问题,水肿可以出现在口腔、口咽和喉咽部。呼吸道还可能存在外部的压迫,正常运动受限,或存在喉返神经损害。患者常以头高位送入手术室,术中常规行桡动脉穿刺置管监测血压,根据情况从股静脉置入导管作为输液通路,并做好输血的准备。由于病情复杂,术后可能发生急性呼吸衰竭而需要气管插管和机械通气,因此,必须常规严密监护。

第六节 术后并发症

一、呼吸系统并发症

严格拔管指征,清理气道,保证气道通畅,在吸痰、拔管过程中始终供氧,要避免缺氧与减少术后呼吸系统并发症。

二、循环系统并发症

在 PACU 最常见的循环系统并发症是高血压,尤其是术前有高血压且控制不佳的患者,排除疼痛因素外,可用硝酸盐类或钙通道阻断药等控制血压,以免引起心脑血管意外。其次,胸科手术常见的并发症是心律失常,尤其是心房颤动,应首先调整其内环境,包括水、电解质、酸碱、血气及温度等,然后可在镇静下行电复律,以消除心房颤动的危害。

三、苏醒延迟与躁动

苏醒延迟可见于老年肝功能不良的患者。躁动重在预防,良好的术前准备,完善的麻醉计划,恰当的麻醉用药,术中良好的循环、呼吸功能维护,对于预防躁动乃至术后谵妄均有意义。

四、低 体 温

低体温多见,可采用周身覆盖吹热风式加温的方式以避免寒战带来的不利;如发生寒战,应用哌替啶或曲马朵,多能缓解。

五、恶心、呕吐

预防性应用地塞米松及中枢性抗呕吐药有一定作用。

六、尿失禁与尿潴留

尿失禁应注意更换尿垫,尿潴留多见于男性患者,导尿要注意预防并发症。

第十七章 心脏及大血管手术麻醉

麻醉医师应熟悉各种心脏疾病的病理生理,制订合适的麻醉计划,在麻醉及手术过程中致力于保护心肌、维持稳定的血流动力和氧供氧耗平衡。

第一节 先天性心脏病的麻醉

先天性心脏病患病率较高,在我国仅学龄儿童中患病率0.23%~0.28%。目前已知的先天性心脏病有100余种,临床常见有10种。先天性心脏病常可分为非发绀型和发绀型先天性心脏病两大类。

一、病 理 生 理

（一）非发绀型先天性心脏病

1. 压力超负荷性缺损 主要包括肺动脉狭窄、主动脉狭窄、主动脉缩窄及左心发育不全综合征。

（1）主动脉狭窄

1）主动脉狭窄有主动脉瓣膜狭窄、主动脉瓣下狭窄和主动脉瓣上狭窄三型。主动脉瓣膜狭窄较多见,主动脉瓣上狭窄较少见。

2）三类狭窄都引起主动脉排血阻力增加、左心室负荷增大、左心室肥厚劳损、舒张末压升高、充盈减少,同时冠状动脉供血不足而出现心肌缺血症状。随着左心室的变化可致左心房、右心室压增高,心肌肥厚劳损,终致左、右心室衰竭。

（2）主动脉缩窄

1）男性多于女性,可发生在主动脉的任何部位,多数在主动脉峡部和左锁骨下动脉分支处,占主动脉缩窄的98%。

2）因下半身缺血致侧支循环丰富,包括锁骨下动脉所属的上肋间动脉、肩胛动脉、乳内动脉支,以及降主动脉所属的肋间动脉、腹壁下动脉、椎前动脉等。因肋间动脉显著扩张可导致肋骨下缘受侵蚀。

3）主动脉缩窄以上的血量增多,血压上升;缩窄以下的血量减少,血压减低。可引发左心劳损肥厚,负荷加重,终致心力衰竭。

4）脑血管长期承受高压,可发展为动脉硬化,严重者可发生脑出血。

5）下半身缺血缺氧,可引发肾性高血压及肾功能障碍等。

（3）肺动脉狭窄

1）狭窄可发生于从瓣膜到肺动脉分支的各个部位,常见者为肺动脉瓣狭窄或漏斗部狭窄。

2）狭窄导致右心室排血受阻,室内压增高,心肌肥厚,心肌细胞肥大融合,肌小梁变粗并纤维化,心腔缩小,心排血量减少,全身供血不足,右心劳损,最后出现右心衰竭。

2. 容量超负荷性缺损 主要有房间隔缺损(ASD)、动脉导管未闭(PDA)、室间隔缺损(VSD)、主动脉窦动脉瘤破入右心、房室共道永存、部分性肺静脉畸形引流、主动脉肺动脉间隔缺损及冠状动静脉瘘等。主要改变为左右两侧血液循环途径之间有异常沟通,使左心血液分流入静脉血中,增加静脉血氧含量,而早期不影响动脉血氧含量。常有肺血流过多或左心流出受阻导致肺静脉淤血,严重可导致充血性心力衰竭。

(1)室间隔缺损

1)室间隔缺损畸形分为肌型、隔瓣后型及小缺损畸形。室间隔缺损时的血流自左向右的分流量大小取决于缺损面积大小和左、右心室压力差。肺循环血流量能反映分流量大小。

2)右心室接受较多血量以后,容量增加,压力升高,输入肺动脉的血量随之增多,肺静脉回到左心的血量也增加,此时可见心腔扩大,心肌肥厚,房室压升高,肺动脉压升高,肺小动脉收缩;继后肺小血管壁肌层肥厚,阻力增加,血管内皮退行变,重者可致部分小动脉闭塞,肺血管床减少,肺动脉压升高。

3)室间隔缺损的病程发展取决于缺损大小和肺血管阻力状态;病程发展过程中容易并发心内膜炎和肺炎;或并发心功能不全,甚至心力衰竭;或因肺动脉压进行性上升而出现双向分流,甚至右向左分流,即艾森曼格综合征。

(2)动脉导管未闭

1)动脉导管不闭锁,主动脉的血流向肺动脉分流,分流血量多少取决于动脉导管粗细、主肺动脉间压差及肺血管阻力大小。

2)左心室做功增加,容量增大,心肌肥厚。血液大量分流入肺循环,使肺动脉压增高,逐渐肺血管增厚,阻力增大,后负荷增加,使右心室扩张,肥厚;随病程发展,肺动脉压不断升高,当接近或超过主动脉压时即出现双向分流,或右向左分流,临床可出现发绀,其特征是左上肢发绀比右上肢明显,下半身发绀比上半身明显。

(3)房间隔缺损

1)房间隔缺损可分为原发孔及继发孔两型。原发孔缺损常伴有二尖瓣、三尖瓣异常;继发孔缺损为单纯的房间隔缺损,缺损部位有中央型、上腔型、下腔型等。

2)早期因左心房压高于右心房,血液自左向右分流,分流量多少取决于缺损面积大小、两房间压力差及两心室充盈阻力。因右心房、右心室及肺血流量增加,使容量增多、心腔扩大及肺动脉扩大,而左心室、主动脉血量减少。

3)肺血量增多首先引起肺小血管痉挛,血管内膜逐渐增生,中层肥厚,管腔缩窄,肺阻力严重升高,右心房压随之上升,当右心房压超过左心房时可出现右向左分流,临床表现发绀。

(二)发绀型先天性心脏病

发绀型先天性心脏病包括法洛四联征、艾勃斯坦畸形、大动脉转位、三尖瓣闭锁、完全性肺静脉畸形引流、主动脉干永存合并肺动脉高压等。

1. 法洛四联症 居发绀型先天性心脏病的首位,占50%~90%。

(1)心脏畸形主要包括肺动脉流出道狭窄、室间隔膜部巨大缺损、主动脉右移并骑跨于室间隔上方、右心室肥厚扩大。其中以肺动脉狭窄及室间隔缺损引起的病理生理改变影响最大。

（2）肺动脉狭窄越严重,进入肺的血量越少,动脉血氧饱和度下降越显著。因肺动脉狭窄使右心室肌肥厚,阻力增大,收缩压升高,心脏收缩时血液自右室分流入主动脉,心脏舒张时室间隔缺损处有双向分流。

（3）右心室流出道越狭窄,右向左分流量越多,肺血越少,发绀越严重。全身长期持续缺氧可致各种缺氧征象,表现为指和趾端呈缺氧性杵状增生;红细胞代偿性增多,血液黏稠度增大;代谢性酸中毒;肺动脉与支气管动脉、食管、纵隔等动脉的侧支循环建立十分丰富,多者可达主动脉血流量的 30%,如果肺动脉闭锁,则可达 50% 以上。

2. 大动脉转位　为胚胎发育过程中出现的主动脉与肺动脉异位,居发绀型先天性心脏病的第二位,可分为矫正型和完全型两种。

（1）矫正型大动脉转位:主、肺动脉位置颠倒,同时两个心室的位置也错位,肺动脉连接于解剖左心室,但仍接受静脉回血;主动脉连接于解剖右心室,却接受肺静脉氧合血。虽有解剖变异,但血流动力学和氧合得到矫正,仍维持正常。

（2）完全型大动脉转位:两个大动脉完全转位,主动脉与解剖右心室连接,将静脉回心血排至全身;肺动脉与解剖左心室连接,将氧合血排入肺动脉,再经肺静脉回到左心。如果在肺循环与体循环之间没有交通口,则婴儿不能存活;只有存在交通口(如卵圆孔、房间隔缺损、室间隔缺损、动脉导管未闭等)的情况下,患儿才得以生存,但自然寿命取决于交通口的大小与位置,其中 45% 的患儿死于出生后一个月内。

二、先天性心脏病的麻醉方法

（一）麻醉原则

1. 非发绀型先天性心脏病

（1）压力超负荷型:任何年龄左或右室压力超负荷的患儿,应维持稳定的心率,充足的充盈压和心肌收缩力。在主动脉缩窄或中断、严重主动脉瓣或肺动脉瓣狭窄的新生儿,左心室严重梗阻、充血性心力衰竭,儿茶酚胺耗竭很快,抑制心肌收缩力的药物最好不用,应以麻醉性镇痛药和肌松药为主,且注药速度应缓慢,年龄较大的主动脉缩窄患儿一般不出现充血性心力衰竭,因左心室处于高血流动力学状态,可选用挥发性麻醉药,术中高血压可用 β 受体阻滞药治疗。

（2）容量超负荷型:此类患儿由于存在分流,因此应注意下述几点。

1）避免气泡栓塞。

2）理论上分流加速了挥发性麻醉药肺泡与吸入气浓度平衡,但在临床上分流对麻醉诱导的影响效果不明显。

3）容量超负荷程度、心肌失代偿程度和患儿年龄是制订麻醉方案的重要依据,存在严重左心衰时应注意保护或加强心肌收缩力。

4）小婴儿主要靠心率维持心排血量,因此应尽量避免使用减慢心率的药物。

2. 发绀型先天性心血管病

（1）由于肺血流减少,吸入麻醉时诱导较慢,而静脉麻醉时因右向左分流使静脉至脑的循环时间缩短,诱导迅速。

（2）肺血流减少性发绀患者麻醉时必须努力避免低血压或降低血管阻力,否则将进一步减少肺血流更导致低氧血症、酸中毒、心肌抑制、心动过缓、肺血管收缩、儿茶酚胺释放,以及漏斗部痉挛性梗阻更使肺血流减少,形成恶性循环。

(3)任何恶性刺激引起儿茶酚胺释放均可以促使过度发绀危象。

(4)应避免过度正压通气及慎用扩血管药。

(5)由于存在右向左分流,静脉输液时更应绝对防止气泡进入及细菌污染,因为不经肺滤过,直接进入体循环,可出现致命后果。

（二）麻醉前准备及用药

(1)术前注意饮水或适当输液防止术前脱水、血容量不足,麻醉前6~8小时禁食,禁饮,新生儿和哺乳儿可在麻醉前2~3小时喂糖水或果汁。

(2)新生儿和婴儿一般不需要镇静剂,以免影响呼吸,可给予抗胆碱药,如阿托品(0.01mg/kg)或东莨菪碱(0.006mg/kg),麻醉前30分钟肌内注射。2岁以上的患儿可选用麻醉性镇痛药如吗啡0.1~0.2mg/kg和抗胆碱药如东莨菪碱联合使用效果好。咪达唑仑可以代替吗啡,其有催眠、抗焦虑及顺行性遗忘作用,可选择不同给药方式:鼻内给药0.2~0.3mg/kg,直肠给药0.3~1.0mg/kg,口服0.5~0.70mg/kg,肌内注射0.08mg/kg。

(3)法洛四联症患儿给药后必须严密观察并给予吸氧,以免出现过度发绀危象。近几年用β受体阻滞药能较好地预防及治疗法洛四联症流出道痉挛出现的发绀。

（三）麻醉诱导

(1)患儿年幼不合作,在外周静脉开放前,氯胺酮(4~7mg/kg)肌内注射可用于发绀型或充血性心力衰竭的患儿,氯胺酮能通过增加全身血管阻力来维持肺血流量和氧饱和。七氟烷(3%~7%)吸入可用于不严重心脏病、心功能较好、左向右分流的患儿。

(2)静脉注射用药是首选的麻醉诱导方法。镇静可选用咪达唑仑0.05~0.1mg/kg、丙泊酚2~2.5mg/kg,循环不稳定时可应用氯胺酮1~2mg/kg。镇痛可选用芬太尼5~10μg/kg或舒芬太尼0.5~110μg/kg。肌松药可选用维库溴铵0.15~0.2mg/kg或罗库溴铵1mg/kg。须注意的是发绀的患者因右向左分流,药物经体循环绕过肺循环直接进入体循环,使静脉诱导起效时间缩短。

(3)吸入麻醉药:对于那些不合作或静脉穿刺困难,而心脏储备良好的患儿,可选择强效吸入麻醉药进行诱导。七氟烷、地氟烷血气分配系数低,诱导速度快,是吸入诱导常用的药物。

（四）麻醉维持

心功能较差者以应用阿片类药物为主,心功能好的患儿除静脉复合麻醉外可应用吸入麻醉药。

麻醉性镇痛药,如芬太尼、舒芬太尼、阿芬太尼、瑞芬太尼等均无心肌抑制、血压下降等副作用,具有强效、快效等优点,已成为心血管麻醉首选药物。一般芬太尼总量为30~80μg/kg,舒芬太尼总量为3~10μg/kg。镇静药物咪达唑仑总量为0.5~1mg/kg,肌松药哌库溴铵总量0.2~0.5mg/kg。注意根据手术步骤,如劈胸骨前、体外循环前、复温前等加深麻醉。也可静脉持续泵入给药:芬太尼10~30μg/(kg·h),舒芬太尼1~3μ/(kg·h),瑞芬太尼0.2~1.0μg/(kg·min),咪达唑仑0.15~0.2mg/(kg·h),丙泊酚2~4mg/(kg·h),哌库溴铵0.05~0.1mg/(kg·h)。注意体外循环后的输注速率应较体外循环期间低30%。

（五）特殊处理

1. 肝素化和鱼精蛋白中和　切开心包前静脉注入肝素3mg/kg,5分钟后查ACT,若大于480秒以上证明患儿处于肝素化状态。体外循环后血流动力学稳定时给予鱼精蛋白中和肝素,鱼精蛋白中和肝素二者之比为$(1\sim1.5):1$,可缓慢静脉注入或10分钟内泵入,重度肺动脉高压或心功能差者,最好从主动脉根部给药。鱼精蛋白给药5分钟后查ACT,ACT值超过生理值可适当补充鱼精蛋白。

2. 术中输液

(1)输液量:原则第一个小时输入每小时生理维持量和1/2禁食丧失量,第2、3小时各输入每小时生理维持量和1/4禁食丧失量。注意观察动脉血压、中心静脉压、尿量、心脏饱满程度等以指导输液量的调整。

(2)输液种类:一般用血浆代用品,对新生儿、婴儿可用5%白蛋白,新生儿、小婴儿应适当补充葡萄糖,$120\sim300mg/kg$静脉泵入,麻醉期间监测血糖。

3. 先天性心脏病合并肺动脉高压的麻醉处理

(1)肺动脉高压常见于肺血流增多的先天性心脏病晚期,麻醉及手术中许多因素可引起肺血管阻力增高,如手术刺激、交感紧张、肺泡缺氧、高碳酸血症、酸中毒、功能残气量、低温、血管活性药及一些炎性介质。降低肺动脉高压首先保证供氧,其次维持足够的麻醉深度。麻醉重点是减少肺动脉压力波动,维持心血管功能稳定。

(2)术后右心衰竭是肺动脉高压患儿常见的死亡原因之一。选择性控制肺血管阻力降低右心后负荷是控制术后死亡的关键。一氧化氮有选择性扩张肺血管作用,从而有希望代替硝基扩血管药不能有效控制肺动脉高压且常导致全身低血压的情况,一氧化氮治疗用浓度为$0.05\sim80ppm$。

4. 改善缺氧酸中毒　发绀患儿术中麻醉管理的重点在于防止右向左分流增加而出现动脉血氧饱和度降低和血压下降。低氧、高碳酸血症、酸中毒、过度膨肺、肺不张、低温、交感神经兴奋等都可引起肺血管阻力增高,肺血流减少,发绀加重。发绀患儿常存在代谢性酸中毒,应根据血气值补充碳酸氢钠,估计量为$5\%\ NaHCO_3(ml)=1/3\times$体重$(kg)\times(0-BE$值$)$,先补充1/2计算量,然后根据动脉血气调整。

(六) 体外循环

发绀患者畸形较复杂,需体外循环时间长,冠状动脉缺血时间长,应选用膜肺。转流期间注意适度的血液稀释,同时要维持较高的胶体渗透压,防止发生组织水肿,预充液中应加入血浆和白蛋白。低温低流量灌注是发绀患者体外循环的特点,一定要注意复温均匀,鼻咽温和直肠温度差值不要超过12℃,复温时,水温和血温差应小于10℃,停机后变温毯继续复温可保证婴幼儿体温在37℃左右。

(七) 体外循环后

体外循环后根据Hct、Hb等指标输入血浆或红细胞,可选择输入洗涤红细胞以防输入库血导致的内环境紊乱。严重血红蛋白尿应适当补充碳酸氢钠碱化尿液和利尿。术毕搬动注意气管插管,运送途中要持续给氧及连续监测动脉压、心电图和脉搏血氧饱和度。

第二节　缩窄性心包炎的麻醉

心包发生急性炎症但未能及时治疗,使脏层与壁层心包严重粘连、纤维化形成硬壳,形成缩窄性心包炎,妨碍心脏正常的收缩与舒张,引起一系列血流动力学的改变。

一、病 理 生 理

由于结核、炎症、结缔组织病引起心包增厚可达 7~8mm,甚至可有钙化,使整个或大部分心脏被束缚在缩窄的硬壳之内,4 个心腔的舒张压均增高,无论是静息还是活动时,相互间上下不超过 5mmHg。因此大多数患者的心脏指数与心搏指数均明显降低,由于每搏量的受限,并且是固定不变,为了维持心排血量主要依靠增加心率。肺循环淤血,肺泡呼吸面积显著减少,以及胸腔积液、腹水,更使呼吸功能严重受损。由于心脏受压,腔静脉压力上升,造成肝脏充血及肝大,肝细胞缺氧、萎缩、坏死及肝内纤维织织增生,甚至出现黄疸。所以麻醉过程不但要注意心肺功能的保护,同样也应保护肝脏功能。

二、术 前 准 备

(1)查明病因,进行内科治疗 1~3 个月,控制炎症、稳定病情。

(2)支持疗法,加强营养补充蛋白。

(3)加强利尿、同时注意电解质的平衡;排放胸腔积液和腹水,以预防术后减轻心脏束缚后,循环改善,大量液体进入血液循环而引起急性心力衰竭。

三、麻 醉 处 理

缩窄性心包炎由于心脏功能严重受损对麻醉的耐受力极差,并且患者循环时间普遍延长,所以给药时麻醉征象出现比较晚,需严密监测。

1. 麻醉诱导 面罩给氧,诱导前行外周静脉及动脉穿刺,常用依托咪酯 0.1~0.2mg/kg,芬太尼 5~10μg/kg,维库溴铵 0.1~0.2mg/kg 缓慢静脉注射,注意血流动力学的变化,给药 5 分钟后行气管插管。

2. 麻醉维持 维持药可分次使用芬太尼总量 30~50μg/kg,氯胺酮 3~5mg/kg。氯胺酮有交感神经兴奋作用,可加快心率,升高血压,增加心排血量,这对缩窄性心包炎的患者是有利的。

3. 术中、术后处理 手术开始要严密监测血流动力学的变化,劈胸骨后胸骨牵开要适度,否则使心包过度绷紧而影响心室的充盈引起血压下降。剥离心包要由小到大,术中应控制液体入量。手术结束后,可用适量的洋地黄增强心肌收缩力改善循环功能。术后用呼吸机控制呼吸,间断进行血气分析。

第三节　后天瓣膜心脏病的麻醉

心脏瓣膜病变的共同起始点都是通过瓣膜的血流发生异常引起心腔的容量和压力负荷异常,进一步导致心排血量下降,而机体则通过各种代偿机制尽量维持有效的心排血量。

一、病理生理及麻醉处理原则

（一）二尖瓣狭窄

1. 病理生理 正常成人的瓣口面积为 4~6cm^2,二尖瓣狭窄患者出现症状时瓣口面积已在2.6cm^{2}以下,所以,机械性妨碍血流所影响的心脏功能决定于瓣口狭窄的程度。

(1)轻度狭窄(瓣口面积1.2~2.5cm^2):休息状态左心房压、肺动脉压及心排血量均在正常范围,运动时均轻度上升,所以对麻醉影响很小。

(2)中度狭窄(瓣口面积1.1~1.5cm^2):休息时左心房压及肺动脉压轻度上升,才能维持心排血量于正常范围的低值。当运动或麻醉时,即可使左心房压及肺动脉压显著上升,左心房压升高至18mmHg时可出现肺淤血,24~30mmHg时可发生肺水肿。

(3)严重狭窄时(瓣口面积0.6~1.0cm^2):休息状态左心房压及肺动脉压即显著升高,并且使肺血管阻力增加,肺静脉高压、肺泡壁增厚及肺组织纤维化,风湿性炎症和左心房的压力负荷增加使左心房扩大,左心房壁心肌纤维化及肌束排列紊乱引起心电传导异常而致心房颤动。左心房扩大和血流减慢易致血栓形成。

2. 麻醉处理原则

(1)避免心动过速:二尖瓣狭窄最大的威胁即为心动过速,因为回心血过多,左心房排出受阻,极易产生肺水肿及心力衰竭。甚至因肺部感染、发热、激动等因素导致心动过速,发生急性肺水肿,需急诊手术进行二尖瓣连合处分离术才能控制肺水肿。因此,麻醉过程应尽量避免心动过速,严格控制输液,密切监测血流动力变化。

(2)卤类吸入麻醉药可显著降低心排血量,应慎用。

(3)扩血管药虽能降低体血管及肺血管阻力,但LVEDP也明显下降,使心脏每搏量下降。但术后出现肺血管阻力升高及右心室衰竭或低心排血量时,仍可应用扩血管药(如硝普钠)以改进血流动力。

(4)发生低血压时,尽管血容量不足,但扩容治疗要慎重。

(5)缩血管药物应避免使用纯α肾上腺素能受体激动药,可选用肾上腺素或麻黄碱等双重药物。

(6)因长期肺淤血或纤维化,使肺胸顺应性明显降低,瓣膜置换后常需要机械通气治疗数小时。

(二) 二尖瓣关闭不全

1. 病理生理

(1)病因:二尖瓣关闭不全的病因很多,如乳头肌断裂及风湿性二尖瓣病变等。

(2)病理改变:二尖瓣关闭不全时,左心室收缩期血液除向主动脉射出外,部分血液反流回左心房,因此左心房容量和压力增高,左心房扩大时,易发生心房颤动。晚期左心室功能下降,反流加剧,肺循环淤血,可引起肺动脉高压、右心室后负荷增加及全心衰竭。

(3)急、慢性二尖瓣关闭不全的病理生理有很大的不同:急性二尖瓣关闭不全时,由于发病急而左心房、左心室尚未代偿性扩大,容易出现左心功能不全,可早期出现肺水肿。在慢性二尖瓣关闭不全时,只要维持左心功能,左心房与肺静脉压可有所缓解,临床症状较轻。

2. 麻醉处理原则

(1)麻醉过程应尽量维持较快的心率以维持心排血量。

(2)避免体血管阻力增加,应用扩血管药可减少二尖瓣血液反流。

(3)因心肌收缩性受损,对心肌抑制药极为敏感,尽量避免应用强效吸入麻醉药。

(4)当射血分数在40%以下,预示有严重的心功能不全,二尖瓣置换术后极易发生心室功能衰竭,降低后负荷由于血压降低导致冠脉血流进一步减少反而加重心肌损害,所以,血管扩张药难以奏效,常需用主动脉内反搏泵降低左心室后负荷和提高冠状动脉灌注。

(三) 主动脉瓣狭窄

1. 病理生理 正常成人主动脉瓣口面积为 $3 \sim 4cm^2$,主动脉瓣狭窄的病理生理改变为左心室肌及室壁逐渐增厚,左心室肥厚或扩张,左心室顺应性下降,左心室壁肥厚及心内膜下缺血,心脏做功增加,心肌耗氧量增加,最终可导致左心衰竭,脑、肝、肾等重要脏器灌注不足引起相应病变。

2. 麻醉处理原则

(1) 维持正常心率及心律

1) 主动脉瓣狭窄患者的心排血量主要靠心率来维持,心动过速缩短左心室射血时间,心动过缓减少射血次数,使心排血量锐减,加重肥厚的心肌血液灌流不足,因此维持正常心率及心律,以利于心室充盈极为重要,将心率维持在 60~80 次/分,在增加左心室射血时间的同时增加了冠状动脉的灌注时间,对此类患者是最有利的。

2) 应积极治疗快速室上性心律失常,因为心动过速和有效心房收缩的丧失均可导致病情的严重恶化。瓣膜置换后对心房退化或丧失窦性节律者应安放起搏器。

(2) 慎用扩血管药物:当心排血量减少,需要增加体循环血管阻力以维持血压,所以应用扩血管药非常危险,因为周围血管扩张,将降低 LVEDV,导致每搏量下降,可以产生急剧而严重的低血压,损害脑及冠脉血流灌注。对中度或严重主动脉瓣狭窄患者,可因此产生心绞痛、昏厥及猝死。同样,在诱导前出现心绞痛,主要给纯氧吸入,硝酸甘油对解除本病的心内膜下缺血的效应,也较单纯冠心病患者为差。

(3) 诱导应慢:麻醉诱导时因患者血流动力学发生改变,诱导用药速度应减慢,可小量分次给药。

(四) 主动脉瓣关闭不全

1. 病理生理改变

(1) 病因:细菌性心内膜炎、风湿病、主动脉夹层、高血压等均能导致主动脉瓣关闭不全。

(2) 急性主动脉瓣关闭不全:使左心室容量突然超负荷,左心室舒张末压突然增高,为维持前向血流而产生代偿性交感刺激出现心动过速及周围血管收缩,进一步使有效心排血量减少,很快发展成急性左心室衰竭。

(3) 慢性主动脉瓣关闭不全:可以形成左心室偏心性肥厚,表现为收缩压升高及舒张压降低,脉压增宽。心肌缺血缺氧逐渐导致心肌纤维退行性病变,左心失代偿,发生左心衰竭、肺水肿,继而出现右心衰竭,最终发展成全心衰竭。

2. 麻醉处理原则

(1) 适当增快心率:主动脉瓣关闭不全患者反流量决定于瓣口直径、舒张期长短和主动脉与左心室压力差 3 个因素。因此,心率增快可减少舒张期血液回流,还可改进心内膜下血流。

(2) 增加心排血量:转机前应通过增加心肌收缩力、增加心率、减低后负荷及维持较高的左心室前负荷来增加心排血量。

(3) 主动脉瓣关闭不全是主动脉内球囊反搏的禁忌证,因为舒张压增高可增加反流量。

二、麻醉常用药物及方法

（一）常用心血管药物

由于心脏手术的麻醉及手术过程中血流动力学改变常非常急剧,如不能迅速用药即可延误时机,可根据需要在麻醉前准备最常用的心血管用药。

（二）麻醉前用药

1. 术前用药　原则是在不影响患者呼吸循环功能的前提下,给患者充分镇静,可术前30分钟肌内注射吗啡0.12~0.15mg/kg及东莨菪碱0.005mg/kg。如病情较重可减半。

2. 注意血流动力学的稳定　常规服用心脏药物至手术当日,避免停药引起血流动力学的波动。

（三）术中监测

（1）心脏手术中监测极为重要,最重要的是心电图及直接测定动脉压,能及时发现心肌缺血、心律失常,以及可连续反映收缩压和舒张压变化。

（2）中心静脉压直接反映右心室功能及心脏对灌注量的反应。

（3）经食管超声心动图（TEE）无创监测技术,可从图像直观地、精确地监测心功能状态。如心脏瓣膜活动、形态,尤其能敏感地测知二尖瓣关闭不全反流情况及反流量。根据心室壁运动情况准确地测出心肌缺血部位及缺血程度,栓塞存在部位;准确地测算出心室容积,包括心脏每搏量、心排血量及射血分数。

（4）插入导尿管计算排尿量可间接反映心排血量,正常尿量为60~100ml/h,如减少时可给予多巴胺1~3μg/（kg·min）有利尿作用。如体外循环后有血红蛋白尿,还应及时给利尿药,冲洗出游离血红蛋白,防止肾衰竭。排尿过多时,应紧密监测血清钾浓度及时补钾。

（5）动脉血气分析必须在术前及术中随时测定,有助于维持机体处于生理状态。

（6）鼻咽部及直肠温度监测可以调节所需体温。

（四）麻醉方法

1. 麻醉诱导　选择麻醉诱导药以不过度抑制循环、不使原有病情加重为原则。镇静药可选用咪达唑仑、依托咪酯,镇痛药可选择芬太尼、舒芬太尼,肌松药可选择罗库溴铵、维库溴铵、哌库溴铵,诱导速度应减慢,可分次给药,但要避免浅麻醉。

2. 麻醉维持　以静脉麻醉为主,静脉麻醉药以丙泊酚为主,可间断吸入七氟烷或异氟烷。总的原则是维持稳定的血流动力学,防治心律失常。镇痛药以芬太尼、舒芬太尼为主,注意在体外循环前、中、后应及时加深麻醉深度,手术全程维持芬太尼总量40~60μg/kg。

第四节　冠状动脉旁路移植术的麻醉

一、冠状动脉硬化性心脏病患者麻醉处理原则

冠状动脉旁路移植术麻醉及围手术期血流动力学管理的原则:维持心肌氧的供需平衡,避免加重心肌缺血。（冠心病）患者的冠状动脉储备能力低,氧耗增加时难以保证有足够的血流量而发生心肌缺血,维持心肌氧的供需平衡,必须做到:

1. 降低心肌耗氧量　通过降低心肌收缩力、心室壁张力、心率等因素降低心肌耗氧量。

（1）围手术期维持稳定的心率在 60~90 次/分，可避免加重心肌缺血。

（2）动脉血压对心肌氧的供、耗平衡起双重作用。血压升高增加氧耗，但同时也增加冠脉的灌注压力，从而增加心肌的血供。术中、术后血压的波动对心肌氧的供、耗平衡极为不利，围手术期应维持血压稳定，维持 110/60~130/80mmHg（或参考基础血压波动不超过±20%）较佳。

（3）心肌收缩力对确保心排血量至关重要，对术前无心肌梗死病史、心功能尚好的患者，适度地抑制心肌的收缩力明显有利于维持心肌氧的供、需平衡。

2. 增加心肌供血和供氧

（1）心肌的氧供取决于冠状动脉的血流量及氧含量，冠状动脉的血流量取决于冠状动脉灌注压及心室舒张时间。冠心病患者由于冠状动脉狭窄或堵塞，其自动调节压力范围的下限大幅上涨，故围手术期的血压应维持在略高水平，尤其对合并高血压者更应如此。由于冠脉灌注主要发生在舒张期，故舒张期时间的长短是决定心肌血流量的另一决定性因素。因此，围手术期避免心率增快不仅可降低心肌的氧耗，而且对确保心肌的血流灌注也至关重要。

（2）心肌的氧供不仅取决于心肌的血流量，而且与动脉血液的氧含量密切相关，因此，在维持足够血容量的同时，必须注意血红蛋白的含量。即使无心肌缺血的老年患者对失血的耐受性也较差，此时应维持血红蛋白>100g/L。

二、麻醉前对心脏功能的评估

1. 心电图和 X 线胸片　冠心病患者的普通心电图检查可有心律失常或心肌缺血表现，但部分患者心电图检查结果正常，运动试验可有缺血表现。冠心病患者的心律失常往往是由心肌缺血引起的，麻醉中如果心肌缺血常导致心律失常病情恶化。如术前患者频发期外收缩或短阵室性心动过速，麻醉或操作过程中稍有不当就容易诱发心室颤动，术前有心房纤颤的患者由于心房收缩功能的丧失使心排血量进一步下降，麻醉中易发生低血压。在 X 线胸片上，冠心病患者如有心脏扩大，70% 以上者的射血分数<40%。如主动脉有扭曲及钙化现象，发生脑及其他中药脏器栓塞等手术并发症的风险将增加。

2. 超声心动图　超声诊断技术在冠心病临床中的应用已从评价冠心病的结构与功能发展到评价心肌灌注和侧支循环及冠脉内成像，从静息检查扩展到负荷超声，并在围手术期广泛应用。超声心动图可清晰地观察到冠脉血管堵塞后出现的阶段性心室壁运动异常的舒张和收缩顺应性变化，测定射血分数，并可诊断左室附壁血栓。负荷超声心动图可监测冠心病患者在负荷状态下冠状动脉的储备能力，即由逐渐增加心脏的负荷量，诱导心肌缺血来出现阶段性室壁运动异常，并可准确鉴别心室壁运动异常是否具有存活性。

3. 心导管检查及冠状动脉造影　通过左心导管检查可了解左心工作情况，左心造影可获得左室射血分数。正常左室射血分数应大于 55%，有心肌梗死病史而无心衰征象患者的射血分数通常大于 40%，射血分数在 30% 以下的患者多有明显的心衰征象。

应用左心导管测定的左室舒张末压对评价左室功能具有重要意义，但要注意，检查结果受卧床休息、液体入量、应激状况及治疗等因素的影响，应去除其干扰因素。另外，左室舒张末压升高的程度并不完全与左室功能不全的程度相吻合，应结合心功能检查的其他客观资料及临床征象综合判断。

冠状动脉造影可确定病变的具体部位及严重程度。血管直径减少 50% 相当于截面积减少 75%,而直径减少 75% 则相当于截面积减少 94%。冠状动脉堵塞的范围越广,对氧供、耗失衡的耐受性就越差。左冠状动脉主干病变使左室大部分心肌处于危险状态,这类患者对心肌缺血的耐受性很差,麻醉时必须谨慎处理好氧供耗之间的平衡。左冠状动脉主干严重狭窄、右冠状动脉近端完全堵塞或等同左冠状动脉主干病变(前降支和回旋支的近端重度堵塞)加右冠状动脉近端完全堵塞患者风险更大。

4. 术前危险因素　冠心病患者的年龄较大,病情越复杂,一般认为,下列因素为手术麻醉的危险因素:年龄>70 岁;女性,冠状动脉细小使吻合困难、畅通率低及小体重为

冠脉旁路移植术风险大的主要原因;肥胖;不稳定性心绞痛,不稳定性心绞痛患者早晨的缺血阈值较低,冠脉扩展的能力下降,易发生冠状动脉痉挛,导致急性心肌梗死,特别在术前无 β 受体阻滞剂治疗、基础 ST 段下移者更为危险;充血性心力衰竭,术前有充血性心力衰竭者,围术期易发生心肌梗死及;射血分数<40%;左室舒张末压>18mmHg;左室室壁瘤,该类患者术前心功能一般较差,通常以较高的交感张力维持心排血量,麻醉中血流动力学变化大,如室壁瘤范围大,切除后左室腔过小,易发生严重低心排;冠状动脉左主干狭窄>90%;经皮冠状动脉成形术失败后急症手术或心肌梗死后一周内手术。

三、麻醉处理

1. 处理原则　冠心病患者的麻醉及围手术期血流动力学管理的原则为维持心肌氧的供需平衡,避免加重心肌缺血。原则有以下几点。

(1)避免增加心肌氧需和氧耗的因素:心肌氧耗的影响因素有:心肌收缩力;心室壁张力,受其心室收缩压及舒张末压的影响;心率,围术期心肌氧需增加,通常是由于血压升高和/或心率增快所致,心率增快除增加心肌氧耗外,并影响心肌血流的自动调节,因此,围术期心率维持稳定,麻醉诱导后到体外循环前心率不应超过 70 次/分,停机和术后心率一般不超过 90 次/分,此状态下明显有利于心肌氧的供需平衡。动脉血压对心肌氧供和氧耗平衡起双重作用。血压升高增加氧耗,但同时也增加冠脉的灌注压力而增加心肌的血供。血压的剧烈波动对心肌氧的供需平衡极为不利,围术期应维持血压稳定。心肌收缩力对确保心排血量至关重要,但对术前无心肌梗死病史、心功能尚好的病人,适度地抑制心肌收缩力则明显有利于维持心肌氧的供需平衡。左心每搏排血量与左心舒张末期容量密切相关,但容量增加使左心舒张末期压升高到 16mmHg 以上则明显增加心肌的氧耗。

(2)避免减少心肌氧供:心肌的氧供取决于冠状动脉的血流量及氧含量。冠状动脉的血流量取决于冠状动脉的灌注压及心室的舒张时间。正常情况下,冠状动脉血流的自动调节有一压力范围,冠心病患者由于冠状动脉的堵塞,其自动调节的压力范围下限大幅度上扬,故围术期的血压应维持较高水平,尤其对合并高血压者更应如此。由于冠状动脉血流主要发生在舒张期,故舒张时间的长短是决定心肌血流量的另一决定性因素,因此,围术期避免心率增快,不仅可降低心肌的氧耗,而且对确保心肌的血流灌注也至关重要。

2. 麻醉监测

(1)心电图监测:以 5 导联线的监测较好,不仅可监测心率及心律,其 V5 导联检测心肌缺血的成功率也较高,可达 75%。

(2)血流动力学监测:可了解心脏的泵血功能、组织灌注、全身有效循环血量及氧供和氧耗平衡情况等,监测项目有:动脉置管测压,在麻醉诱导前完成,以便在麻醉诱导时连续监测动脉血压的变化;经由颈内静脉或锁骨下静脉从右心放置 Swan-Ganz 导管,结合心率

和动脉压的监测,可获得血流动力学变化的全部资料;食管超声心动图监测:对监测心肌缺血是目前临床较推荐的方法,还可监测心室充盈压、心排血量、心脏容积,能及时诊断血容量不足及心肌抑制 的程度而指导治疗 ECF。

麻醉药物的选择

(1)地西泮:可扩张冠状动脉,降低左室舒张末压,大剂量可降低心率、心肌收缩力、心肌耗氧量及周围血管阻力而引起血压下降。地西泮对周围血管的刺激性较强,可引起栓塞性静脉炎,值得注意。

(2)咪唑西泮:对容量血管的扩张作用、对血压的影响及对心肌的抑制作用较地西泮明显,虽然小剂量咪唑西泮可降低平均动脉压,但由于体循环阻力下降,CO 可轻度增加,对心肌氧供、耗平衡无明显影响。

(3)依托咪酯:对心肌无抑制作用,依托咪酯复合芬太尼应用于冠心病患者的麻醉诱导,一般无血压下降之忧。

(4)丙泊酚:丙泊酚进行麻醉诱导时易发生低血压,原因主要是由于外周血管扩张;用于麻醉维持,由于外周血管扩张,CO 可轻度增加,由于中枢迷走样作用,心率减慢,心肌氧耗量下降,心肌氧供、耗平衡维持良好,与依托咪酯和咪唑西泮相比,丙泊酚麻醉诱导最易引起血压下降,但氧耗量下降也最为明显。

(5)芬太尼:镇痛作用较吗啡强,但持续时间短,对静脉容量血管床无明显扩张作用,芬太尼的迷走样作用可减慢心率,但对心肌无抑制作用,芬太尼麻醉对心血管系统有良好的稳定作用。

(6)吸入麻醉药:氟类吸入麻醉药在广义上可看作钙通道阻滞药,随着吸入浓度的增大,对心肌收缩力的抑制也进行性增加。

(7)肌肉松弛药:维库溴铵和哌库溴铵无组胺释放作用,对心血管系统无影响,故在冠脉搭桥手术中优先考虑;前者为中、短效肌松药,后者为长效肌松药;潘库溴铵有一定的组胺释放作用,可增快心率,使用时应注意。

3. 麻醉前用药及麻醉诱导 冠心病患者术前抗心绞痛药物主要为钙通道阻滞药、β 受体阻滞药和硝酸酯。术前能否有效地控制病人的心率,不仅直接影响抗心绞痛治疗的效果,而且对确保患者术晨不发生心绞痛、顺利过渡到麻醉状态至关重要。一般情况下,术前不应停药。麻醉诱导须在心电图和直接动脉测压下缓慢、间断地给药,以小剂量咪唑西泮+依托咪酯+芬太尼复合诱导为宜。气管插管前如用利多卡因气管内表面麻醉,可减弱气管插管的反应。诱导低血压的处理为加快输液速度,静脉注射微量去氧肾上腺素可获得满意效果,微量去氧肾上腺素只升高血压而对心率无影响。

4. 麻醉维持 冠心病患者的麻醉维持要求循环稳定,血压和心率不应随着手术刺激的强弱而上下波动。以丙泊酚泵入+吸入麻醉复合,适时追加肌松药及芬太尼。

第五节 大血管手术的麻醉

大血管疾病主要包括胸部的主动脉瘤、主动脉夹层、主动脉缩窄或主动脉中断,腹主动脉缩窄或动脉瘤、颈动脉内膜增厚及腔静脉阻塞等。通常病情严重,手术复杂,术中常需阻断血流造成远端组织和脏器短时间缺血,术后并发症较多,手术死亡率高,麻醉管理相当复杂而困难。麻醉者必须熟悉各种疾病的病理生理改变,才能选择合适的麻醉方法和辅助措施,保证患者安全。

一、大血管疾病的病理生理

(一)主动脉缩窄

1. 病因 主动脉缩窄是一种先天性疾病,缩窄部位主要在主动脉峡部及降主动脉或腹主动脉。

2. 病理改变

(1)缩窄部以上的血液循环区域由于血流增加,可引起与高血压相同的病理生理改变,左心因负荷不断增加而发生心肌肥厚,导致左心衰竭;脑血管因长期承受高血压而有动脉硬化改变,甚至形成动脉瘤。

(2)缩窄部以下区域因血液供应减少,即使有丰富的侧支循环,下肢血压仍很低。由于肾动脉血流减少,肾脏缺血引起肾素-醛固酮分泌增多,进一步促使血压增高。另外,脊髓的血液常由侧支循环特别是肋间动脉供应,术中损伤侧支循环不但容易出血,而还可引起脊髓缺血坏死,造成术后瘫痪。

(二)胸、腹主动脉瘤

1. 病因 动脉粥样硬化、主动脉囊性中层坏死、创伤、细菌性感染或梅毒等。

2. 病理改变

(1)由于瘤体压迫或原发病因所致:瘤体压迫除可引起疼痛症状外,严重者还可造成气道梗阻,压迫食管可引起不同程度的吞咽困难。牵拉喉返神经可引起声带麻痹。腔静脉受压常出现上腔静脉阻塞综合征。颈动脉狭窄可导致脑缺血,甚至脑梗死。

(2)动脉瘤波及肾动脉开口或肾动脉硬化引起肾动脉狭窄也出现高血压、蛋白尿和血尿,肾衰竭时血清肌酐及尿素氮增高。

(3)如主动脉管腔狭窄或闭塞则造成远端组织和脏器缺血,若在肾动脉上方同样引起肾缺血。粥样斑块脱落还可造成心、脑、肾或脾等栓塞,加之肝功能低下常出现凝血机制障碍和贫血。

(4)常合并高血压,主动脉中层囊性坏死好发于升主动脉,多见于青年患者,一般都合并动脉硬化,40%~60%合并有高血压。若中层囊性坏死性动脉瘤引起主动脉根部扩张和主动脉瓣关闭不全,并有骨骼畸形、手指细长、皮下结缔组织缺乏等体征,即马方综合征。此病可累及各部位大动脉,多累及主动脉瓣环和升主动脉,常同时并存胸、腹主动脉瘤。

(5)各种病因所致的主动脉瘤皆可能发生急性破裂出血而需紧急手术抢救,死亡率极高。

二、麻醉前准备

1. 麻醉前检查及估计 麻醉前重点检查患者有否神志障碍、瘫痪、气道压迫及心肺异常,以及病变的部位及范围。注意有无心力衰竭的征象。要对比双上肢和上下肢的血压有无差别。查看影像学有无心脏增大、肺淤血、气道受压及其程度和胸腔积液等。查阅心电图有否心肌缺血、陈旧性心肌梗死或心脏传导阻滞等。此外,还要进行肝、肾功能及凝血机制、血清电解质及酸碱平衡等检查。以便对心、肺、肝及肾的功能做出正确估计。

2. 麻醉前准备 ①术前提早戒烟;②凡术前使用抗心律失常药、抗心绞痛药或正性肌力药者,均应继续使用至手术当日,以加强心肌保护;③控制高血压,使舒张压 80～100mmHg;④对近期有心肌梗死、非急症应推迟手术。凡有不稳定型心绞痛或静息心绞痛者,在行主动脉手术前应先做冠状动脉旁路移植术;⑤低氧血症者应预先吸氧。

3. 麻醉前用药　常用吗啡 0.08～0.1mg/kg 及东莨菪碱 0.3～0.4mg 肌内注射。如患者过度紧张可加用地西泮等镇静。

三、术 中 监 测

(1)建立输液通路及中心静脉插管,深静脉穿刺置管测量中心静脉压。

(2)一般经左侧桡动脉穿刺置管测压,但预计术中需阻断降主动脉同时会阻断左锁骨下动脉,则应穿刺右桡动脉,需上、下分别灌注的,则应加用右股动脉穿刺,同步监测上、下肢血压对比。

(3)置 Swan-Ganz 漂浮导管,通过此导管可以测量肺动脉压及肺动脉楔压等。多用于近期有心肌梗死、不稳定型心绞痛或充血性心力衰竭等患者,如用温度稀释法测量心排血量,可以正确地反映血容量的改变。

(4)心电图及体温测定(直肠温、鼻咽温或食管温)。

(5)留置导尿管观测每小时尿量。

(6)拟行手术中阻断脑循环,还需监测颈内静脉血氧分压、脑血流量、脑电图及颞浅动脉直接测压等。

(7)食管超声(TEE)对评价室壁运动改变有用,是心肌缺血的证据之一。

(8)用躯体感觉诱发电位(SSEP)可监测脊髓血供的受损情况。

四、胸主动脉手术的麻醉

(一)麻醉前评估

1. 循环系统　要注意主动脉瓣病变、冠状动脉病变、心包积液、心脏压塞、肾血管及头臂血管的病变情况。

2. 呼吸系统　注意支气管病变、喉返神经受累、低氧血症、肺部感染和肺不张、胸腔积液的情况。

3. 神经系统　注意神经系统的体征变化,头臂血管病变可致脑供血不足。注意合并颈动脉狭窄的情况,是否需要先行颈内动脉内膜剥脱术或主动脉手术同时行颈内动脉内膜剥脱术。非急诊情况下,颈动脉狭窄大于 60% 且有脑缺血表现时,应先行颈内动脉内膜剥脱术。

4. 其他　肾脏、胃肠道、血液系统改变。

(二)麻醉方法

主动脉手术选择气管插管下全身麻醉。麻醉中尤其注意维持血压的稳定,血压升高,可导致左心负荷加重和动脉瘤扩大、压迫气管导致移位或气道完全梗阻,造成夹层动脉瘤及颅内动脉瘤破裂。麻醉诱导可选择依托咪酯、丙泊酚、芬太尼、舒芬太尼、罗库溴铵、维库溴铵等,麻醉维持以阿片类镇痛药、强效吸入麻醉药和辅助静脉麻醉药为主。有截瘫的患者禁用去极化肌松药。

（三）麻醉中的特殊监测

除常规的心电图、有创动静脉压、体温、呼吸、血气等监测外,还应进行相关的特殊监测。

1. 脊髓监测　利用体感诱发电位(SSEP)和运动诱发电位(MEP)监测脊髓缺血,涉及降主动脉的手术监测脑脊液压力和行脑脊液引流。

2. 脑监测　监测脑电图指导停循环的时机,其他脑监测包括经皮脑氧饱和度、连续颈静脉窦血氧饱和度、颈静脉窦血氧分压、经颅多普勒超声等。

（四）辅助措施

不同部位的手术需要配合不同的辅助措施,如升主动脉或主动脉弓部手术要求阻断升主动脉血流致使脑血流完全阻断,因此常用体外循环或分流术;而主动脉弓部以下手术趋向单纯阻断降主动脉或腹主动脉;也有用体表降温在低温麻醉下完成胸或腹主动脉的手术。

1. 体外循环　常规全身体外循环,适合于主动脉起始部病变而升主动脉又有可供插入灌注管余地者;左锁骨下动脉以下病变,需要在左颈总动脉起始部以下阻断主动脉者,动脉灌注管应从股动脉插入,静脉引流管从左心房或股静脉插入;升主动脉或主动脉弓部病变者,动脉灌注管分别从无名动脉或左颈总动脉及左锁骨下动脉、股动脉插入,用双泵分别灌注脑和躯干四肢,静脉引流管引自左心房,共用一个人工肺氧合。体外循环的缺点为出血量太大。

2. 分流术

(1)主动脉根部-降主动脉、双侧颈总动脉分流术,适用于升主动脉或主动脉弓部病变。

(2)升主动脉-降主动脉分流术,适用于左颈总动脉以下主动脉病变。

(3)还有升主动脉-股动脉、降主动脉-股动脉、左锁骨下动脉-股动脉或肾动脉等分流术。

分流术主要是将心脏氧合血经分流管道灌注到主动脉阻断远端的重要脏器或组织。分流术的缺点是周围血流灌注不充分,下肢动脉压仅相当于上肢舒张压的水平,且无搏动。

体外循环或分流术主要灌注脑、脊髓和肾脏等重要脏器。左右颈动脉脑灌注压应保持在 40~60mmHg 以上,而患有动脉硬化症的患者常合并缺血性脑病,其灌注压的安全下限应该是 50~80mmHg。颈内静脉血氧分压的安全界限是 30mmHg 左右。$PaCO_2$ 应维持在 35mmHg 以上。为防止肾功能损害,肾动脉平均压应在 32mmHg 以上。有报道下肢动脉压 60mmHg 时,肾血流量为阻断前的 46%;80mmHg 时为 70%;110mmHg 时为 93%。所以应该尽量提高灌注压以增加肾血流量。

3. 低温　是脑保护的主要措施,温度每下降1℃,大脑氧代谢率(MRO_2)大约下降7%,主动脉弓移植术常需在体外循环和深低温停循环下进行,停循环的耐受时间30℃时为8分钟,22℃时16分钟,16℃时为30分钟。停搏前静脉注射甲泼尼龙 2.0g,呋塞米 40mg 及甘露醇 25.0g,可以减少中枢神经的并发症,在缝合血管后再恢复体外循环及复温。

（五）麻醉中管理

1. 主动脉阻断

(1)当完全阻断降主动脉血流时,位于主动脉阻断以远的血管因进行性低氧血症和酸中毒而发生最大限度地扩张。

（2）阻断近端的颅内及上肢或上半身血流突然增加，致使血压升高可达 200～250mmHg、血管阻力增加，造成左心后负荷急剧增加；而心脏每搏量、心排血量、中心静脉压及肺动脉压皆下降。

（3）有左心室肥厚或心肌缺血而舒张顺应性下降的患者，左心室壁张力上升和舒张的进一步受损，会进而损害冠脉的灌注。因此对这类患者主动脉钳闭更应缓慢。在阻断主动脉血流前就应开始降压，使上半身平均动脉压维持在 100～120mmHg，直至撤除阻断之前数分钟。降压药物可选用硝普钠、硝酸甘油。有心功能不全时可选用既有正性肌力作用又有扩血管作用的米力农。

2. 主动脉开放 是麻醉管理的关键时刻，低血压是主要的循环改变。

（1）主动脉血流通畅后，由于后负荷和周围血管阻力降低，缺血状态的血管床从中心循环中"窃血"，加之缺血区局部酸性代谢产物蓄积，使血管扩张，导致循环血量不足，血压下降，称"开钳性低血压或休克"（declamping hypotention shock）。

（2）同时缺血区域产生的酸性代谢产物及高钾离子进入循环并灌注心脏，可降低心肌收缩力或引起心律失常，严重者出现心室颤动，又称"血流再通综合征"（revascularization syndrome）。其程度与钳闭主动脉的位置和时间呈正相关，而术前病变远端有血流障碍者更明显，有心肌损害者更容易发生心室颤动。

（3）防治措施

1）在开放主动脉血流前，快速输入红细胞、血浆和平衡液等维持较高的血容量，使肺动脉楔压保持在 10mmHg 左右或比术前高 3～4mmHg。

2）开钳前停止扩血管药及吸入性麻醉药使用。

3）可在开钳前从人造血管注入缩血管药来预防低血压的发生，或开钳前对缺血肢体进行灌注以减少酸性代谢产物和高钾离子的产生，并给予利尿药促进排出。

4）与术者密切配合，缓慢开钳，注意动脉波形的变化，低血压不能超过 5 分钟，如收缩压不能维持在 100mmHg 以上时，应再阻断主动脉并给予输液，可减少应用缩血管药。

5）开放后使用 5% 碳酸氢钠 100～200ml 来缓冲降低的 pH，然而外源性碳酸氢盐缓冲后产生的额外 CO_2 将明显提高 $PaCO_2$，使 $P_{ET}CO_2$ 暂时升高，而 CO_2 易弥散透过细胞膜加重细胞内酸中毒，导致心肌传导和收缩功能紊乱，此时应增加通气量以排除过多的 CO_2。

3. 术中肾功能保护 主动脉手术后患者 5% 发生急性肾衰竭，因此了解主动脉手术引起肾功能损害的因素和肾保护措施非常重要。术中肾保护包括：

（1）避免使用肾毒性的药物，维持血流动力学稳定，这是防止术后急性肾衰竭的根本措施。

（2）在钳夹主动脉前应补充有效循环血容量，维持足够的肾灌注，一般可输注平衡液 500～1000ml。

（3）钳夹主动脉前或钳夹中应用袢利尿药呋塞米 10～20mg 或甘露醇 12.5～50g，对肾缺血引起的急性肾衰竭有良好的预防作用。

（4）防止血流量减少加重肾功能损害，小剂量多巴胺 1～3μg/（kg·min）有扩张肾动脉增加肾血流及尿量的作用。

（5）肾动脉阻断前或阻断中也可使用钙通道阻断药，如尼莫地平 2mg 静脉注入或 2mg/h 泵注，有扩张肾小管前阻力血管，改善肾循环，增加肾小球滤过率（GFR）的作用，有助于肾保护。

（6）股动脉逆行灌注也有利于保护肾功能。

4. 脊髓保护　低温是最可靠的缺血性损伤的保护方法,中度低温和深低温可提供较好的脊髓保护。维持较高的近端血压有助于椎动脉向阻断以下的脊髓供血。远端灌注是最安全有效的脊髓保护方法。行脑脊液引流降低脑脊液压可改善脊髓供血。

5. 脑保护　常用措施有低温、深低温停循环、选择性脑逆行或脑正行灌注,以及运用丙泊酚、糖皮质激素、钙通道阻断药、利多卡因、氧自由基清除剂等具有脑保护作用的药物等,但效果都不理想。

（六）术后并发症和预防

1. 肺部并发症　胸主动脉瘤患者术前常有肺部并发症,为满足术者要求通常需插双腔支气管导管,术中行单肺通气易导致缺氧。加之术中机械性压迫或剥离损伤肺脏、气管内积存血性分泌物、左肺不通气等因素,容易造成术后肺部并发症。因此大部分患者术后需要呼吸机维持通气。

2. 肾衰竭　在肾动脉上方阻断主动脉血流时肾脏也无血流供应,即使采用体外循环或分流术,肾内血流分布也受影响,虽然总肾血流不变,但皮质血流减少,且随阻断时间延长而更加减少,可导致肾损害。这种现象在肾动脉血流再通后还要持续一段时间,可能是由于神经反射引起肾皮质血管痉挛所致,而髓质血流可增加。甘露醇可减少此类再分布现象。另外,失血引起低血压可导致术后急性肾小管坏死或肾动脉被粥样斑块栓塞、低血压续发血管内凝血及凝血激酶损害肾小球等因素也可以引起肾衰竭。低温可以保护缺血肾脏免受缺氧性损害。术中用甘露醇等利尿可减少肾损害。

3. 脑或脊髓损害　可出现昏睡或痉挛,常发生在升主动脉或主动脉弓部手术后,与脑血流阻断时间过长有关。脊髓损害则出现截瘫,除与血流阻断时间过长和低血压有关外,供应脊髓血液的侧支循环尤其是肋间动脉被损伤也是重要因素。

（1）术中注意低温,增加头部的重点保护。

（2）硫喷妥钠、丙泊酚和氯胺酮对大脑局部缺血有潜在保护作用。停循环前在心血管允许下适当增加用量。

（3）头低 30°防止空气栓塞。

（4）在深低温前给予甲泼尼龙 30mg/kg。

（5）在急性缺氧发生 24 小时内给予钙通道阻断药尼莫地平,以改善神经系统转归。

4. 高血压　术前合并高血压症或动脉硬化症的患者,术后容易出现高血压。另外,术中输血输液过量或术后周围血管反射性收缩等原因也可以引起高血压。常用扩血管药治疗。

5. 出血及低血压　术后创面渗血,血管或人造血管吻合口渗血,可出现低血容量休克,突然大出血可造成死亡。术中输血输液不足、液体转移到第三间隙、创面渗血、大量排尿以及血管扩张等原因造成低血压,甚至休克。需补充血容量,如用缩血管药以多巴胺为宜。

6. 凝血机制障碍　大量输入陈旧库血或术中应用的肝素作用未消失可造成凝血机制障碍,出现渗血不止等症状。应根据具体情况给予新鲜血输血等处置。另外,还可能发生心肌梗死及低心排血量综合征。

第十八章 神经外科手术麻醉

第一节 神经外科手术麻醉与颅脑生理
一、脑血流和脑代谢

（一）脑血流

脑血容量正常为 3.2ml/（100g·min），当平均动脉压（MAP）波动在 60~150mmHg 范围内脑血管有自动调节功能，即脑血管随压力变化而改变其管径的本能性反应。超越上述范围，脑血流量（CBF）呈线性增高或减少，都将导致脑功能障碍。为维持脑功能和脑代谢正常，CBF 必须保持相对恒定。脑的功能和代谢依赖于脑血液持续灌注。

1. 脑灌注压（CPP）

（1）CPP 是 MAP 与颈内静脉压之差。

（2）脑血管阻力（CVR）：正常为 1.3~1.6mmHg/（100g·min）。当 CBF 和颅内压（ICP）不变时，CVR 与 MAP 成正比。高血压患者的 CVR 较正常人高约 88%；脑动脉硬化时，CVR 逐步增高，若血管口径和灌注压不变，而 CBF 与血液黏滞性成反比，高凝血状态时，出现弥漫性脑供血不足。

（3）库欣反射（Cushing reflex）：即在一定范围内 ICP 的波动能引起 CPP 升高，但可无 CBF 改变的一项自动调节过程。ICP 渐进性增高时 CBF 减少，主要取决于 MAP 与 ICP 的关系，而不是 ICP 本身。ICP 升高后，CBF 随 CPP 下降而减少，当 CPP 低于 60mmHg 时，脑血流自动调节将出现障碍。

2. CBF

（1）化学调节是指内、外环境中氧、二氧化碳、血液和脑脊液酸碱度及血液和脑脊液离子等各种化学因素对脑血管的影响。

（2）脑实质毛细血管由中枢肾上腺素能和胆碱能神经支配，具有血管运动功能，还影响毛细血管通透性作用。

3. 其他 影响脑血流的因素很多，主要方面见表 18-1。

（二）麻醉药对脑血流和脑代谢的影响

1. 吸入麻醉药及静脉麻醉药物

（1）多数吸入麻醉药降低碳水化合物代谢，使 ATP 和 ADP 能量储存及磷酸肌酸增加；呈浓度相关性增加 CBF 和降低脑氧消耗（$CMRO_2$），$CBF/CMRO_2$ 的变化与吸入麻醉药浓度大致呈直线相关。

表 18-1 影响脑血流的因素

脑血流增加(血管扩张)		脑血流减少(血管收缩)
1. 高二氧化碳	9. 高钙	1. 低二氧化碳
2. 低氧	10. 麻醉性镇痛药物	2. 高氧
3. 酸性物质	11. 麻醉药	3. 碱性物质
4. 高温	12. 咖啡因等黄嘌呤类药物	4. 低温
5. 肾上腺素	13. 长效巴比妥类	5. 去甲肾上腺素
6. 乙酰胆碱	14. 低葡萄糖血症	6. 短效巴比妥类
7. 组胺		7. 低钾
8. 高钾		8. 低钙

(2)氟烷对脑血管的扩张效应最强,恩氟烷次之,N_2O、七氟烷和异氟烷的作用最弱。

(3)70%氧化亚氮使 $CMRO_2$ 降低 2%～23%,对 CBF 无或仅有轻微作用。

2. 麻醉性镇痛药

(1)阿片类药物如吗啡、哌替啶、芬太尼及其衍生物,部分阿片受体激动剂如曲马朵等对脑血流和脑代谢影响明显受复合用药的影响。

(2)与 N_2O、氟烷和地西泮复合时,镇痛药物明显降低 CBF 和 $CMRO_2$,但单独应用时 CBF 仅轻度增加而 $CMRO_2$ 无明显影响。

3. 局部麻醉药

(1)在利多卡因惊厥时,脑中 cGMP 水平升高,而 cAMP 水平则降低。

(2)利多卡因除具有突触传递抑制作用外,还具有膜稳定作用,能阻断 Na^+ 通道,限制 Na^+-K^+ 外漏,从而降低膜离子泵负担和 $CMRO_2$。

(3)因此利多卡因可能比巴比妥类具有更强的脑保护作用。

4. 肌松药

(1)肌松药不透过血-脑屏障,对脑血管无直接作用。但在神经外科患者应用肌松药,可间接影响脑血流,表现为 CVR 和静脉回流阻力降低,从而使颅内压下降。

(2)应用肌松药时如果血压升高,则颅内高压患者的颅内压可进一步升高。

1)泮库溴铵具有升高血压的副作用,若用于 CBF 自动调节机制已损害和颅内病变患者,CBF 和颅内压可明显增加。

2)阿曲库铵的代谢产物 N-甲四氢罂粟碱具有兴奋脑功能作用,大剂量时可使脑电图转变为唤醒型,但并不明显影响 CBF 和 $CMRO_2$。

3)琥珀胆碱的肌肉成束收缩,可使 CBF 剧烈增高至对照值的 151%,并持续 15 分钟后 CBF 才降至 127%,然后恢复至对照水平;在 CBF 剧增的同时颅内压也升高。应用琥珀胆碱后脑电图显示唤醒反应,可能是肌梭的传入兴奋所致。

5. 血管活性药

(1)单胺类血管活性药具有神经传递功能,可改变 CVR 和脑代谢而间接影响 CBF。临床剂量血管活性药物不透过血-脑屏障,但因引起血压升高,CBF 也增加。

(2)肾上腺素大剂量静脉注射时,CBF 和 $CMRO_2$ 增加,小剂量则无影响。

(3)去甲肾上腺素和间羟胺为缓和的脑血管收缩药,不显著影响 CBF,但由于脑血管自动调节反应使 CBF 反而增加,而 $CMRO_2$ 无影响,故可用于纠正严重低血压时的低脑血流状态。

（4）血管紧张素和去氧肾上腺素对正常人 CBF 和 CMRO$_2$ 无影响。

（5）大剂量麻黄碱增加 CBF 和 CMRO$_2$，小剂量则无影响。

（6）异丙肾上腺素和酚妥拉明扩张脑血管，增加 CBF。

（7）组胺和乙酰胆碱增加 CBF。

（8）多巴胺对 CBF 的作用不肯定，用于纠正低血压时，CBF 增加。

（9）罂粟碱直接降低 CVR，当罂粟碱导致血压下降时，CBF 也减少；若血压不下降，而 CVR 降低时，可引起颅内窃血综合征。

二、正常颅内压的调节

（1）卧位时，成人正常的颅内压为 8～18cmH$_2$O，相当于 0.6～1.8kPa（4.5～13.5mmHg），儿童为 4～9.5cmH$_2$O，相当于 0.4～1.0kPa（3.0～7.5mmHg）。

（2）在正常情况下，可以把颅腔看作是一个不能伸缩的容器，其总体积固定不变，但颅腔内 3 个主要内容物脑组织占 84%，其中含水量为 60%；供应脑的血液占 3%～5%；脑脊液占 11%～13% 的总容积和颅腔容积是相适应的，当其中的一个容积增大时，能导致颅内压暂时上升，但在一定范围内可由其他两内容物同时或至少其中一个的容积缩减来调整，上升的颅内压可被此代偿机制降低，此现象称颅内顺应性，亦称颅压-容量的相关性。当顺应性降低时，如稍微增加颅内容物，即可引起颅内压大幅度的升高，并造成神经组织的损害，予以重视。

（3）体温与脑脊液也有一定相关性，体温每下降 1℃，脑脊液压力约下降 2cmH$_2$O（0.19kPa）。

三、颅 内 高 压

临床上将颅内高压分为三类：15～20mmHg 为轻度颅内高压；20～40mmHg 为中度颅内高压；40mmHg 以上为重度颅内高压。颅内压超过 40mmHg 时，脑血流量自身调节功能将严重受损，同时中枢神经缺血缺氧，严重时脑移位或脑疝形成。中枢缺血缺氧危害比颅内压高低本身更具有危害性。良性颅内压增高和交通性脑积水的颅内压有时可高达 75mmHg，但患者尚能在短时期内耐受。

（一）诱发颅内压增高的因素

（1）脑脊液增多：有高压力性脑积水或正常压力脑积水两类，后者即慢性脑积水，又称间歇性脑积水。

（2）颅内血液容量增加：易见于严重脑外伤后 24 小时内，是脑血管扩张所致；也见于蛛网膜下腔出血。

（3）脑容积增加：常见于脑水肿，可分为血管源性、细胞毒性、渗透压性和间质性脑水肿。

（4）颅内占位病变：因颅内容积增加、脑脊液循环障碍（多发生于脑室、脑组织中线附近及颅后窝肿瘤或肉芽肿）或灶周脑水肿（见于脑内血肿、脑脓肿）而引起，水肿的部位主要在白质，是颅内压增高的最常见原因。

（5）脑缺氧及二氧化碳蓄积，均使脑毛细血管扩张，血管阻力减少，脑血容量和血液循环量均增加。脑缺氧时,脑血管壁的通透性增加,血管内的水分容易转移至血管外,产生脑水肿,颅内压明显上升。

(二) 颅内高压的主要征象

1. 头痛　阵发性,间歇时间长,发作时间短;随后头痛发作时间延长,逐渐演变为持续性头痛,伴阵发性加剧;头痛的性质呈"炸裂样疼痛"或"铁圈勒住样头痛",多在清晨或入睡后发作。

2. 呕吐　呈喷射性,常与剧烈头痛并发,同时伴有脉搏缓慢,血压升高。

3. 视盘水肿　颅内高压的主要体征,颅内压增高数小时即可出现轻度视盘水肿,几天至数周内出现重度水肿。视盘水肿持续数月后,可继发视神经萎缩,此时视力呈进行性下降。

四、手术体位

神经外科手术大多需要采取特殊体位进行,使手术视野达到最佳显露,同时方便意外情况时及时抢救。

(一) 俯卧位注意事项

(1)将骨盆和下肢用体位垫垫撑,以利于下肢血液回流,避免因腹部受压可造成下腔静脉受阻,致血压下降及脊髓手术区大量渗血,且对心血管系统影响较小。

(2)俯卧位压迫胸部及腹部,可造成通气不足,术中必须严密监测通气量和呼吸频率。

(3)避免眼受压(可致视网膜受压而失明)、前额、颧骨受压(可引起局部软组织坏死)或俯卧头高位(可发生气栓及循环抑制)。

(二) 从仰卧位改变为俯卧位注意事项

(1)用于某些脊椎及关节损伤手术,由于在全身麻醉下肌肉完全松弛,脊柱和各大小关节均处于无支撑、无保护状态,容易造成软组织韧带神经血管牵拉损伤。

(2)在从仰卧位改变为俯卧位时,应特别注意搬动体位时的统一步调,即保持头、颈、背、下肢围绕一个纵轴转动,否则极易发生脊柱(颈椎、腰椎)损伤和关节扭曲。

(三) 坐位或半卧位

坐位常用于颅后窝、延髓和颈髓手术,容易发生空气栓塞、低血压、气脑、硬膜下血肿、周围神经压迫性损害、四肢麻痹、口腔分泌物反流误吸等并发症,目前已较少采用。帕金森患者电极置入手术常采用半卧位,利于术者定位及操作。

五、脑功能保护

围手术期脑缺血是发生脑功能障碍的主要原因,临床上脑缺血分为:①局灶性脑缺血,常见于卒中、动脉堵塞、栓塞病例,特点是缺血区周围存在非缺血区,而缺血区中还可能有侧支血流灌注;②不完全性全脑缺血,常见于低血压、ICP增高病例,特点是脑血流仍然存在,但全脑血流减少;③完全性脑缺血,常见于心搏骤停病例,CBF完全停止。因此围手术期重视脑保护,可提高患者的生存质量。

六、脑功能保护措施

1. 巴比妥类药物　通过抑制神经元电活动,最低限度降低脑代谢率,当 EEG 呈等电位时,可获得最大的保护作用,可促使局灶性或不完全性脑缺血的神经功能恢复。常用量为 $10\sim20mg/(kg\cdot h)$。

2. 吸入性全麻药　如异氟烷,可以使 $CMRO_2$ 降低,但达到 EEG 等电位的麻醉深度,对全脑缺血并无益处。

3. 浅低温　利用轻度低温($33\sim35℃$)可明显降低 $CMRO_2$,并降低缺血后各种有害物质的产生。过去常采用中度或深低温保护,容易发生循环呼吸严重抑制,出现心律失常、组织低灌注和凝血障碍等并发症,后者的危险性高于脑保护作用。

4. 控制高血糖　高血糖可加重缺血后脑损伤,葡萄糖无氧代谢可产生过多的乳酸,从而加重细胞内酸中毒。因此应控制血糖在正常水平。

5. Ca^{2+} 通道阻断药　常用尼莫地平,能改善卒中的预后,减轻全脑缺血后的低灌注,并对蛛网膜下腔出血后的脑血管痉挛有缓解作用,常用量为 $0.5\mu g/(kg\cdot min)$ 静脉持续泵注。

6. 激素类固醇　用于大多数卒中或严重脑外伤病例,经研究并未证实其有利效应。但大剂量甲泼尼龙对急性脊髓损伤后的神经功能恢复有轻度促进作用,应强调在损伤后 8 小时内开始用药。

七、体 液 管 理

神经外科患者的补液问题,外科医师和麻醉科医师之间仍存在分歧。神经外科医师要求通过限制输液量来减轻或预防脑水肿,由此易致相对低血容量,使麻醉管理容易发生血流动力学不稳定。因此,找出限制液体量和积极补液量之间相互兼容的措施,是总的研究方向。

(一)血-脑屏障功能

(1)血-脑屏障(blood brain barrier,BBB)的结构基础是脑毛细血管的内皮细胞,围绕着脑血管形成一个五层的粘连物,阻止了细胞之间的分子通道。分子可从血管内直接到血管外空间,而大于 8000Da 水溶性离子则不能透过 BBB。

(2)血-脑屏障的毛细血管内皮细胞连接,一旦被机械分离(直接分离),可造成血-脑屏障功能破坏,水及分子进入脑实质的通透性即发生改变。临床上有许多病理生理状态以及特殊药物,可改变 BBB 的通透性:

1)颅内肿瘤可破坏血-脑屏障。

2)高血压超过脑自身调节范围,可引起连接分离;高热、持久高碳酸血症和头部外伤也可发生连接分离。

3)长时间低氧(6~12 小时)可出现不可逆性血-脑屏障破坏。

4)脱水利尿药如甘露醇和呋塞米可使毛细血管内皮细胞皱褶,发生细胞连接破坏。这种现象可解释用大量甘露醇后发生颅内高压的反弹现象。

5)类固醇类药物地塞米松具有稳定和修复已破坏的血-脑屏障作用。

(3)血-脑屏障完整患者的输液:水分子能自由通过完整的血-脑屏障,液体的移动按照 Starling's 规则进行,即取决于血管内、外流体静水压和渗透压之间的差异。对神经外科患者体液管理必须严格避免低渗溶液输注。

(4)血-脑屏障破坏患者的输液 BBB 破坏时,不论输注晶体液或胶体液,都会从血管向外渗到脑组织,从而加重脑水肿。有学者建议,首选胶体液,认为不易加重脑水肿。但多数研究表明,输注两种液体无明显差异。

(二)特殊状态的体液管理

1. 脑血管痉挛 是蛛网膜下腔出血患者术后发病率和死亡率的重要因素。对脑血管痉挛的防治主要采取应用钙通道阻断剂,夹闭动脉瘤(防血管痉挛),以及三"H"疗法:即控制高血压(hypertension)、实施高血容量(hypervolemia)及血液稀释(hemodilution)。晶体液用于维持高血容量,其效果优于胶体液。三"H"疗法的潜在并发症是肺水肿(7%~17%),在实施中应持续监测 CVP 或 PCWP,尤其对心脏疾病患者具有重要意义。

2. 坐位 为预防空气栓塞,通常在坐位前先经静脉输入 500ml 晶体液或 250ml 胶体液,同时采取下肢弹性绷带加压和缓慢变为坐位等措施,可减少心血管不稳定性和防止静脉空气栓塞,并阻止右肺动脉闭合压(PAOP)梯度的逆转。临床实际情况是患者由仰卧位改变为坐位时,即使给予试验性液体负荷量,也未必能减轻血流动力学的不稳定性。

3. 水代谢紊乱疾病

(1)抗利尿激素分泌亢进综合征(syndrome of inappropriate antidiuretic hormone,SIADH)

1)SIADH 之初应限制输液量;如果低钠血症严重(血[Na^+]<110mmol/L),应使用高渗含盐溶液(3.5%);同时应用呋塞米 10~20mg 静脉注射以诱导游离水的负向平衡;也可选用 6% 碳酸氢钠溶液,按 2ml/kg 使用,1~2 分钟后血钠浓度可增加 6mmol/L。

2)一旦神经症状稳定后,酌情调整用药,含钠溶液每小时不超过 100ml;血钠升高不超过 2mmol/(L·h)时,在心血管监测下使用高渗含盐溶液,以避免血钠纠正过快,否则会影响中枢脑桥髓鞘质,或可能造成肺水肿和颅内出血,应引起高度重视。

(2)尿崩症

1)尿崩症(diabetes insipidus,DI)多发生于鞍区垂体手术及颅咽管瘤手术,其他颅内疾患特别是头外伤也可发生。

2)其根本病因是 ADH 分泌降低或缺乏,导致多尿和脱水,尿液比重低和渗透压低,血浆呈高渗和高钠。

3)DI 在术中发生较少,一般都在术后逐渐发生多尿,待数天后可自行缓解而自愈。

4)一旦确诊 DI,施行体液治疗的目标是维持血管内容量及正常电解质水平,计算方法为每小时液体生理维持量+前一小时排尿量的 3/4。另一计算方法公式是:液体缺失量(I)=正常体液总量−实际体液量;实际体液量=预计血钠浓度÷实测血钠浓度×正常体液总量;正常体液总量=60%×体重(kg)。

5)液体的选择取决于患者电解质状态。因 DI 时丢失的是低渗的游离水,所以常用正常量盐水的 50% 或 25%。如果尿量大于 300ml/h 并持续 2 小时,则应给予 ADH 类似物以施行药物配合液体治疗。

(3)脑钠消耗性综合征

1)常见于蛛网膜下腔出血患者,表现为低钠血症、脱水及高尿钠(尿[Na^+]>50mmol/L)三联征,可能与心房利钠因子释放增加有关。

2)本综合征与 SIADH 的电解质表现相似,需要鉴别诊断。SIADH 属血管内容量增多和稀释性低钠血症状态,治疗以限制容量为目标;而本综合征属低血容量和低钠血症状态,治疗目标是输入等渗含钠溶液,以重建正常血容量。

第二节　麻醉前准备

颅脑手术时间一般较长,手术体位对呼吸和循环的影响较大,术前必须妥善安置体位。如俯卧位,必须头部及躯干上部垫起,使胸、腹部呼吸活动留有余地,保证足够通气量。头部固定时应保护好眼睛,以免造成失明。麻醉前全面了解患者情况。

一、术前评估与准备

(一)术前访视

1. 气道管理　神经外科患者术前访视要了解全身情况及主要脏器功能,对呼吸困难严重缺氧者,要辨清病因,尽快建立有效通气,确保气道通畅,估计术后难以在短期内清醒者,应做好气管造口术准备;对颅脑外伤伴有误吸的患者或者合并颅底骨折时常有血液和脑脊液流入气道,因此应首先清理呼吸道,气管内插管,充分吸氧后方可手术。

2. 意识　可根据格拉斯哥昏迷评分(GCS)来判断(表 18-2),评分在 8 分以上浅昏迷患者常有不自主的肢体活动、烦躁不安及肌肉紧张,易出现坠床意外,同时增加耗氧量,但预后良好。而 GCS≤7 分深昏迷患者为严重脑外伤,多预后不良,包括死亡、植物状态或严重功能障碍,易合并气道不畅、肺炎、尿路感染及压疮,更应注意体温、白细胞数及血气分析的变化。

3. 颅内高压　颅内压急剧增高与脑疝危象,需采取紧急脱水治疗,如快速静脉滴注 20% 甘露醇 1g/kg,呋塞米 20~40mg,以缓解颅内高压和脑水肿。

4. 水、电解质紊乱及酸碱平衡失调　颅内高压、频繁呕吐、不能进食、有脱水及电解质紊乱者,术前应尽量纠正,同时采取降颅压、高营养及纠正水、电解质紊乱,待衰竭状态改善 3~5 日、病情稳定后再开颅手术。术中监测电解质,及时纠正电解质紊乱。

5. 合并损伤及并发症　闭合性颅脑外伤或脑瘤患者,一般极少出现低血压和快心率,一旦出现提示并存有其他并发症,如肝脾破裂、肾损伤、骨折、胸部挤压伤等,应及时输液、补充血容量、纠正休克后才可手术,必要时对颅脑和其他损伤部位同时手术止血。

表 18-2　GCS 评分

体征	评价	记分
睁眼	无反应	1
	对疼痛刺激反应	2
	对语言刺激反应	3
	自动	4
语言	无反应	1
	言语混乱或呻吟	2
	言语不能交流	3
	对话混乱	4
	正确回答	5

续表

体征	评价	记分
运动反应	无反应	1
	伸展反应	2
	异常屈曲反应	3
	退缩回缩反应	4
	局部肢体疼痛反应	5
	服从命令	6

注:评分7或以下,持续6小时或以上定位严重脑损伤。

(二)麻醉前用药

麻醉前用药应遵循:①小量用药;②不推荐使用麻醉性镇痛药,因其抑制呼吸中枢而导致高碳酸血症和脑血流、颅内压增加的危险,同时可使瞳孔缩小或无反应,不利于病情评估。对某些特殊患者如颅内血管疾患、脑动脉瘤患者则需要镇静,可给予地西泮0.1~0.2mg/kg口服,或咪达唑仑0.05~0.1mg/kg在手术室内静脉给予。

(三)监测

麻醉期间除常规监测BP、ECG、HR、SPO_2外,对开颅手术患者,特别是颅内血管疾患患者,条件允许时应行动脉置管持续监测直接动脉压,并施行血气分析,常规监测$P_{ET}CO_2$、CVP和尿量,同时开放两条静脉通路。

二、麻 醉 选 择

对神经外科手术患者选择麻醉药物,原则上应符合以下标准:①诱导快,半衰期短。②镇静镇痛强,术中无知晓。③不增加颅内压和脑代谢。④不影响脑血流及其对CO_2的反应($CBF-CO_2$应答反应)。⑤不影响血-脑屏障功能,无神经毒性。⑥临床剂量对呼吸抑制轻。⑦停药后苏醒迅速,无兴奋及术后精神症状。⑧无残余药物作用。

目前常采用复合用药措施以扬长避短,同时需注意合理通气、安置体位和调控血压等,以尽量达到上述标准。

对神经外科手术患者施行气管插管全身麻醉较为安全,目前常选用静吸复合全身麻醉。

1. 麻醉诱导

(1)麻醉诱导常用硫喷妥钠(4~8mg/kg),或异丙酚2mg/kg,或咪达唑仑0.3mg/kg,或异丙酚1mg/kg合并咪达唑仑0.1~0.15mg/kg。对冠心病或心血管代偿功能差的患者选用依托咪酯0.3~0.4mg/kg。在使用非去极化肌松药和芬太尼4~6μg/kg(或舒芬太尼0.5~1.0μg/kg)并过度换气后均能顺利完成气管内插管。

(2)为克服气管插管期应激反应,插管前往气管内喷入4%利多卡因1~2ml,或静脉注射利多卡因1~1.5mg/kg,或静脉滴注超短效β受体阻滞药艾司洛尔500μg/(kg·min)(4分钟后酌情减量)等措施,都可显著减轻气管插管心血管反应和ICP升高影响。

2. 麻醉维持　常采用吸入麻醉药、肌松药和麻醉性镇痛药;也可静脉持续泵注异丙酚4~6mg/(kg·h)或咪达唑仑0.1mg/(kg·h),配合吸入异氟烷、七氟烷或地氟烷,按需酌情追加镇痛药及肌松药。

3. 麻醉期管理

(1)切开硬脑膜前应做到适当的脑松弛。方法:充分供氧;调整体位以利于静脉回流;维持肌肉松弛和麻醉深度适当;过度通气使 $PaCO_2$ 维持在 25~30mmHg。必要时可在开颅前半小时给甘露醇 1~2g/kg 静脉注射,或加用呋塞米 10~20mg。一般均可做到脑松弛和颅内压降低。

(2)硬膜切开后可适当减少用药量。长效麻醉性镇痛药应在手术结束前 1~2 小时停止使用,以利于术毕尽快清醒和防止通气不足。吸入麻醉药异氟烷应先于七氟醚和地氟醚停止吸入。

(3)术中间断给予非去极化肌松药,以防止患者躁动,特别在全凭静脉麻醉维持。对上位神经元损伤的患者和软瘫患者,应避免肌松药过量。应用抗癫痫药物(如苯妥英钠)的患者对非去极化肌松药可能呈拮抗,应酌情加大用药剂量或调整用药频率。

(4)术中采用机械通气的参数为潮气量 8~12ml/kg,呼吸频率成人为 10~12 次/分,保持 $P_{ET}CO_2$ 在 35mmHg 左右,切勿过高。

(5)苏醒应迅速;不出现屏气或呛咳;控制恢复期的高血压,常用药物有拉贝洛尔、艾司洛尔、尼莫地平、佩尔地平等,以减少颅内出血的可能。肌松药拮抗药应在撤离头架,头部包扎完毕后再使用。待患者自主呼吸完全恢复,吸空气后 SpO_2 不低于 98%,呼之睁眼,能点头示意后,才可送回病房或 PACU 或 ICU。

三、体液管理

在临床上过分严格限制液体,会产生明显的低血容量,导致低血压和 CBF 减少,脑和其他器官面临缺血损害,然而血容量过多会引起高血压和脑水肿,因此神经外科围手术期液体管理是对麻醉医师的特殊挑战。

体液丢失的计算:颅内手术第三间隙丢失的液体量很小,因此可忽略不计。因术前禁食禁水可丧失液体量(按 8~10ml/kg),此量可予进入手术室后开始补给。术中可输用乳酸林格液,按 4~6ml/(kg·h)维持。如果患者长期限制入液量,或已使用甘露醇,且已有明显高张状态者,应选用生理盐水或等张胶体液输注。

第三节 常见神经外科手术的麻醉
一、垂体腺瘤

(一)麻醉前估计

(1)根据精神状态、症状和血浆激素水平,估计患者对麻醉用药和手术的耐受力。

(2)根据患者特有的外貌特征(如 GH 腺瘤患者的厚嘴唇、高宽鼻子、下颌骨前伸宽大、舌体肥厚、声门增厚及声门下狭窄、肢端肥大;ACTH 腺瘤的库欣综合征体型),估计气管插管的难易程度,备妥相应的插管用具。

(3)详细了解各种类型腺瘤本身所致的并发症,恰当评估,备妥治疗药物(如 GH 瘤伴高血糖者应备胰岛素)。

(4)垂体腺瘤手术患者对麻醉用药无特殊要求,但尽可能选用不增加循环负担的药物,用药量多数偏小;TSH 腺瘤患者如果甲亢症状未能很好控制,麻醉诱导及手术强刺激易引起循环系统激惹,麻醉用药量偏大。

(二)气管插管

一般都可在快速诱导下完成气管插管。对 GH 腺瘤独特体征患者,有时可遇到气管插管困难,应选用大号口咽通气管和喉镜。对于估计困难插管的患者建议采用下列插管措施:①施行清醒插管;②静脉注射羟丁酸钠待入睡后,施行咽喉、气管表面麻醉,完成气管插管;③采用纤维光导喉镜或气管镜完成气管插管;④GH 腺瘤患者声门及声门下可能存在肥厚狭窄,气管导管应选稍小一号尺寸,以防声门、气管壁损伤。

(三)呼吸管理

(1)常规机械通气,通气量 10ml/(kg·min)。术中随时监测动态血气分析,随时调整呼吸参数。

(2)术中均应选用带套囊的气管导管。术毕拔管指征:意识完全清醒配合,通气量接近术前水平,$P_{ET}CO_2<35mmHg$,$SpO_2>95\%$,肌力恢复,不存在呼吸道梗阻隐患,吞咽反射良好。

(四)注意事项

(1)由于垂体腺瘤对 ACTH 细胞的挤压,术前 ACTH 水平已明显降低,手术开始时可先给地塞米松 10mg,以后根据循环状况和手术进展再适量增用。

(2)不少垂体腺瘤患者术前合并糖代谢紊乱,血糖和尿糖均增高,但术后可下降,术中除减少糖输入量外,应动态监测血糖和尿糖变化,及时调整,

二、颅脑外伤患者的麻醉

严重的颅脑外伤,由于颅内血肿或脑肿胀压迫可形成脑疝,或同时并有脑干损伤时,患者都有不同程度的昏迷和气道阻塞,还可出现血压升高、心动过缓及呼吸减慢三联症,CT 扫描可见血肿部位及范围,另外中线结构也可不同程度移位。

(1)此刻除及时解决气道通畅外,要注意瞳孔大小的变化,是否双侧等大,应紧急准备开颅探查,术中打开颅骨时,血压可以突然下降,甚至测不出,尤其有矢状窦撕裂的患者,故应及早做好输血准备。

(2)此类患者全身麻醉应避免应用增加脑血流、脑血容量及颅内压的药物。

(3)要注意其他并存症,如发现高热应及时降温,出现张力性气胸时应及时穿刺抽气或做闭式引流。

(4)应注意是否合并脊髓损伤高位截瘫的发生,出现应激性溃疡时应注意胃出血、心内膜出血、胃穿孔、肺出血等体征,应及时处理。

三、脑血管疾病的麻醉

脑血管病的病死率高、后遗症多,在我国是人口死亡的第一位,发病年龄多数在中年后,通常分出血性和缺血性两大类,前者主要是高血压性脑出血、颅内动静脉瘤和脑动脉畸形;后者主要是脑血栓形成和脑栓塞。外科治疗原则:对血肿引起脑受压者,紧急清除血肿并止血;因动脉瘤或动脉畸形破裂出血者,予以切除或夹闭,以防再次出血而危及生命。对缺血性脑血管病可根据病情施行动脉内膜切除术、人工搭桥术或颅外-颅内动脉吻合术。

（一）脑出血

1. 脑出血　　最常见的病因是高血压动脉硬化，出血部位多在壳核、丘脑、脑桥和小脑，以壳核最多发，占 40% 左右。出血多者，积聚成大血肿或破入脑室或侵入脑干，后果严重，死亡率很高。

2. 麻醉处理　　意识障碍不严重，患者尚能合作者，可考虑局麻加神经安定镇痛麻醉，但多数患者已不能合作，在 CT 造影过程即需给予镇静剂，全身麻醉仍是较佳的选择，必须注意以下几点：

（1）由于急诊手术，麻醉前无充裕时间准备和了解过去史，应着重了解主要脏器功能及服药史，力争检查心肺功能，44 岁以上患者要急查心电图。

（2）多数患者伴有高血压史，或长期服用 α、β 受体阻滞药，麻醉诱导应慎重用药，减少对心血管功能抑制，减少喉镜刺激引起颅内压（ICP）升高和心血管反应；宜选用快速静脉诱导气管插管；对血压过高者先适当降压后再气管插管；首选静脉复合麻醉。对术前已昏迷且饱食患者，采用保留自主呼吸下的气管插管为妥。

（3）术中尽量避免血压过度波动，对高血压患者尤为重要。对中枢损害、颅压较高的患者，应防止血压过剧下降，因可降低颅内灌注压及脑自动调节功能。

（4）对病情较重的患者，术中应控制血压下降不低于麻醉前水平的 30%。对高热患者宜采用快速气管内插管，选用非去极化肌松药，以防肌颤加重高热；在较深麻醉下进行头部降温至鼻温 34℃，防止寒战反应，体温每下降 1℃，ICP 可下降约 20mmHg。

（二）脑动脉瘤

1. 脑动脉瘤的发生部位　　85% ~ 90% 发生在脑底动脉环的前半部；发生在后半部、椎-基底动脉系者占 3% ~ 15%；多因出血、瘤体压迫、动脉痉挛或栓塞而出现症状，容易致残或死亡，幸存者也易再次出血。

2. 根据瘤体大小可归为四类　　①直径小于 0.5cm 者为小动脉瘤，占 15.5%；②直径等于或大于 0.5cm 及小于 1.5cm 者为一般动脉瘤；③等于或大于 1.5cm 或小于 2.5cm 者为大型动脉瘤；④等于或大于 2.5cm 者为巨型动脉瘤，占 7.8%。34% 动脉瘤破裂患者可并发蛛网膜下腔出血。

3. Hunt 及 Hess 将脑动脉瘤分成五级　　若伴有严重全身疾患如高血压、糖尿病、严重动脉硬化、慢性肺部疾患及动脉造影示严重血管痉挛者，其评级需降一级（表 18-3）。

表 18-3　Hunt 及 Hess 脑动脉瘤分级

分级	症状
Ⅰ级	无症状，或轻微头痛及轻度颈强直
Ⅱ级	中度及重度头痛，颈强直，有神经麻痹，无其他神经功能缺失
Ⅲ级	倦睡，意识模糊，或轻微灶性神经功能缺失
Ⅳ级	木僵，中度至重度偏侧不全麻痹，可能有早期去脑强直及自主神经系统功能障碍
Ⅴ级	深昏迷，去脑强直，濒死状态

4. 手术时机　　尚有争议，有蛛网膜下隙出血（SAH）后 48 小时至 8 天内进行（早期手术），或出血后 8 天至 3 周后进行（延期手术）两种。

5. 手术方式 ①动脉瘤颈夹闭或结扎术,为首选手术方式;②载瘤动脉夹闭及动脉瘤孤立术;③动脉瘤包裹术;④开颅动脉瘤栓塞,使瘤腔永久性闭塞,有铜丝导入法、磁凝固法、射频术和氟氩激光凝固等法;⑤经外周血管栓塞动脉瘤术。

6. 麻醉处理 麻醉处理的首要问题是防止麻醉诱导及手术过程中动脉瘤破裂,其次为预防脑血管痉挛和颅内压增高。

(1)麻醉注意事项:在麻醉诱导过程发生动脉瘤破裂率为 1%~4%,一旦发生,死亡率高达 50%;在手术过程的发生率为 5%~19%. 多发生在分离动脉瘤、夹闭瘤蒂、持夹钳脱离、剪开硬膜 ICP 降至大气压水平、过度脑回缩引起反射性颅内高压时。因此,在整个麻醉过程中应注意以下问题:

1)避免增高动脉瘤的跨壁压(TMP):正常 TMP = 脑灌注压(CPP),为 85mmHg。瘤越大,壁越薄,应力就越大。围手术期中不论 MAP 增高(浅麻醉,通气障碍等),还是 ICP 过度降低(如脑室引流、过度通气、脑过度回缩),都将增加动脉瘤的跨壁压和壁应力,动脉瘤破裂的危险性增高。

2)维持适当低的 MAP 或收缩压:由于收缩压与动脉流速成正比,流速快可形成湍流而损害瘤壁。因此,需施行降压维持 MAP 50mmHg 以上,以防止动脉瘤破裂,但要考虑脑血管自动调节的范围,防止 CBF 长期低于正常值的 5%,否则将出现脑功能障碍。对于已存在脑血管痉挛和颅内高压的患者,MAP 的低限还应适当提高,以增加安全性。

(2)麻醉要点

1)术前准备如同脑出血患者,根据 Hunt 及 Hess 分级标准,颅内动脉瘤中约 55% 的患者属于 I 级或 II 级,III 级占 30%,IV 级占 10%,V 级占 5%。患者情绪紧张者应加用镇静剂,剂量较大。已中度意识障碍、偏瘫、早期去脑强直和神经障碍者,必须先积极内科治疗,以降颅内压和解除脑血管痉挛,防止呛咳和便秘,控制血压在接近正常范围。

2)术前 ECG 异常的患者,力求弄清病因。

3)麻醉过程力求平稳,严禁清醒插管及呛咳、屏气和呼吸道梗阻,尽可能减少气管插管心血管应激反应,4% 利多卡因或 2% 丁卡因喷雾表面麻醉,然后施行气管插管可基本避免插管升压反应。此外,麻醉中易出现血压波动的阶段有摆体位、切皮和开颅、检查并游离动脉瘤、缝皮和苏醒期,应加深麻醉和镇痛,追加小剂量 β 受体阻滞药,插管前利多卡因 1.5mg/kg 静脉注射,维持适宜麻醉深度。

4)头皮浸润的局麻药中禁忌加用肾上腺素,以免分离钳夹动脉瘤前的动脉瘤及母动脉透壁压力不稳定。在开颅过程采用过度通气,维持 $PaCO_2$ 在 4kPa(30mmHg)左右。

5)为便于分离动脉瘤,在接近母动脉前开始控制性降压,可用三磷腺苷(ATP)及硝普钠或佩尔地平降压。异氟烷控制性降压停药后,血压渐回升,无反跳性高血压和外周血管阻力升高,故可列为常用的降压方法。

6)对高热或阻断脑主要血管需时较长者,或应用体外循环时,可以采用低温,尽量避免复温过程出现寒战。

7)在液体管理上近年来主张在动脉瘤夹闭后,应积极扩容(3H 法)以保持 CVP > 5cmH_2O,Hct 30%~35% 为宜。

(三)颅内血管畸形

(1)颅内血管畸形是指脑血管发育障碍引起的脑局部血管数量和结构异常,并对正常的脑血流产生影响。

（2）Russell 将颅内血管畸形分为四类：动静脉畸形、海绵状血管瘤、毛细血管扩张及静脉畸形。手术治疗颅内血管畸形能杜绝再出血，并阻止脑盗血，从而改善脑组织血供。畸形在重要功能中枢者不宜手术，可用血管内栓塞术，超选择导管及 IBC 塑胶注入治疗。

（3）手术种类甚多，目前以血管畸形切除术最为理想，手术原则与颅内动脉瘤手术相同，但需要广泛的手术剥离，操作时间较长，出血量极大。

（4）麻醉处理：选用全身麻醉，按需施行中度控制性降压，并使用血液回收仪。

1）目前多已采用吸入异氟烷降压；对年老、体弱、心功能差的患者可用硝酸甘油降压，速率为 0.02~0.04mg/（kg·h）。

2）尼莫地平对脑血管有选择性扩张作用，对心肌抑制轻，用药后可增加心排血量，停止降压后无反跳现象，对预防术后心脑血管痉挛尤其有效，在脑血管手术中已被列为首选预防药。

3）动静脉瘘致血流短路特点：①长期可形成静脉动脉化和动脉静脉化改变，继发引起心脏肥大、脉搏增快、循环时间缩短、血容量增多，血管畸形处脑组织更缺氧，有 14%~30% 患者出现智力障碍。所以，术中必须充分吸氧，维持脑灌注压，降低颅内压，以减少颅内盗血现象。②由于畸形血管周围的脑组织已处于缺氧状态，故慎用过度通气。③畸形血管周围一旦被切除要严密观察防止发生"正常灌注压恢复综合征"引发的出血、脑水肿。

（四）颈动脉内膜剥脱术的麻醉

颈动脉内膜剥脱术的麻醉甚为复杂而棘手，患者面临脑缺血危险，且多数合并多系统疾病，因此，正确处理麻醉对患者的预后至关重要。

1. 术前估计 颈动脉内膜剥脱术的最主要目的是预防卒中，同时减轻临床症状，增进生活质量和延长寿命。然而脑血管疾病、冠心病患者、术前有高血压（BP>180/110mmHg）、糖尿病患者施行颈动脉内膜剥脱术，围手术期的病残率和死亡率明显升高。手术指征：短暂性脑缺血发作、无症状性颈动脉杂音、既往脑卒中患者出现新症状时。手术禁忌证为急性严重脑卒中、迅速进展性卒中、恢复迅速的卒中及近期有心肌梗死或心力衰竭的患者。

2. 麻醉前准备与估计

（1）多次测定不同体位双上臂血压，清醒静息状态下的血压，仔细评估心血管状态，以确定患者在通常情况下的血压范围，以此确定术中和术后可以耐受的血压范围。若术前双上臂血压存在差异，术中和术后应以较高的上臂血压值作为依据，可更好地反映脑灌注压。

（2）长期应用抗高血压药的患者，术前不应停用。如果术前病情不允许缓慢控制高血压，则术中不能施行快速降低高血压措施，因容易诱发脑缺血发作，可在术后进行合理治疗。

（3）术前血气分析以确定静息情况下的 $PaCO_2$，据此作为麻醉中维持适宜 $PaCO_2$ 的范围。

（4）不主张大剂量术前用药，尤其是阿片类药物，可用小剂量镇静催眠药。

3. 麻醉处理

（1）麻醉选择：与局部麻醉相比，全身麻醉能更好地控制影响脑血流（CBF）和脑氧耗（$CMRO_2$）的因素。全麻药的选择根据术中和术后能维持满意的脑灌注压，颈动脉阻断期能降低脑缺血区的代谢率及术后即刻对患者的神经功能反应能做出全面的评估。一般需联合应用才能达到上述特殊目的。

（2）麻醉诱导及维持：诱导可以应用硫喷妥钠或异丙酚,能快速降低 $CMRO_2$；麻醉维持应用低浓度异氟烷、麻醉性镇痛药和中效非去极化肌松药联用施行平衡麻醉,可维持较浅麻醉,血流动力学较稳定,监测灵敏度较好。

（3）在颈动脉阻断中,如果监测证实脑灌注不满意,或置入分流存在困难,或置入分流不能纠正时,可用足量硫喷妥钠维持整个颈动脉阻断期的麻醉,保持 EEG 处于抑制状态,必要时用正性肌力药及血管收缩药对心血管功能进行支持。

4. 注意事项

（1）维持 $PaCO_2$ 正常或稍低。高 $PaCO_2$ 具有脑内窃血、增强交感神经活性、增加心肌氧需和诱发心律失常副作用。可施行低 $PaCO_2$ 和中度低血压以降低 CBF。

（2）预防和正确治疗低血压则仍是十分必要的。

（3）常规在颈动脉窦附近施行局麻药浸润,可有效预防手术刺激所致的突发性低血压和心动过缓。

（4）一定程度的血液稀释对脑缺血有利。

（5）当准备阻断颈动脉时,肝素抗凝,在完成颈动脉内膜剥脱后与缝合伤口前,使用鱼精蛋白部分逆转肝素的作用,一般不需要完全拮抗,部分抗凝可减少术后血栓形成的概率。

（6）术中常规监测心电图、食管听诊器、体温、SpO_2、$P_{ET}CO_2$ 及桡动脉直接血压和血气分析,以便及时发现突发性血压剧烈波动。

5. 术后并发症 术后最常见的并发症是血流动力学不稳定、呼吸功能不全和卒中,应及时寻找原因进行处理。

第十九章　眼科手术麻醉

眼睛是主要的信息接收器官,其解剖精细、功能复杂。随着眼科治疗技术的进步,人们不仅需要眼科手术中镇痛,更不断追求安全、舒适、利于术后恢复。目前眼科手术患者年龄跨度大,手术种类繁多,不同类型的手术对麻醉的要求也不同。眼科手术的麻醉可选用局部麻醉(局麻)或全身麻醉(全麻),局麻的患者要求能主动配合、镇痛完全;全麻要求眼肌松弛、眼球固定不动,适当控制眼内压,减轻或消除眼心反射和手术后麻醉恢复平稳。

第一节　与眼科麻醉有关的问题

一、眼　内　压

1. 定义　眼内压(intraocular pressure IOP)是眼内容物对眼球壁施加的均衡压力,简称眼压。其正常值为 10～21mmHg(1.33～2.80kPa),高于 22mmHg 视为眼压过高。

2. 影响因素　眼内压波动主要受房水和血液的影响。房水是保持眼内压和运送氧、葡萄糖和蛋白质,以及营养晶体的主要系统,其总量约 0.3ml,其产生量增多或排出通道受阻均导致房水蓄积而使眼内压升高。眼内压大小同时受眼外肌肌张力、静脉压和动脉压等因素影响。眼内压升高可使眼内灌注压降低,减少毛细血管的血流,损伤视神经的功能,严重时眼内容物脱出、压迫视神经导致永久性视力丧失。

3. 麻醉和手术对眼内压的影响

(1)眼球外部受压,如眼轮匝肌收缩、眼外肌张力增加、眼静脉充血、眶内肿物等。

(2)巩膜张力增加。

(3)眼内容物改变(晶状体、玻璃体、血液、房水)。

(4)其中房水循环、眼脉络膜血容量变化、中心静脉压、眼外肌张力与麻醉和手术的相关性最大。因此麻醉及手术过程要避免咳嗽、呛咳动作,并防止血压过高。

(5)对眼内压增高患者(如青光眼及眼外伤),应给予 20% 甘露醇 200ml 或乙酰唑胺 500ml。

(6)手术时压迫眼球、牵拉眼睑和眼上直肌或眼轮匝肌收缩,患者屏气、恶心呕吐、气道梗阻等,均能引起静脉压升高,从而引起眼内压升高。过度通气降低眼内压。

(7)琥珀胆碱可使眼内压升高 6～12mmHg(0.8～1.6kPa),并可持续 5～10 分钟,地西泮和利多卡因不能完全消除这种反应,可预先给予乙酰唑胺、普萘洛尔、小剂量非去极化肌松药等。

(8)氯胺酮可使眼内压轻度升高,也有报道表明,静脉给予氯胺酮 2mg/kg 成年人并未明显升高眼内压。

(9)氧化亚氮可引起眼内气体容积改变而影响眼内压。其他常规静脉或吸入麻醉药物、肌松药物均不同程度降低眼内压。

(10)麻醉诱导时面罩加压不当也可使眼内压升高。

二、眼球的神经支配

眼球是受睫状神经支配的。睫状神经含有感觉、交感和副交感纤维。它又分为睫状长神经和睫状短神经。睫状长神经为第Ⅴ脑神经的鼻睫状神经的分支。睫状短神经发自睫状神经节。睫状长神经和睫状短神经组成神经丛，支配着虹膜、睫状体、角膜和巩膜状肌的运动。视神经（第Ⅱ对脑神经）把感觉信号从视网膜传输到大脑。刺激副交感神经可引起瞳孔括约肌收缩，引起瞳孔开大，并同时伴有眼内压的升高。

三、眼-心反射

（1）定义：术中压迫眼球、牵拉眼外肌、眼窝内操作时，出现心率减慢、房室阻滞、交界性心律、二联律甚至一过性心搏骤停，即眼-心反射。

（2）眼-心反射是由三叉神经传导的，反射弧：三叉神经眼支→三叉神经脑桥核→迷走神经背核→心率减慢，压迫眼球所引起的心脏反应要比牵拉眼肌少。

（3）高 CO_2 血症和低氧血症都可加重这种反射，而且全麻比清醒多见，小儿比老人多见。

（4）预防及处理

1）可用2%利多卡因2ml进行球后神经阻滞。有人认为球后神经阻滞不能有效地防止这种反射，甚至会加重这种反射；通常剂量的阿托品肌内注射也无效。

2）在手术操作前经静脉注射阿托品，剂量为麻醉前用药量1/2~2/3量。

3）一旦发生眼-心反射，应密切观察其经过，轻者暂时中断手术即可缓解；重者或持续的心动过缓可经静脉给予 $7\mu g/kg$ 的阿托品；一旦发生心搏骤停，应立即实施心肺复苏术。

4）预防性使用格隆溴铵（glycopyrroniumbromide）可用于有房室传导阻滞、迷走神经兴奋性增高或使用β受体阻滞药的患者。因此眼科手术的患者应有心电监测，还要检查患者的通气情况，防止缺氧和 CO_2 蓄积。

四、眼科用药对麻醉的影响

（1）碳酸酐酶抑制剂：为降低青光眼患者的眼内压，长期服用碳酸酐酶抑制剂（如乙酰唑胺），可引起代谢性酸中毒和低钾血症，使用该药的患者术前应检查电解质，给予适当纠正。

（2）甘露醇：渗透性利尿药，可降低眼内压，作用维持5~6小时。心功能差的患者可能会发生心力衰竭。

（3）去氧肾上腺素：α受体激动药，主要用于散瞳。使用其10%的溶液滴眼，全身吸收可引起严重的高血压，增加冠心病的心脏负荷；2.5%的溶液较安全，但在某些心功能差的患者仍可引起严重的高血压。

（4）近年还有用β受体阻滞药治疗青光眼。噻吗洛尔（timolol）滴眼全身吸收后可引起心动过缓、支气管痉挛和充血性心力衰竭。球丙甲氧心安（betaxolol）是一种新型的治疗青光眼的药物，是 β_1 受体阻滞药。其全身作用很小，但在伴有阻塞性肺部疾患的患者仍可引起呼吸衰竭，禁用于有窦性心动过缓、充血性心力衰竭、Ⅰ度以上房室传导阻滞、心源性休克和阻塞性肺部疾患的患者。

（5）毛果芸香碱和乙酰胆碱可引起瞳孔缩小，可用于治疗青光眼和虹膜炎，但可引起心动过缓、支气管痉挛和心力衰竭。

（6）阿托品和东莨菪碱有散瞳作用，可用于检查眼底、验光配镜和虹膜睫状体炎的治疗。用量过大可引起心动过速、皮肤干燥、体温升高和激惹症状。

第二节　麻　醉　选　择

一、术　前　评　估

（1）注意有无并发症，患有眼病的老年人，常合并有心、肺及代谢方面的严重疾病，如肺气肿、喘息、高血压症、冠心病或糖尿病等，因此对患者的心肺功能应有充分的估计。

（2）小儿眼科手术常伴有先天性疾病，如先天性白内障的患儿伴有腭裂-小颌-舌下垂综合征（Pierre-Robin 综合征）、苯丙酮尿症、马方综合征、半胱氨酸血症和眼脑肾血管瘤（Lowe 综合征）。

（3）合并疾病

1）眼脑肾血管瘤的患者常同时伴有肾损伤和智力障碍。

2）骨疹患者也可出现白内障和青光眼，并常伴有血小板减少性紫癜、间质性肺炎、中枢神经系统疾病和充血性心力衰竭。

3）白内障还可伴有其他综合征。无虹膜症的特点是患者几乎没有虹膜，可同时伴有高血压和肾胚瘤（Wilm's 瘤）。

4）先天性青光眼可伴有脑三叉神经血管瘤（Sturge-Wdber 综合征），患者可出现抽搐和咽部血管瘤。

二、术　前　用　药

应选择抑制恶心呕吐较好的吩噻嗪类药或氟哌利多等，避免用易引起恶心呕吐的吗啡和哌替啶等，除狭角性青光眼以外，不应禁忌阿托品，东莨菪碱升高眼压的作用较弱，必要时可代替阿托品。狭角及广角性青光眼均避免用地西泮。

三、麻　醉　方　法

1. 局麻　眼科手术多可在局麻下进行。其术后恶心呕吐的发生率较低，且可产生一定的术后镇痛作用。在局麻药中加入一定量的透明质酸酶可增加组织渗透，缩短局麻药的起效时间。

局麻时要注意：①局麻药滴眼有散瞳和使角膜混浊的作用，青光眼患者禁用；②球后神经阻滞应注意眼-心反射和误入血管引起局麻药中毒反应；③老年人白内障手术局麻药中所加的肾上腺素量以不引起肾上腺素反应为度；④为防止术中牵拉眼睑和眼轮匝肌收缩升高眼内压，可对眼轮匝肌施行局部浸润麻醉；⑤麻醉性镇痛药具有呼吸抑制和发生呕吐的危险，如果谨慎地小剂量分次用药，可使患者具有较好的镇静和镇痛作用，又可避免上述缺点。

2. 清醒镇静镇痛　可用于眼科手术，达到患者安静不动，特别是紧张、躁动不能很好配合手术的患者或小儿，其优点为：①可与患者保持语言交流；②遗忘，消除焦虑；③镇痛。

（1）成年人氟哌利多 $10\mu g/kg$ 加芬太尼 $1\mu g/kg$ 为首次量，仅以芬太尼 $0.008\sim0.01\mu g/$（$kg\cdot min$）静脉注射维持，该方法镇静好，但顺应性遗忘欠佳。

（2）咪达唑仑首次 $25\sim60\mu g/kg$，$0.25\sim1.0\mu g/$（$kg\cdot min$）维持，或异丙酚 $0.25\sim1mg/kg$ 首次，$0.06\sim0.3\mu g/$（$kg\cdot min$）维持。

（3）小儿还可采用氯胺酮，首次剂量：$400\sim500\mu g/kg$，维持剂量：$25\sim35\mu g/$（$kg\cdot min$）。

3. 喉罩通气全身麻醉

（1）眼科手术中麻醉医师远离患者，增加了麻醉中呼吸管理的困难。气管内插管是保证呼吸道通畅的可靠手段，但插管操作刺激较大，术中需较深的麻醉维持，术毕转浅时会出现呛咳和头部振动使眼内压升高，而且多数眼科手术不需要肌松药控制呼吸，但要求患者苏醒快而安全。

（2）喉罩不需使用肌松药，在保留自主呼吸的情况插入，操作简便，而且刺激小，但饱胃、肺顺应性低，有潜在气道梗阻和呼吸道分泌物过多者不宜使用。

（3）吸入麻醉诱导，经喉罩辅助呼吸特别适用于婴幼儿眼科手术。

4. 气管插管全身麻醉　对于急症饱胃的眼部创伤者多采取气管插管全身麻醉。麻醉药物尽量选用不升高眼内压的药物。麻醉诱导、维持及气管拔管过程中要求力求平稳，无呛咳及躁动，使用面罩位置得当，不压迫眼球。

第三节　常见眼科手术的麻醉

一、内眼手术

（1）多数的眼科手术需要良好的镇痛，而对肌松的要求不高。

（2）除了斜视矫正术、视网膜剥离修复术和冷冻术外，其他手术的疼痛很小。多数成人的手术可在局麻下完成，如青光眼、白内障、视网膜剥离修复术、角膜移植和修复术及玻璃体切割术等。

（3）内眼手术时要求控制眼内压，以防止房水流出、脉络膜突然出血及虹膜和晶状体脱出。眼球贯通伤时，眼内压轻微的升高就可引起眼内容物流出。这就要求患者安静。必要时可辅以一定量的地西泮、咪达唑仑或异丙酚等。

（4）全麻要选择对眼内压影响小的药物。可选择非去极化肌松药泮库溴铵（$0.08\sim0.15mg/kg$）或维库溴铵（$0.15\sim0.3mg/kg$）。

（5）局麻常采用球后神经阻滞。球后神经阻滞最常见的并发症是球后出血，因此必须监测眼内压，如眼内压明显升高，要行侧眦切开以降低眶部压力。眼周围出血可表现为下联合部淤血，而不是眼球突出。

（6）虽然球后神经阻滞所给的局麻药量仅为 $2\sim3ml$，但如不慎注入动脉可经颈内动脉逆行入脑，引起中枢神经兴奋和肌肉震颤等局麻药中毒反应。视神经鞘与蛛网膜下隙相连，局麻药误入视神经鞘可引起感觉迟钝和呼吸停止。

二、眼球外伤

眼球外伤的患者全麻时需注意两个问题：①控制眼内压，麻醉期间避免呕吐、呛咳、激动及药物等引起眼内压急剧的升高；②防止饱胃患者发生呕吐、误吸，尽量缩短诱导期。

三、其 他 问 题

（1）小儿的手术常在全麻下进行。

（2）需注意的是，所伴有的先天性疾病。伴有脑三叉神经血管瘤的患儿可能会出现抽搐和口腔及咽部血管瘤。气管插管和拔管时应动作轻柔，以防碰破瘤体，导致大量出血，引起低血容量休克和误吸。如瘤体过大，不能行快速诱导，可行清醒插管。必要时可行气管造口。

（3）斜视矫正术是小儿眼科最常见的手术。斜视患者常伴有先天愚型（即 Down 综合征）、脑瘫及其他中枢神经系统功能障碍或有脑积水和脑脊膜膨出。斜视也可发生在早产儿视网膜病的各个阶段，也可因外伤性脑瘫引起，或是视网膜瘤和颅咽管瘤的眼部表现。有斜视修复时出现恶性高热的报道，应避免使用琥珀胆碱和氟烷。术中要牵拉眼外肌，眼-心反射的发生率较高，应予以注意。

（4）患者术后恶心呕吐的发生率很高。麻醉诱导时或手术结束前给予 $5\sim75\mu g/kg$ 的氟哌利多可明显降低其发生，而在手术前给氟哌利多的效果更好。

第二十章 耳鼻喉科手术的麻醉

第一节 耳鼻喉科手术的麻醉特点

一、解剖特点

(1)咽喉部是吸入空气与摄入食物的共同通道,会厌到声带的感觉神经来自迷走神经的分支喉上神经,声带以下的感觉神经来自喉返神经。

(2)由于耳鼻喉疾病本身及手术操作常可影响气道通畅,如血、分泌物、切除的组织碎片和咽喉部手术本身都可影响气道通畅。

(3)耳鼻喉科手术时术者和麻醉医师经常要共享同一气道,且麻醉医师常距患者的头部较远,因此在未能控制气道之前,严禁贸然使用肌松剂;在病理情况未明确之前,不应做清醒盲探插管。

(4)耳鼻喉科手术时要仔细观察患者的血压、脉搏和呼吸等生命体征,同时进行血气分析、呼气末 CO_2、脉搏血氧饱和度和心电图的监测,使患者的安全更有保障。

二、困难气道

病变累及气道时,影响气道通畅,增加气管插管的困难。

(1)已有气道梗阻的患者,如喉癌、会厌癌,患者在麻醉前即有明显呼吸困难时,不应给予抑制呼吸的麻醉前用药,应在局部麻醉下气管造口插管后再行全身麻醉。

(2)气管内插管虽能防止误吸,但是应注意手术操作时头颈位置变化(如垂头位或抬头位)容易使气管导管折曲、阻塞、脱出声门或插入过深。因此,对气管导管要妥善固定。

(3)如用无套囊导管时,需用纱条填塞导管周围防漏,有时血液及分泌物仍可能沿导管流入气管,在术中经胸部听诊监测或从螺纹管听取痰鸣声响,随时吸除血液及分泌物,手术结束时更应充分吸引,去除填塞纱条时要清点纱条数目,万一遗漏,气管拔管后可引起窒息。

(4)鼻咽部纤维血管瘤有时呈分叶状,可有部分瘤组织脱落至咽喉部,应在拔管前用喉镜明视下检查咽喉部,清除异物确保气道通畅。

三、术中出血的处理

(1)头颈部血运极其丰富,耳内及鼻咽部术野小,显露困难,操作深,不便止血,因此出血量较多。为减少出血可局部用肾上腺素,但在并用氟烷麻醉时,容易出现严重心律失常。

(2)表面麻醉加肾上腺素引起心动过速时,可静脉注射普萘洛尔 0.008mg/kg,局部改用去氧肾上腺素。另外,为减少手术出血可采取颈外动脉结扎或控制性降压等方法。

(3)如鼻咽纤维血管瘤手术时出血很多且急,控制性低血压可收到良好效果。中耳手术视野极小,特别是耳硬化症镫骨手术或手术切除镫骨换用修补物等。术野内极少量的出血也会影响手术操作。抬高头部可增加静脉回流,减少出血。现认为更满意的方法是行控制性降压。健康的年轻人的平均动脉压降到 8~10kPa,老年人至 10~12kPa 即可。

四、颈动脉窦反射的预防

在耳鼻喉科领域,进行颈外动脉结扎术、因恶性肿瘤施行颈廓清术、颈部淋巴结转移瘤摘除术,以及喉癌等手术,常因刺激颈动脉窦而引起颈动脉窦反射,出现血压急剧下降和心动过缓。该反射个体差异较大,老年人、动脉硬化的患者容易发生。甚至因结扎颈外动脉引起此反射,导致术后意识未恢复而死亡,应引起严密注意。一旦发生颈动脉窦反射可暂停手术,静脉注射阿托品或以局麻药阻滞颈动脉分叉部等处理。

第二节 常见耳鼻喉科手术的麻醉处理

一、耳 手 术

耳部常行的手术是乳突切开术,鼓膜切开术或鼓室重建术。多为年轻,健康的患者。镫骨切除术常见于老年人,常在局麻下进行。显微耳科手术要求患者安静不动,选择静脉注射催眠药及短效的肌松药而不需要完全的肌松。吸入麻醉药具有良好的镇痛、镇静作用,并可产生一定程度的肌松。因术野狭小,即使一滴血也会使手术操作困难,头高 10°~15°体位、使用吸入麻醉药时实施控制性低压,可有效减少渗血。中耳及内耳手术时间长,应在全麻下进行。常用静吸复合全麻,对某些原因造成咽鼓管阻塞者应注意吸入氧化亚氮的浓度不超过 50%。在关闭中耳前应停止吸入氧化亚氮 15分钟以上,并用空气冲洗耳腔。

二、鼻和鼻窦手术

慢性鼻窦炎行引流术的患者常为健康成人,可在局麻下进行。但要注意这样的患者通常有反应性气道疾病,使用某些可增加迷走神经兴奋性的药物可引起气管和支气管痉挛。恶性肿瘤的患者常伴有老年人其他系统的疾患,同时肿瘤可侵袭口腔和鼻腔,给全麻插管造成困难,必要时可行气管切开。鼻黏膜富含血管,术中出血量较大,且不易止血。头抬高15°~20°,使用控制性降压有一定的帮助。还可向鼻黏膜滴用可卡因减少出血。鼻窦手术结束时必须去掉咽后壁填塞的纱布,应在彻底清理咽部,患者清醒,气道反射完全恢复后拔管。

三、喉镜和支气管镜等检查的麻醉

1. 局部麻醉

(1)多数的声带息肉切除、声带活检、声带剥离和其他咽喉部的小手术可在局麻和表面麻醉下完成,可行喉上神经阻滞、舌咽神经阻滞和气管内注射局麻药。但要注意此部位黏膜的血管丰富,局麻药容易吸收入血,用量过大容易引起中毒。

(2)临床上常用支气管镜检查来诊断和治疗支气管和气管病变。在成人进行支气管镜检查时,一般表面麻醉即能满足检查要求。即使有呼吸困难,只要检查过程中尽快缩短操作时间,并给予适当供氧,也能顺利完成。

2. 全凭静脉麻醉　常用于气管内异物取出。小儿常发生气管内异物,由于小儿常不能很好配合.多采用全凭静脉麻醉,经硬纤维支气管镜通气孔高频喷射通气维持氧供。

(1)手术中占用呼吸道,气道控制难度大。麻醉诱导前应充分给氧,完善表面麻醉,常用 1% 丁卡因 1ml 环甲膜注射。

(2)氯胺酮有防止支气管痉挛作用又加深麻醉;异丙酚苏醒快,副作用小,均可酌情用于麻醉的诱导和维持。总之,麻醉不宜过浅,以利于放入纤维支气管镜和减少心血管反应。

(3)在保留自主呼吸的情况下将支气管镜进入一侧肺或叶支气管后,将喷射通气的塑料导管接在纤维支气管镜的侧孔持续给氧,此时应防止呛咳、屏气,同时严密监测 SpO_2、BP 和 ECG,若出现 SpO_2 下降、心率减慢,应迅速将纤维支气管镜退到主气管供氧,待平稳后再重新插入。

(4)取异物时应"快、稳、化整为零",尽量在纤维气管镜下吸净深部气道分泌物,确认异物取出后将纤维气管镜退至主气管吸氧,必要时换插气管导管,维持呼吸。由于机械刺激,术后较长时间呛咳,严重者影响通气,应给予持续吸氧。

(5)为防止小儿纤维气管镜检后发生喉水肿,镜检结束后静脉注射地塞米松 5~10mg,并要密切观察、及时发现和处理喉水肿。

四、扁桃体摘除术的麻醉

扁桃体摘除术是耳鼻喉科常见的手术,手术虽小但出血和气道梗阻是对患者的严重威胁,应予以足够重视。

(1)成人扁桃体摘除术可在局部浸润麻醉下完成。因局部血运丰富,局麻药内应加入少许肾上腺素,但切勿注入血管内。局麻后喉反射受到抑制,因出血急剧、量多,也有发生误吸窒息的危险。因此,麻醉前用药必须减少剂量。成人全身麻醉机会较少。

(2)小儿扁桃体摘除术

1)如果腺体较大又无粘连,可采取挤切方法,挤切法速度快,但痛刺激强,患者难免恐惧。使用氯胺酮 0.2~0.3mg/kg 静脉注射可起到良好的镇痛作用。在此之前止吐药物如托烷司琼等可预防呕吐,术中应注意不要抑制保护性反射。

2)若腺体小,粘连重时,必须在全麻下进行。应采取一般气管插管下全身麻醉,导管以加强型气管导管为主,不易打折,易固定,麻醉多以静吸复合麻醉维持,也可选择全凭静脉麻醉。总之导管固定十分重要,因操作经常将导管拔出,所以要严密监测通气情况。

(3)梗阻性睡眠呼吸暂停

1)长期上呼吸道梗阻可引起缺氧,导致肺动脉高压。

2)扁桃体切除术可治疗该症,以减少上呼吸道的梗阻。伴有这种综合征的成人常较肥胖,喉部软组织肥厚,增加了窥喉的困难。

3)即使术前患者呼吸道通畅,也应考虑进行清醒插管。在特殊情况下可能要行气管造口,以彻底解除梗阻。

4)小儿梗阻性睡眠呼吸暂停常同时伴有先天性疾病,如下颌骨发育不良(如 Pierre-Robin 或 Treacher-Collins 综合征),增加了维持气道通畅和插管的困难。

5)气管导管易被开口器压住或扭曲,因此在放置开口器后要听呼吸音,观察气道峰压。在放置开口器时还可能发生脱管等意外。

6)扁桃体切除中出血量较大,平均为 4ml/kg。必须认真进行监测,尤其是小儿。

7)在手术结束时必须彻底清理喉部,气管拔管时患者应完全清醒。气管拔管后应将患者置于"扁桃体位",即一侧头部低于臀部。这有利于血和分泌物从口腔引流,而不进入声门引起气道梗阻和喉痉挛。

8)扁桃体切除后的出血常是渗血不是快速出血。这些患者在发现出血前可能已吞入大量的血。再次行手术止血时可引起恶心呕吐、反流和误吸的发生。应选择清醒或快速插管,并有气管切开的准备。备好吸引器,随时清理咽喉部。患者麻醉后应插入胃管吸出胃内的血液或凝块,以减少术后恶心呕吐的发生。

五、全喉或部分喉切除麻醉

喉切除创伤大,范围广。部分患者伴有气道梗阻和喉解剖上的异常,给气管插管带来困难。全麻前先在局麻下气管造口,经造口气管插管,静吸复合麻醉,导管妥善固定,深浅应适宜,防止插入过深。术后更换气管造口专用导管。因这种导管不能与呼吸机相连,故必须拮抗残余肌松,自主呼吸恢复好,并吸尽周围的渗血和分泌物后再行换管。

六、阻塞性睡眠呼吸暂停综合征麻醉

阻塞性睡眠呼吸暂停综合征(obstructive sleepapnea hypopnea syndrome,OSAHS)指患者睡眠时周期性地出现部分或完全的上呼吸道梗阻,而部分的上呼吸道梗阻导致的低通气状态。由于此类患者围手术期潜在有发生上呼吸道梗阻的危险,且多伴有肥胖、高血压或心脏病,故不论所施行的手术是否与矫正 OSAHS 有关,该类患者应被列为麻醉的高危患者。

（一）OSAHS 的病理生理

(1)成人睡眠时由于肌肉松弛．舌后坠,可不同程度地使咽腔变窄。如果咽腔显著变窄,则吸气时因气流迅速通过腭垂、舌根和会厌,而产生鼾声和低通气状态。当咽腔壁肌肉完全失去张力时,咽腔塌陷,由于舌后坠,形成上呼吸道完全梗阻,出现虽用力通气、但无气流通过、无声音的窒息状态。

(2)窒息时间如超过 10 秒,就将引起低氧和高碳酸血症。睡眠结构的紊乱和反复发生的憋醒可致中枢神经系统的损害及自主神经系统功能紊乱,造成深睡不足,白天困倦嗜睡,晨起头痛,记忆力减退,个性和认知改变。

(3)睡眠时反复出现不同程度的低氧和高碳酸血症,可引起肺动脉高压、肺心病、高血压(晨起高血压、晚上临睡前血压较低,单纯的抗高血压药物疗效差,血压波动大)、心绞痛、心律失常,甚至夜间猝死。窒息时呼吸道负压增加,可引起轻度负压性肺水肿。缺氧刺激促红细胞生成素增高,可产生继发性红细胞增多症,使血液黏滞性增高,促发或加重血栓形成。

（二）OSAHS 的诊断标准

(1)在睡眠过程中,间断的上呼吸道部分或完全阻塞,周期性发生的睡眠觉醒和低氧血症、高碳酸血症,心血管功能紊乱,白天嗜睡。

具体定义:成人于 7 小时的夜间睡眠过程中,在努力通气的情况下,如呼吸气流停止(较基线水平下降≥90%),持续时间≥10 秒/次;或者呼吸气流较基线水平下降≥30%,并伴有脉搏血氧饱和度(SpO_2)下降≥4%且持续时间≥10 秒;或者呼吸气流较基线水平下降

≥50%并伴有 SpO_2 下降≥3%或微觉醒,且持续时间≥10 秒。当睡眠期间以上呼吸暂停和低通气每小时发作≥5 次,即可以诊断 OSAHS。

(2)目前多以多导睡眠记录(PSG)的结果作为 OSAHS 的诊断金标准,尤其是其中的指标:呼吸暂停-低通气指数(AHI),即睡眠中平均每小时呼吸暂停+低通气次数。其病情程度和诊断依据参照表 20-1。

表 20-1　2009 年中华医学会耳鼻咽喉头颈外科学分会 OSAHS 病情程度和诊断依据表

OSAHS 严重程度	AHI(次/h)	最低血氧饱和度 SaO_2(%)
轻度	5~15	85~90
中度	>15~30	65~<85
重度	>30	<65

注:AHI 为呼吸暂停-低通气指数,即睡眠中平均每小时呼吸暂停+低通气次数;OSAHS 需要与中枢型睡眠呼吸暂停、甲状腺功能低下、肢端肥大症等疾病鉴别

(三) OSAHS 患者的术前准备

1. 对 OSAHS 的严重性和其围手术期风险的评估　应根据临床印象(夜间打鼾、频繁体动、多次憋醒、白天嗜睡)和睡眠研究确定存在 OSAHS 的严重程度、致病原因,以及手术部位、创伤程度和术后镇痛等情况,来确定其围手术期风险,制订详细的麻醉、监测和术后镇痛方案。重度 OSAHS 患者接受手术,术后若需有效镇痛,必须明确告知患者、家属及手术医师,术后镇痛可能出现呼吸抑制,加重病情。

对于手术当日才进行的术前评估,并做出临床诊断或疑似的高危 OSAHS 患者,病情允许尽量推迟手术进行睡眠呼吸监测分析,以及接受必要的术前干预治疗。

2. 困难气道的评估

(1)OSAHS 患者围手术期的最主要危险

1)麻醉诱导后:插管困难、通气困难,甚至不能维持有效通气。

2)拔管后:腭咽成形术后咽喉部水肿,立即出现呼吸道部分或完全梗阻。

3)术后镇痛:镇痛药和(或)镇静药可加重原有的 OSAHS,导致严重缺氧和高碳酸血症、脑缺氧性损害,甚至死亡。

(2)麻醉前需对 OSAHS 患者评估:了解有无困难气道;有无颜面部畸形,如小下颌畸形、下颌后缩畸形、舌骨位置异常等;有无上呼吸道解剖异常,如口咽腔狭小、扁桃体腺样体肥大、舌体肥大等,并注意结合 Mallampati 分级、直接或间接喉镜检查、影像学检查等结果综合判断。

(3)麻醉前准备

1)精心设计气道处理方案。

2)了解双侧鼻腔的通畅情况。

3)准备好相应的气道管理器具(经鼻异型气管导管、视频喉镜、纤维喉镜、喉罩、特殊气管插管设备、紧急气管切开装置等)。

4)术前会诊充分的解释,让患者理解和配合可能要在清醒镇静状态下完成气管内插管。

3. 重要脏器功能评估　OSAHS 患者病情越重,心、脑、肾等重要脏器受累的可能性与严重程度越大,围手术期的潜在危险也越大。应注意对心、脑血管系统(合并高血压、心律

失常、冠心病及脑血管疾病等)、呼吸系统(呼吸储备功能下降,右心室肥厚、肺动脉高压等)和肾脏功能等受累的严重程度进行评估,同时进行相应的治疗,使受损器官达到较好的功能状态。

4. 术前用药 OSAHS 患者对各类中枢抑制药均较敏感,术前应慎用。成人麻醉前用药可考虑静脉注射东莨菪碱 0.3mg 或盐酸戊乙奎醚 0.5mg。应在已做好气管插管准备后应用镇静药(如咪达唑仑或右美托咪定),可给予小剂量且需密切监测 SpO_2 和通气状态。

(四) OSAHS 患者的麻醉

1. OSAHS 患者行非 OSAHS 相关的矫治术 若病情允许可首选区域阻滞(包括局部浸润麻醉、外周神经阻滞或椎管内神经阻滞),如需合并给予镇静药,应严密监测患者的通气和氧合状态。注意区域阻滞复合深度镇静对 OSAHS 患者带来的危险远高于气管内插管全身麻醉。对于手术创伤大、操作复杂、出血多、伴有大量体液丢失及转移的手术,以及对患者呼吸、循环功能影响大的手术(如心、胸和神经外科手术),仍以选择气管内插管全身麻醉为宜。

2. OSAHS 患者行腭垂腭咽成形手术(UPPP) 应首选气管插管下全身麻醉。OSAHS 患者均应考虑存在困难气道。

(1)清醒镇静经鼻插管:清醒镇静下经鼻气管插管,更安全且术野暴露清除。

1)选择患者感觉通气较好一侧的鼻腔(如两侧通气相同则以左侧为首选),实施完善的表面麻醉(鼻腔、口咽和气管内表面麻醉)。

2)导管应使用管径较细、质地较软的经鼻异型导管。

3)适时的伸屈颈部,旋转导管使导管斜面朝向咽后壁有利于其通过鼻道及减少组织损伤。

4)导管通过后鼻孔后,嘱患者闭口用鼻深呼吸,根据导管内的气流声,分次推进以接近声门,当气流声最大时,表明导管口已对准声门口,随即在吸气期顺势将导管送入气管内。

5)气管导管进入气管内的重要标志之一是导管末端骤然增大的呼气气流,以及患者可能伴随的呛咳反应。此时应立即推注丙泊酚使患者意识消失,连接麻醉机的呼吸环路和 $P_{ET}CO_2$ 监测,如有肺泡平台压力波形出现,即可肯定气管导管位置在气管内,然后才可根据手术需要使用非去极化肌松药。

6)遇经鼻气管插管困难时,应尽早使用纤维光导喉镜或气管镜引导。

7)清醒镇静:建议咪达唑仑(0.5~1mg)分次给药,保持清醒镇静水平,同时可辅助适量芬太尼(1mg/kg)或舒芬太尼(0.1μg/kg)。如患者使用镇静药后出现缺氧、挣扎、牙关紧闭,应立即给予丙泊酚、非去极化肌松药控制患者,同时使用视频喉镜或喉罩引导插管,尽快建立人工通气道,必要时应及时行快速气管造口(切开)术。切忌犹豫不决、抱侥幸心理等待患者苏醒。

(2)快速诱导经口插管:对行非 OSAHS 矫正手术且无通气困难和插管困难的 OSAHS 患者,可行快速诱导经口插管,必要时配合使用先进的辅助插管设备,以确保患者麻醉诱导过程中的安全和舒适。

(3)快速诱导经鼻插管:在有条件且技术熟练的单位,对于行 OSAHS 矫正术,确保无通气困难的 OSAHS 患者,在借助纤维支气管镜下可行快速诱导经鼻气管插管,以保证患者麻醉诱导过程中更安全和舒适。

（五）麻醉管理

1. 麻醉药物　全身麻醉时可选用起效迅速、作用时间短的强效吸入麻醉药(如七氟烷、地氟烷)，静脉麻醉药(丙泊酚)和麻醉性镇痛药(瑞芬太尼)，辅助中作用时间的非去极化肌松药维持麻醉。手术结束时，要确保患者及时清醒，各项反射恢复正常。

2. 呼吸道管理

（1）深度镇静需要确保呼吸道通畅，潮气量满意。OSAHS 患者行 OSAHS 矫正术时可选择钢丝加强气管导管，但需注意开口器可能挤压气管导管，头部的移位也可能导致气管导管扭曲、移位。特别是气管导管出鼻孔处极易打折梗阻，表现为气道压明显升高，须及时与术者沟通，调整导管位置，共同管理好气道。手术中应持续监测 $P_{ET}CO_2$。

（2）OSAHS 患者矫正术后，因麻醉药的残留作用、口腔内的分泌物、创面渗出、出血和水肿，导致拔管后发生气道阻塞的危险性很高，尤其是鼻部手术后局部包裹的患者，更应注意。必要时转 ICU 待过水肿期后拔管。

（3）拔管指征：①定向力完全恢复、对指令有反应(不可将患者不自主的活动如反射性地抓气管内导管、突然要坐起等误认为患者已完全意识恢复)；②呛咳和吞咽反射恢复；③神经肌肉传导功能完全恢复($T_4/T_1 > 0.9$ 、抬头试验 > 5 秒、 $V_T > 8ml/kg$ 、最大吸气峰压 $< -625cmH_2O$ 和 $P_{ET}CO_2 < 45mmHg$)。以采用头高位，吸尽咽喉部的分泌物和残留血，且确保手术野无活动性出血后拔管；拔管时应准备好合适的口咽或鼻咽通气道，并做好面罩通气的准备。

3. 循环管理

（1）咽喉部的刺激和手术对交感神经系统影响最大，极易引起血压升高、心率增快及各种心律失常，术前高血压患者更为明显。

（2）气管内插管和咽喉部手术过程中，须保证足够的麻醉深度，必要时给予压宁定或尼卡地平、艾司洛尔等药控制血压和心率。

（3）瑞芬太尼能够有效控制手术创伤诱发的交感兴奋，有利于麻醉和术中血压和心率的平稳。但停止使用瑞芬太尼时，须及时给予患者有效镇痛，以防止麻醉恢复期患者躁动、血压升高和心率增快。

（六）术后保留气管内导管患者

（1）重症 OSAHS 患者，或轻、中度 OSAHS 患者但具有明显困难气道表现、接受咽颚成形术或联合正颌外科手术及手术过程不顺利的患者，术后可能出血或发生气道梗阻的患者，均需保留气管内导管。

（2）带管在 ICU 或 PACU 治疗，直至患者完全清醒，并确保没有活动性出血、大量分泌物和上呼吸道水肿等情况下，在侧卧位、半卧位或其他非仰卧位下拔管。拔管后若有可能，应保持半直立体位。

（3）OSAHS 患者拔管后在 PACU 平均应停留 3 小时以上。大多数严重并发症发生于术后 2 小时内。如果拔管后出现呼吸道梗阻或低氧血症，在 PACU 或转入 ICU 至少应持续监测到最后一个上述不良事件发生后 7 小时。

（4）对术后返回病房的患者应常规进行 24 小时监测，包括心电图、SpO_2 和无创血压等，直至吸空气睡眠时 SpO_2 持续高于 90%。

第二十一章　口腔颌面与整形外科手术的麻醉

第一节　口腔、颌面与整形外科手术的麻醉特点及围手术期管理

一、口腔、颌面与整形外科手术的麻醉特点

（一）麻醉医师远离头部操作

由于口腔、颌面部手术操作在头面部进行,麻醉医师无法近距离观察头面部情况.不利于气管插管下全身麻醉的管理。

（二）气管导管的固定要牢靠

口腔、颌面外科手术患者常合并气道结构异常,且术中头位需多次变换,因此气管导管的固定非常重要,要求能够允许头位随意运动而不会使导管扭曲、折叠、滑脱及接口脱落等。

（三）应重视失血及防治失血性休克

整形外科手术历时较长,加上颌面部与颅内静脉均无静脉瓣,故术中渗血较多且又不易彻底止血,加强循环系统监测尤为重要,遇有重大手术和危重患者时,应在无创监测的基础上进行有创监测,如直接动脉压,中心静脉压和心排血量等。

（四）患者年龄跨度大

应熟悉小儿和老年人的解剖生理特点,选择适当的麻醉方法和监测手段,以保证麻醉和手术的安全。

（五）口腔、颌面及整形外科疾病的影响

口腔颌面部手术麻醉管理的关键在于保证气道通畅、维持确切有效的通气及防止术后气管导管拔出后窒息,所以麻醉的首要任务是设法建立通畅的气道。由于先天畸形或病理变化所致的气道解剖变异,常会发生气道梗阻和插管困难,常需采用清醒气管插管。

1. 先天性面颌畸形　如小儿唇裂,腭裂,Pierre-Robin 综合征(腭裂、小颌、舌根下坠);Treacher-Collins 综合征(小颌、颧弓发育不良、小口、后鼻孔闭锁)。

2. 颞下颌关节强直　多因 15 岁以下的儿童由于颞下颌关节邻近的急性或慢性炎症扩散,侵袭到下颌关节,以致使上下颌间大量结缔组织增生,最后形成挛缩性瘢痕,导致进行性张口困难,使颞下颌关节强直,最后完全不能开口。

3. 颏-胸、颌-颈粘连　头颈部呈固定位置,头部极度前屈,喉头明显向前移位,气管被瘢痕牵拉向左或向右移位。口周瘢痕挛缩口裂缩小,颈部常被坚硬的瘢痕覆盖而无法行气管造口。这些都给麻醉诱导气管插管造成极大困难。

4. 口腔颌面部恶性肿瘤

(1)因肿瘤本身或因肿瘤已侵袭到咽、软腭、口底和翼腭韧带,不仅造成张口困难,麻醉

后咽肌松弛可完全阻塞咽部气道。

（2）肿瘤若突起生长并已超过口腔中线,还会使喉镜放置困难,有时还容易损伤瘤体造成出血的危险。有的即使喉镜能放入口腔,也常因视线受阻而不能发挥其正常作用。

（3）当腭部肿物往鼻腔侧生长,或凸向口腔侧较大,舌根及口底肿瘤巨大时,气管导管经口腔、鼻腔均已无法进入声门。

（4）恶性肿瘤术后复发,需再次或多次手术时,前次手术造成颌骨区和面颊颈部软组织的大块缺损畸形和皮瓣转移后的瘢痕挛缩,使气管、喉头明显移位,颈部伸展和头部后仰严重受限。

5. 口腔颌面部外伤　由于颌面部血运丰富,伤后出血较多。软腭、咽旁、舌根、口底损伤极易形成血肿。鼻腔损伤血块容易阻塞鼻腔通气道,上颌骨或下颌骨骨折的变形移位可引起脱栓性窒息;口腔内积血及分泌物会流入咽喉腔,被误吸到气管内能继发吸入性窒息;合并颅脑损伤患者,重力关系发生的舌后坠均能堵塞或缩窄咽喉腔,引起气道阻塞窒息。

二、麻醉选择及应用注意事项

随着麻醉药物和技术的发展,大多数口腔、颌面外科手术选择在全身麻醉下进行,全身麻醉安全性高,病患舒适性好。

（一）气管插管困难

1. 经鼻盲探气管插管术

（1）适应证:经口腔插管有困难的患者,如张口受限、口腔有肿物阻塞,仰头受限,颞下颌关节强直的患者。

（2）经鼻盲探气管插管的方法

1）合适的镇静药:过去常用地西泮、氟哌利多和芬太尼混合液静脉推注,近来常用异丙酚与芬太尼的混合液达到镇静健忘的效果。

2）完善的表面麻醉:插管前用 1% 丁卡因 1ml 加 3% 麻黄碱 1ml 混合液麻醉前反复滴鼻,1% 丁卡因 1ml 环甲膜内注射,均可达到较好的表面麻醉的效果,患者可耐受插管不呛咳。

2. 经口腔盲探气管插管

（1）适应证:要求口腔内插管或只能经口腔气管插管,小口畸形,张口受限,口腔内外伤出血;上颌骨较大肿物或部分气道梗阻的患者;不能快速诱导的患者,常采用经口盲探气管插管。

（2）经口腔盲探气管插管方法:这种插管方法要求表面麻醉完善,口咽部及环甲膜为重点,不需滴鼻。将导管插入至咽部,凭借呼吸音调整导管的位置至呼吸气流最大时插入声门;若导管尖部上提不够可借助管芯将管尖翘起,对准声门在患者吸气时将气管导管插入气管内。

3. 其他　纤维支气管镜辅助气管插管术适用于绝大多数正常气道和困难气道患者,插管前应进行充分的气道表面麻醉,插管过程中应用纤维支气管镜专用通气管,或助手协助托下颌,能提供更好的视野,有助于提高插管成功率。纤维支气管镜辅助气管插管对操作者要求较高,需要经过充分的训练,才能保证在临床上成功应用。

（二）麻醉中维持气道通畅

（1）对 6 个月以内的婴儿无牙齿，上下颌间缺乏支架，舌体大而肥厚与上腭紧贴，麻醉诱导中按成人常规托下颌，鼻咽部会与舌体贴合使通气受阻。只有根据具体情况轻柔适度托起一侧下颌或适宜深度放置小儿口咽导气管维持通气。

（2）口腔颌面部手术在气道或气道附近操作，有时会影响气道通畅。

1）消毒后用无菌巾包裹头部时抬头前屈；小儿唇、腭裂手术肩下垫枕使头部后仰。

2）置开口器时极易使气管内导管脱出。

3）某些手术操作需患者头部转向对侧或取侧卧位时，应注意变体位时造成导管折曲。

4）唇腭裂手术要及时吸除术野出血及咽后壁腔内残留的血液及分泌物，以防血液沿气管导管进入气管内。

（3）保证气道通畅的措施

1）婴幼儿手术麻醉诱导应力争一次插管成功，并确定双肺呼吸音良好，然后再稳妥固定气管导管。

2）术中避免反复移动变换头部位置，尽量减少或避免气管内导管对婴幼儿喉头的刺激，因为小儿声门黏膜下组织脆弱疏松，淋巴管丰富，轻微地摩擦损伤即可引起拔管后急性喉水肿。

3）麻醉期间应密切注意导管脱出或意外割断的情况发生，与术者配合口腔内存留的弧度，使导管在气管内始终保持插入一定深度。脉搏测氧仪和二氧化碳测定仪有助于估计氧合和通气情况。

（三）术后拔管

（1）口腔颌面外科患者手术要完全清醒后才能拔除气管内导管，麻醉医师应制订一套策略来保证拔管时的安全。

（2）评估所有可能对患者拔管后的通气产生不利影响的危险因素（如不正常的精神状态或气体交换、气道水肿、分泌物不能排出和肌松残余作用）。

（3）理想的拔管方法应该是可控的，渐进的，一步一步且可逆的前提下拔除气管导管。对术后颌面部解剖位置改变的患者多需留置口咽通气道，个别需延迟拔管。

第二节　口腔颌面外科常见手术的麻醉
一、先天性唇、腭裂手术的麻醉

（一）麻醉前准备

做好口腔、鼻腔和全身检查，包括体重，营养状态，有无上呼吸道感染和先天性心脏病。应详细掌握血尿常规、电解质情况及胸部 X 线检查。

唇裂患儿体重>5kg，血红蛋白>100g/L，年龄>10 周，白细胞计数<$10×10^9$/L，才是手术的良机。腭裂手术多在 2 岁以后，上述各项检查在正常范围内才可实施。

（二）麻醉处理

1. 唇裂修复术的麻醉

（1）需在全身麻醉下进行，选择经口气管插管下全身麻醉的方法比较安全可靠。因术中创面渗血、分泌物一旦阻塞通气道,就会导致患儿呼吸气流受阻,缺氧、喉痉挛,误吸窒息,甚至心搏骤停。

(2)唇裂修复术患儿体重常小于15kg,术前30分钟肌内注射阿托品0.01~0.03mg/kg,可由父母将患儿抱入手术室行吸入麻醉诱导,入睡后开放静脉,继续静脉给予诱导药物行气管插管。

(3)此法的优点:①诱导迅速,患儿可平稳进入睡眠的麻醉状态,镇痛效果好,心律、血压较稳定;②麻醉用药对呼吸道黏膜无刺激,无肺部并发症,安全性好;③年龄>2岁的患儿术中可持续泵入异丙酚和瑞芬太尼,术毕拔管后患儿清醒哭闹,各种反射均已恢复,是比较安全可靠的麻醉方法。但偶尔可见体质弱小,用药量偏大,术毕尚有呼吸抑制及喉痉挛发生的病例,应予以注意。

2. 腭裂修复术的麻醉

(1)小儿气管导管应选择"U"形导管,将导管固定在开口器的凹槽下防止导管外脱,以避免脱管窒息的意外发生。

(2)行咽后瓣成形手术操作时,如果麻醉深度不够,容易引起迷走神经反射。故麻醉深度应控制得当,即达到抑制咽喉反射力度。

(3)腭裂咽后瓣修复术出血较多,应重视输血补液问题。小儿血容量少,每公斤体重70~80ml。6个月婴儿失血50ml相当于成人失血400ml,因此准确判定失血量并予等容量补充。输血补液速度以不超过20ml/(kg·h)为宜,严防肺水肿。体质好的患儿失血量不超过血容量的10%~15%,也可根据具体情况输注乳酸林格液10ml/(kg·h)。

3. 唇、腭裂修复术术中和术后管理　术中监测心电图、血压、脉搏、体温和两肺呼吸音。还应采取预防喉水肿的措施,必要时静脉注射地塞米松0.2~0.4mg/kg。

腭裂术后拔管的注意事项:

(1)对腭裂同时合并有扁桃体Ⅱ度以上肿大,咽喉腔深而狭窄,瘦小体弱自控调节能力较差的患儿,应在气管导管拔出前先放置口咽通气管,用以支撑明显变小的咽喉腔通道通畅。

(2)维持腭裂患者术后的呼吸道通畅,要依靠口腔和鼻腔两个通道,切不可忽视任何一方。有时腭裂同时修复鼻畸形后用碘仿纱条包绕胶管以支撑鼻翼,固定支撑鼻翼的橡皮膏不应封闭鼻腔通气道。

(3)随着手术结束时间的临近,麻醉应逐渐减浅,以便确保患者迅速清醒拔管,缩短气管导管留置在气管内的时间。

二、颞下颌关节强直患者的麻醉

(一)麻醉前准备

(1)颞下颌关节强直患者几乎全部需要清醒经鼻气管插管或行气管造口插管,因此术前必须做好患者细致的解释工作,取得患者的信任与合作,为清醒插管做准备。

(2)对有仰卧位睡眠打鼾甚至憋醒的患者禁用吗啡等抑制呼吸的药物作为麻醉前用药。

(3)选择气管导管内口径大,管壁薄的导管为宜。条件允许时可参考X线片气管口径,选适当口径弹性好的附金属螺旋丝的乳胶导管。

(4)备好气管造口的器械,做好应急准备。

（二）麻醉处理

(1)颞下颌关节强直患者需实施颞下颌关节成形术同时矫正小颌畸形。须在全身麻醉后下颌松弛,无痛状态下才能顺利进行,因此多采取经鼻气管插管的全身麻醉。

(2)为保证安全应采用清醒插管,但对完全不能张口的患者表面麻醉很难完善,加上患者紧张,肌肉松弛不佳,咽喉反射敏感,故患者异常痛苦。为此,最好选择浅全麻状态下,配合表面麻醉保留自主呼吸行气管插管。

(3)由于喉头位置高,下颌后缩畸形,插管时导管不易达到声门高度。因此,在导管接近声门附近时应根据呼吸气流声判断导管位置,调节头位及导管位置,以期接近声门口。如估计导管在声门左侧,可将头转向右侧,导管也往右侧旋转。若想抬高导管前端高度可使患者头极度后仰,导管前端可随之抬高,头低导管可往下后方调整。

(4)如患者喉头过高,多次盲探插导管均入食管,可将导管留置在食管内,经另一侧鼻孔再插入更细的导管,沿留在食管导管的表面滑入声门,即所谓双管盲探气管内插管法。也可采用纤维支气管镜气管插管。一旦插管成功,麻醉可用全凭静脉麻醉维持。

(5)颞下颌关节成形术虽然缓解了关节强直,但下颌后缩畸形不能立即解除,舌后坠仍可能发生,致使拔管意外。因此,拔管时应遵守几条原则:①麻醉必须完全清醒;②口腔及气管导管内分泌物必须彻底吸净,特别对口内有创口的患者;③拔管前静脉注射地塞米松;④拔管前备好口咽通气道;⑤必要时应备好气管造口设备,以防拔管后气道梗阻行紧急气管造口。

三、口腔颌面部恶性肿瘤根治术的麻醉

（一）麻醉前准备

(1)因患者多为中老年人,所以术前对心、肺、肝、肾等功能应做充分了解,以正确判断患者的全身情况和耐受麻醉及手术的能力。

(2)了解张口程度(正常4~6cm),口内肿瘤大小,所处的位置是否影响喉镜置入和气管导管能否顺利通过声门;恶性肿瘤复发再次手术时还要了解气管是否有移位,颈部伸展和头后仰是否受限,根据上述情况综合分析判断,以选择适宜的麻醉诱导方法及插管途径。

(3)肿瘤已影响气道通畅,麻醉前慎用镇痛、镇静药以免呼吸抑制。

（二）麻醉处理

(1)口腔颌面部恶性肿瘤联合根治术范围包括:舌(颊部、口底组织)、上或下颌骨切除和颈部淋巴结根治性清扫。

(2)麻醉不但要确保气道通畅,且要下颌松弛,镇痛完善,麻醉深度足够并保持血流动力学平稳。同时防止颈动脉窦反射和自主神经功能紊乱,术后苏醒快。因此,必须采取气管插管下全身麻醉。

(3)因手术操作涉及口腔,故经口腔气管插管不仅会影响手术操作,更不便于导管固定,因而采取经鼻腔气管插管较稳妥。

(4)舌体,口腔颊部,腭部肿物尚未超过中线,张口属正常,头后仰不受限者可行快速诱导插管;舌根部、口底部、软腭部恶性肿物生长已侵袭或已压迫气道、张口轻度受限或癌肿术后复发需再次手术时气管已有移位、头后仰有受限的患者需行浅全麻下,保留自主呼吸经鼻盲探或明视气管插管。

（5）如舌根及口底巨大肿瘤已阻挡声门而无法实施气管插管操作时,应先行气管造口然后再经造口插入气管导管。目前多选用静脉复合麻醉,吸入 N_2O/O_2,安氟醚或异氟烷以补不足。术毕能尽快清醒。

（三）术中管理

（1）术中监测血压,脉搏,呼吸,心电图,脉搏血氧饱和度和尿量。

（2）应注意患者体位和头位变动而影响气管导管通畅和头部血液循环。颌面部和颅内静脉均无静脉瓣,如果头部位置不当,患者头颈、颜面部静脉回流障碍,面部及眼球结膜会发生水肿,颌面部术野渗血增加,血色呈暗红。处理不及时将会使颅内压增高。因此应及时调整头位,使颈部充分舒展,改善头颈部淤血状态。

（3）上、下颌骨病灶切除时,出血多而急剧,为减少出血和维持血流动力平稳,在无禁忌证的情况下可行控制性降压。老年人对低血压耐受性低,因此降压幅度不宜过大,时间不能过长,术野出血要及时补充。

（4）对于双侧颈淋巴结清扫的病例应注意脑静脉血回流及有无颅内压升高,慎防脑水肿引起的昏迷。颈廓清手术偶尔可发生纵隔气肿或胸膜损伤而致张力性气胸,必须予以有效处理。

（5）舌颌颈联合根治术,一侧下颌骨体部切除或下颌骨矩形切除,尤其是下颌骨超半切除术,其口底肌肉组织与颌骨间离断后,舌体会因失去下颌骨的牵拉和支持而容易发生舌后坠,舌及口底组织被切除后损伤的创面水肿及转移皮瓣组织修复部位包扎压迫止血,使舌体的自如活动能力和范围严重受限,咽喉腔间隙明显变窄。临床上观察联合根治术的病例,清醒后气管拔管仍有窒息发生。而且窒息不一定发生在气管拔管当时,待数分钟后假道消失就会造成气道梗阻,延迟窒息发生,故可采用延迟气管拔管方法。

（6）术毕患者清醒并对指令能正确反应,循环稳定,呼吸正常;呼吸频率>14 次/分,潮气量>8ml/kg,分钟通气量>90ml/kg 可拔除气管导管。

四、口腔颌面外伤与急症手术患者的麻醉

（一）麻醉前准备

（1）全面细致地了解病史和临床检查指标,特别是颌面部创面的范围及损伤程度。

（2）了解有无危及生命的气道梗阻或潜在的危险．及时清除口腔、鼻腔内的积血、凝血块、骨折碎片及分泌物,将舌体牵拉于口腔之外。放置口咽或鼻咽通气管等,并应即刻建立通畅的气道。如上述处理气道梗阻仍不能缓解,可采用自制环甲膜喷射通气套管针做应急处理。

具体操作方法:先行环甲膜穿刺表面麻醉,然后置入长 8cm 带硬质塑料的套管针（可用 16 号静脉穿刺套管针改制弯成 135°,适宜总气管走行的弧度）,穿刺成功后将其塑料外套管留置于总气管内 6cm 深度,退出针芯,接通（喷射）呼吸机供氧。喷射通气压力为 1.25kg/cm²,常频通气后即可开始麻醉诱导。

（3）对外伤时间较长的病例,应特别注意有无严重出血性休克或休克早期表现,包括口腔急症颌骨中枢血管的突发性大出血,急剧、呈喷射状,处理不及时患者很快进入休克状态,甚至发生大出血性心搏骤停。因此尽早建立静脉输液通道补充血容量是抢救成功的关

键一环。

（4）注意有无合并颅脑、颈椎骨折或脱位、胸腹脏器损伤等，如果有明确诊断可同步处理。

（5）了解患者进食与外伤的时间，创伤后胃内容排空时间显著延长，麻醉诱导插管时应采取相应措施，防止误吸发生。

（二）麻醉处理

（1）对口内及颌面部软组织损伤范围小的，手术可在1小时之内完成，患者合作，呼吸道能保持通畅者，可在局部麻醉下实施。

（2）小儿及成人有严重的口腔颌面部创伤，即下列情况之一的均应采取气管插管下全身麻醉方法：

1）面部挫裂伤合并面神经、腮腺导管断裂；需行显微面神经吻合，腮腺导管吻合。

2）面部挫裂伤合并上或下颌骨骨折，行骨折固定。

3）口腔颌面损伤合并气管、食管或颈部大血管损伤，颅脑、脑腹脏器损伤。

4）头皮及面部器官（耳鼻、口唇）撕脱伤需要行显微血管吻合回植手术者。

（3）麻醉诱导和插管方法选择

1）婴幼儿舌体肥大，口内组织损伤后由于出血、水肿使原来较小的口腔变得更小，而手术恰在口内操作，因此首选经鼻插管。

2）婴幼儿气管细，气管导管过细会影响通气，婴幼儿鼻黏膜脆弱血管丰富容易造成鼻出血。因此，对舌前2/3、牙龈、硬腭损伤的患儿可经口腔气管插管并固定于健侧口角部位。

3）对腭垂、软腭口咽腔深部损伤需行经鼻气管插管或者经口腔气管插管的患者。气管插管前用2%麻黄碱数滴分次点鼻，收缩鼻黏膜血管以扩大鼻腔通道空间，导管前端应涂润滑剂。

4）只要管径粗细合适，操作动作轻柔，一般不会有鼻黏膜损伤及鼻出血现象。导管选择 F16～F20 号，术中充分供氧，监测脉搏血氧饱和度，防止通气不足。

（4）4 岁以上患者无异常情况均可采取快速诱导，根据手术操作需要经口或经鼻明视气管插管。估计术毕即刻气管拔管会发生上呼吸道梗阻窒息者应长时间留置导管，首选经鼻气管插管。

（5）下列情况应首选清醒插管较为安全

1）伤后已发生气道梗阻并有呼吸困难。

2）颌骨颏孔部骨折常伴有严重错位，不仅造成张口困难，且有口底变窄，声门被后缩的舌根阻挡。

3）上或下颌骨骨折致口内外相通，致使面罩加压给氧困难。下颌骨骨折连续性中断或有错位时，若经口置入喉镜，骨折断端有切断血管和损伤神经的危险性，应尽量采用盲探经鼻气管插管。

（6）口腔颌面部外伤患者术毕清醒即可拔管。但估计拔管后可能发生急性气道梗阻，又不能强行托下颌骨时，应留置气管导管延迟拔出。

五、术后常见并发症及预防

1. 呼吸道梗阻　常见的术后呼吸道梗阻原因及预防如下所述。

（1）出血、误吸、喉头水肿或术后解剖位置的改变。手术结束前应用激素预防水肿，术后密切观察，必要时重新气管插管。

（2）口腔内出血，可以造成血液直接误吸入呼吸道或血块阻塞呼吸道。手术后应在没有明显渗血的情况下，吸尽口腔内的血液分泌物后再拔管。

（3）Treacher-Collins 综合征或 Robin 畸形，行咽成形修复术后咽喉腔变窄明显，尤其是年龄小，体质差，适应能力低下的患儿，拔管前应常规放置口咽导管，吸出分泌物，直至咽反射强烈，耐受不住时再拔出。

（4）对舌根及口底组织广泛切除或双侧颈淋巴结清扫患者，术后颈部包扎敷料较多，可在气管拔管前放置口咽导管协助通气。

（5）口腔颌面部外伤，同时有上或下颌骨骨折，舌及口底，颊黏膜组织严重撕裂伤，出血、软组织水肿明显使口咽腔变窄，舌体程度不同地失去了正常活动能力时，应考虑留置导管延迟拔出。

上述手术术后防止气道阻塞的最有效、最安全的措施是预防性气管造口。但是为了颈部转移皮瓣的成活和免遭感染，临床常以延迟拔除气管内导管方法保证呼吸道通畅。待舌及口底黏膜组织水肿减轻，咽喉间隙增大，舌体在口内活动及外伸 1.0cm 以上，再在引导管协助下试行气管拔管。

2. 咽痛及咽喉部水肿 口腔、颌面及整形外科手术时间长，气管导管放置时间长，手术操作又在头部，头部位置不稳定，气管导管与气管黏膜总处于摩擦状态，咽喉部水肿和损伤明显，术后患者明显咽痛。因此，口腔、颌面部手术患者术中应常规应用激素（氢化可的松 100mg 静脉滴注或地塞米松 5~10mg 静脉注射），术后应尽早开始雾化吸入可预防术后咽喉部水肿。

第二十二章 颈部、胸壁手术的麻醉

第一节 颈部手术麻醉

颈部手术部位有丰富的血管、神经丛、气管及甲状腺,病变的部位常对机体全身功能有影响。

一、颈部手术的麻醉特点

(一) 对呼吸功能的影响

颈前部巨大肿瘤可压迫气管而致呼吸道部分阻塞,麻醉后由于肌肉的松弛,会加重这种压迫。另外,由于手术操作会对气管产生牵拉、压迫,可影响正常的通气功能,还可诱发喉痉挛及支气管痉挛,甚至引起喉和气管水肿。

(二) 对循环功能的影响

颈部大血管多,手术中出血的可能性就大;颈部静脉系统压力低,损伤后有空气进入引起气栓的可能。颈动脉分叉处有颈动脉窦,手术操作刺激此处常会导致严重的反射性的心血管反应。

(三) 颈部神经损伤或阻滞后的影响

颈部手术常牵涉颈交感神经节、喉上神经、喉返神经,出现霍纳综合征、声音嘶哑甚至呼吸困难。

二、颈部主要手术的麻醉管理

(一) 颈动脉手术的麻醉

(1) 颈动脉手术通常选择气管插管下全身麻醉。麻醉深度要足够,尤其当操作刺激颈动脉窦时,应警惕反射性的心血管反应,可引起心动过缓和血压下降。治疗包括停止挤压,静脉使用阿托品,必要时可用利多卡因行局部浸润麻醉。

(2) 在切开颈部大的静脉时可发生空气栓塞,根据呼气末 CO_2 分压突然下降,并伴有血压下降做出诊断,同时患者应立即给予 100% 的氧,创口应用液体覆盖。用正压通气可减少气栓。

(3) 当手术需要阻断颈动脉,应掌握时间不超过 20 分钟。并且应监测脑血流量及神经功能的改变。

(二) 甲状腺手术的麻醉

1. 甲状腺功能亢进症(甲亢)手术的麻醉

(1) 术前准备:甲亢患者术前准备十分重要,作为麻醉医师应重点访视:①控制甲状腺激素(T_3、T_1)于正常水平,可通过服用丙硫氧嘧啶和碘化钾液使腺体变小、变硬;②基础代谢率不高于正常值的 20%；③控制心血管症状：术前服用 β 受体阻滞药，控制心率，术前心率不超过 90 次/分。

（2）麻醉选择：气管插管下全身麻醉用于甲亢患者较为安全，可以解除术中因清醒而出现的焦虑，常采用静脉（异丙酚、阿片类镇痛药、咪达唑仑）复合吸入麻醉药（恩氟烷、七氟烷、地氟烷、N_2O 等），常规应避免使用能增快心率的药物，如氯胺酮、阿托品。麻醉用药量要大，防止因麻醉过浅而出现心血管的不良反应。

（3）甲状腺危象的处理：①主要对症处理控制心血管的反应，可应用 β 受体阻滞药艾司洛尔或钙通道阻断药；②降温，常选用体表降温法；③应用大剂量的肾上腺皮质激素；④镇静，可通过静脉注射氟哌利多、咪达唑仑等。

2. 甲状腺肿瘤手术的麻醉 术前应重点评估甲状腺病变对气道的影响，是否累及气管，有无神经和血管压迫，以此来指导麻醉诱导方法的选择。如病变明显累及气道，可采用表面麻醉下清醒纤维支气管镜引导气管插管。

3. 颈部肿瘤手术的麻醉

（1）患颈部肿瘤的患者多为老年人，且长期吸烟和酗酒，常伴有慢性阻塞性肺疾病，高血压，冠状动脉疾病。因吞咽困难，食欲差，通常营养状况较差，甚至有恶病质状态。术前访视患者时应注意这些情况，并进行术前气道的检查。

（2）已行放射治疗的患者在进行颈部根治手术时可能发生大出血和气道梗阻。

（3）颈部手术术前应进行直接或间接喉镜检查。如没有气道受压，可行静脉诱导，然后用直接喉镜进行插管。有气道受压时应行清醒插管，在严重气道受压的情况下，在全麻诱导前应在局麻下行气管造口。

（4）应注意在气管插管后可出现气道梗阻或梗阻加重，因此麻醉诱导前就应给患者吸入纯氧，以保证在气道梗阻时患者有一定的氧代偿能力。

（5）颈部手术恢复期间的问题包括气胸、因颈部伸展受限或血肿而引起的气道不畅及喉镜检查后出现的发声困难。

第二节 胸壁手术麻醉

不进入胸腔的手术如乳腺手术、胸壁手术（外伤、结核、肿瘤等）都属于此类。

麻醉选择：根据手术的种类、范围、时间的长短、患者的身体情况、麻醉设备的条件而选择局部麻醉、硬膜外或全身麻醉。如行乳腺手术，表浅的小良性肿瘤可选择局部麻醉；若为乳腺癌根治术或隆胸术，以往常选择硬膜外麻醉，胸 2~3 向头端置管，注入 1% 利多卡因、0.25% 丁哌卡因或罗哌卡因，既不抑制呼吸，又可达到满意的麻醉平面，近年来随着人们对麻醉安全和舒适性要求的不断提高，气管插管下全身麻醉已成为主流的麻醉方法。麻醉中密切监测血压、呼吸、脉搏、脉搏血氧饱和度。

一、胸壁小手术

局部浸润、区域阻滞或肋间神经阻滞。

二、胸廓改形术

1. 患者特点 慢性化脓性胸膜疾患或肺结核，体弱，呼吸功能减退，部分有肺切除史，粘连严重,术中易出血,结核病灶活动者有感染扩散的可能。

2. 麻醉处理

(1)气管内插管全麻、体质好、呼吸循环功能稳定且预计手术不进胸的患者可选用肋间神经阻滞剂胸段硬膜外阻滞。

(2)需切除多根肋骨或行第二期手术者,采用双侧分别通气法有助于胸壁软化后的反常呼吸。

(3)做好快速大量输血、输液的准备。

三、胸壁恶性肿瘤切除术

估计手术有扩大的可能,以气管内插管全麻为宜。

第二十三章　腹部手术的麻醉

腹部及会阴部疾病,临床最为常见,手术及麻醉的数量也最大。与其他手术的麻醉原则一样,最重要的是保证患者安全、无痛及舒适,还要保证手术的最佳操作条件,包括腹腔肌肉松弛良好,抑制腹腔神经反射等。

第一节　腹部疾病的病理生理

一、胃肠疾病的病理生理

(1)胃肠道疾病引起严重病理生理改变的为胃肠道梗阻或穿孔。如幽门梗阻时由于呕吐不能进食,造成脱水及营养障碍,且丢失大量胃酸,可导致碱中毒。

(2)肠梗阻时由于呕吐及大量体液向肠腔渗出,造成严重的水和电解质丢失,血容量减少及血液浓缩等改变。因肠壁通透性增加,肠腔内细菌容易进入门静脉及腹腔,造成泛发性腹膜炎,如休克降低单核-吞噬细胞系统功能,更容易引起败血症性休克及代谢性酸中毒,均要求迅速手术以解除病因。

(3)胃肠道穿孔或损伤,胃肠内容物进入腹腔,化学性刺激和细菌感染可引起腹膜炎。溃疡病穿透血管壁还可发生严重出血,导致低血容量性休克。

(4)以上均要求急诊手术及时进行麻醉处理,麻醉的危险性及并发症发生率要明显增高,术前麻醉医师应在短时间内对病情做出全面的估计和准备,以选择适当的麻醉方法及术前用药,确保患者安全和手术的顺利进行。

二、胆道疾病的病理生理

(1)胆道系统的梗阻、感染或出血均需手术处理。

1)胆总管或肝管梗阻时,胆汁逆流进入血液,能刺激神经系统,使机体出现一系列中毒症状,如皮肤瘙痒、抑郁疲倦、血压下降、心动过缓,甚至昏迷。由于胆管梗阻,胆管内压力升高,胆管扩张,可出现心律失常、血压下降。如胆管内压力超过 $30mmH_2O(2.9kPa)$ 时胆汁分泌就会停止。若感染并发化脓性阻塞性胆管炎,极易导致严重感染性休克。此时切开胆总管降低胆总管内压力,血压常很快恢复。

2)胆囊或胆道穿孔或损伤,胆汁进入腹腔可造成化学性或感染性腹膜炎,大量体液(主要来自血浆)渗入腹腔内,严重者可达全身血容量的30%,使病情急剧恶化。此时需大量输血、血浆代用品及液体。

(2)胆道出血常由感染、肿瘤或损伤引起,病情复杂,既有大量出血,又并发黄疸或感染,且止血困难。

(3)胆道有丰富的自主神经分布,牵拉胆囊或胆管可引起反射性冠状动脉痉挛导致心肌缺血缺氧,甚至心搏骤停。胆道内压力增高或作"T"形管冲洗时注射液体过快也可出现心律失常、血压下降。一般注射阿托品有减轻这种反射的作用。

三、门脉高压症的病理生理

（1）门脉高压症多并有严重肝功能障碍，并导致严重贫血、低蛋白血症和腹水，同时多并发凝血因子的合成障碍、毛细血管脆性增加及血小板减少等因素造成的出血倾向，均增加手术的危险性。

（2）术前必须进行系统治疗，包括休息，高糖、高蛋白及高维生素饮食，输少量新鲜血或人体白蛋白，以改善贫血和低蛋白血症，使血红蛋白达到80g/L以上，血浆总蛋白和白蛋白分别达到60g/L和30g/L以上，同时输新鲜血还可纠正出血倾向。

（3）肝硬化腹水的患者常伴有水钠潴留而限制钠盐摄入，反复抽吸腹水皆可导致水及电解质紊乱，术前也需纠正。一旦并发大出血需急诊手术时，更要同时补充血容量及电解质，并保护肝脏功能。

四、胰腺疾病的病理生理

（1）胰头癌和十二指肠壶腹癌常要行胰十二指肠切除术，其特点如下所述

1）术前皆有严重梗阻性黄疸、体质衰弱及营养不良，并伴有肝功能障碍。

2）手术侵袭范围广、时间冗长、术野渗出较多及血浆和细胞外液丢失严重，容易导致循环血容量减少、血液浓缩。必须输血输液，维持循环稳定，保护肝肾功能。

3）部分胰腺切除，应给予阿托品抑制胰腺外分泌及20万U抑肽酶静脉滴注抑制蛋白分解酶的分泌。

4）全胰腺切除还应根据血糖给予胰岛素。

5）合并糖尿病者，应避免使用乙醚等使血糖升高的麻醉药。

6）术中可用果糖、山梨糖醇或木糖醇补充糖液，并测试血糖及酮体，使血糖维持在150～200mg/dl（8.4～11.2mmol/L），必要时给胰岛素。

（2）急性坏死型胰腺炎引起呕吐、肠麻痹、胰腺出血和腹腔内大量渗出。

1）脂肪组织分解形成的脂肪酸与血中钙离子起皂化作用，引起血清钙偏低，要补充一定量钙剂。

2）脂肪组织分解还可释放出一种低分子肽类物质，称心肌抑制因子（MDF），有抑制心肌收缩力的作用，使休克加重。

3）由于腹膜炎限制膈肌运动，血浆蛋白丢失使血浆胶体渗透压降低，容易导致间质肺水肿发生，使呼吸功能减退，甚至出现呼吸困难综合征。

4）肾功能障碍也是常见并发症，可用甘露醇或呋塞米进行预防。

五、肝脏疾病的病理生理

肝脏是体内最重要的代谢器官，具有重要的产热功能，是各种药物、毒素等代谢的场所。肝脏肿瘤、损伤及各种原因引起的晚期疾病均可能需肝叶或肝部分切除手术治疗。肝组织的血液丰富，手术中易出血，而止血多较困难，常要阻断肝脏循环，常温下不得超过20分钟，低温麻醉可延长肝脏对缺氧的耐受时间。

第二节　麻醉前准备

一、病情估计

（1）首先应了解腹部疾病的体液改变，腹部手术的患者，尤其是急诊手术的患者，术前常有严重的血容量丢失，除了禁食及不感蒸发失水外，还有术前清洁洗肠、呕吐、腹泻、发热、腹腔内或肠腔内渗出及失血等。

1）如肠梗阻时体液潴留在肠腔内有时达几升；胆囊穿孔腹膜炎，体液渗出严重者可达全身血容量的 30%；急性坏死型胰腺炎的患者体液丢失更为惊人，发病后 2 小时血浆损失可达33.3%左右，6 小时后达 39%。

2）手术创伤及受侵袭的脏器表面水肿等也使大量功能性细胞外液进入第三间隙，所以腹内手术时体液和血液的丢失常造成血容量显著减少，均需要根据血压、脉搏、尿量、血细胞比容及中心静脉压，及时补充液体并纠正电解质紊乱及酸碱平衡失调。所以麻醉前必须访视患者，复习病历及各项检查结果，正确估计病情。

（2）意识障碍多是病情严重的表现，常因严重高热、脱水、低钾血症、重度黄疸及休克所引起，如表现兴奋、躁动不安及神志淡漠等。接近昏迷者，麻醉和手术的危险性更高。

（3）长期消耗的患者多表现消瘦、脱水、贫血及低蛋白血症，应给予营养疗法，以增强对麻醉和手术的耐受力。

（4）梗阻性黄疸病的黄疸指数超过 80U，手术极为危险。择期手术应争取先用经皮经肝胆管穿刺引流术（PTCD）或胆囊造瘘引流，使黄疸指数控制在 80U 以下再行彻底手术较为安全。

（5）门脉高压症患者必须检查肝功能及出凝血时间、凝血酶原时间等与凝血功能有关的检查，并结合临床估计病情。肝功能严重障碍、血清白蛋白明显降低者，手术死亡率极高。术前准备应先改善全身状况，控制腹水的产生，提高血浆白蛋白至 25～30mg/L、降低血清胆红素在 10mg/L 以下，凝血酶原活动度高于 40%～50% 等条件，再行手术为宜。

（6）急诊患者常伴有低血容量及电解质紊乱。根据神志、血压、脉搏及尿量等，首先判断有无休克。并检查血细胞比容、血清钾、钠、氯及动脉血气及 pH 以判断脱水、电解质及酸碱平衡紊乱的程度。争取在麻醉前开始治疗，低血容量休克一经诊断，应立即输液扩充血容量，尤其是失血性休克更应快速输液，并准备输血。同时必须尽快开始麻醉，绝不能片面强调抗休克而延误病因根治手术。

二、麻醉前用药

有肝功能障碍者禁用吗啡和氯丙嗪等药物。胆道疾病，尤其并发黄疸者，迷走神经过度兴奋，麻醉前必须给予足量阿托品以抑制其兴奋性，防止麻醉中迷走神经反射的产生。有胆绞痛者避免应用吗啡，以免使 Oddis 括约肌痉挛。精神紧张者可给予氟哌利多或地西泮等镇静类药物。休克患者仅在麻醉诱导前经静脉注入阿托品 0.2～0.5mg 即可。

三、麻醉开始前准备

(1)饱胃、上消化道出血及肠梗阻患者或未禁食患者,应先下胃管排除胃内液体及气体,可降低胃内压力,但不能排空固体食物。

(2)脱水、低血容量休克的患者应先开放静脉,输入平衡盐液、羟乙基淀粉或血液。择期手术患者,由于禁食及体感蒸发,至少需入 500~1200ml;如术前灌肠,更可丧失水分数升;必要时在麻醉前即开始输液。低钾血症还可在 1000ml 晶体液中加 1.0~3.0g 氯化钾滴入。

第三节　一般腹部外科手术的麻醉处理

腹部手术的麻醉选择较为复杂,以往选用连续硬膜外麻醉较多,近来由于手术种类和手术范围不断扩大,全身麻醉已呈增多趋势。全身麻醉患者意识消失,镇痛安全,可使患者不感到痛苦,辅助肌松药也可使腹肌松弛满意,气管内插管还可以供氧和管理通气。目前可供全麻诱导和维持的药物对血流动力学的影响及气道刺激较硬膜外麻醉轻微,用于低血容量、休克的患者及侵袭较大的手术,麻醉管理也较为方便。

一、局麻浸润麻醉

该方法简单、方便,对患者血流动力学干扰较小,适用于腹壁、疝气、阑尾炎及输卵管结扎术等简单手术,也可用于严重休克、重度黄疸患者进行胆囊造瘘等急诊手术。

二、硬膜外麻醉

硬膜外麻醉适用于手术侵袭范围不大的胃、肠、胆道、子宫、卵巢等择期手术,但对上腹部手术,通常难以完全阻断自主神经的脊髓上行通路,可能产生牵拉反射,而且对患者的循环、呼吸等方面也会产生一定的影响。另外,术中使用哌替啶、地西泮等辅助用药应注意血压下降、呼吸抑制等并发症。

三、全身麻醉

全身麻醉广泛用于胃肠、胆道及比较复杂、侵袭范围大或长时间的腹部手术,以及伴有严重脱水,低血容量或休克的急腹症患者。腹部手术并存冠心病、呼吸功能不全的患者曾认为禁用全身麻醉,适合硬膜外麻醉。事实上高位硬膜外麻醉常限制呼吸肌运动,不利于通气,且硬膜外麻醉不利于抑制内脏牵拉反射,导致心绞痛,而气管插管下全身麻醉可充分供氧,保证通气,改善冠脉血氧及维持呼吸功能。麻醉诱导及维持可选择对循环功能影响很小的药物,如依托咪酯、羟丁酸钠、咪达唑仑、芬太尼、肌肉松弛药及卤类吸入麻醉药,不但保证患者安全更使手术操作顺利。

四、全身麻醉联合硬膜外麻醉

全身麻醉联合连续硬膜外阻滞应激反应轻,血流动力学平稳,明显减少全麻用药,术后清醒快,而且还可以进行术后病人自控硬膜外镇痛(PCEA)。胸段高位硬膜外阻滞还能改善冠状动脉血供,可使冠状动脉阻力下降20%~25%,血流量增加18%。研究表明,胸段硬膜外阻滞能降低33%的心肌梗死发生率。因此,全身麻醉联合胸段高位硬膜外麻醉对于冠心病患者实施腹部手术是最佳选择。但是要注意掌握硬膜外用药浓度和用量避免发生严重的低血压。

第四节　腹腔镜检查和手术的麻醉

自20世纪80年代末期开展腹腔镜胆囊切除术以来,腹腔镜手术便以创伤小、术后疼痛轻、恢复快等优点被临床广泛接受并在全球范围内迅速推广。目前已不再局限于上腹部手术,其他许多器官的手术也可在腹腔镜下完成。尽管有些腹腔镜手术可以在腹壁悬吊条件下操作,对麻醉无特殊要求;但多数仍需行CO_2气腹和体位改变来满足手术,CO_2气腹和体位改变等因素带来的生理影响使腹腔镜手术的麻醉有了其特殊之处。

一、手术过程对机体的生理影响

(一) 对血流动力学的影响

主要表现在麻醉、体位、体内CO_2水平及增高的腹内压。

(1)气腹压力<1.33kPa(10mmHg)时可压迫腹腔脏器使贮存血液经静脉回流,造成静脉回心血量增加。

(2)随着腹内压进一步升高使下腔静脉受压,则静脉回流受阻,导致心排血量减少,每搏指数和心脏指数明显降低。这种现象在头低位时不太明显,但头高位则出现明显的低血压。

(3)当气腹压力达2kPa(15mmHg)时外周血管阻力增高,使左心室后负荷增加致使心肌耗氧量增高,有发生心肌缺血、心肌梗死或充血性心力衰竭的潜在危险。腹内压升高还可引起迷走神经反射使心率减慢。因此气腹压力不应超过2.6kPa(20mmHg)。

(4)还应注意的是向腹腔充气时可引起心律失常,如房室分离、结性心率、窦性心动过缓和心脏停搏,多发于开始充气使腹膜快速张开时,这可能与刺激腹膜牵张感受器,兴奋迷走反射有关。

(二) 对呼吸功能的影响

(1)充入腹腔的CO_2经腹膜吸收入血,其吸收率30分钟内可达70ml/min,而30~75分钟达90ml/min。该吸收率受气腹压力的影响,当腹毛细血管受压其血流量减少时则CO_2吸收量减少,但当气腹压下降腹膜毛细血管重新开放时CO_2吸收再度增加。

(2)由于腹腔充气膈肌抬高,肺受压造成肺顺应性降低,气道压升高,通气功能下降,使体内CO_2排出减少。这样可以出现高CO_2血症、酸中毒,甚至低氧血症。经腹膜吸收的CO_2一部分经肺排出,而未能排出的CO_2储留体内骨骼肌和骨内等处,则有持续高CO_2

血症的危险。高 CO_2 刺激中枢神经系统,增加交感活性,导致心肌收缩力增加、心动过速和血压增高。

(3)CO_2 直接作用又可扩张末梢小动脉,抑制心肌收缩力、诱发心律失常甚至心搏骤停。

(三)对肾脏功能影响

$20mmHg$($2.7kPa$)左右的气腹压,可以增高肾血管阻力、降低肾小球滤过压差、减少心排血量使肾血流减少和肾小球滤过率下降,损害肾功能。

(四)对血气的影响

CO_2 气腹时易导致高碳酸血症,临床上用 $P_{ET}CO_2$ 监测能够早期发现 $P_{ET}CO_2$ 上升;通常 $P_{ET}CO_2$ 可反映动脉血 CO_2 分压(PCO_2),而且 $PCO_2 > P_{ET}CO_2$,但是 CO_2 气腹时,常 $P_{ET}CO_2 > PCO_2$。对无心肺疾患的患者,CO_2 气腹所致的轻度高碳酸血症可能不具有临床意义,但在合并严重心肺疾患、高代谢、严重通气障碍时,极易发生高碳酸血症和酸血症。

(五)其他影响

气腹还可以引起反流、误吸及术后恶心、呕吐。CO_2 通过开口的小静脉或气腹针误注入血管可造成 CO_2 栓塞。由于操作损伤膈肌和胸膜等原因可产生气胸。CO_2 经穿刺孔进入皮下或气腹针注气于皮下可出现皮下气肿。此外还有内脏损伤、出血、胆汁漏出、腹腔感染等并发症。当采用头低脚高位时,因上腔静脉回流受阻、脑静脉淤血,颅内压和眼内压升高。

二、麻 醉 管 理

(一)麻醉选择

(1)全身麻醉最为常用。根据上述气腹对机体的影响,选择全身麻醉较为合适,气管内插管人工通气可以充分供 O_2,在不增加潮气量的前提下增加呼吸频率造成过度通气可增加 CO_2 排出,气管内插管还可以防止反流造成的误吸。

(2)使用肌松药可以增加肺胸顺应性有利于通气,这样可防止低氧血症和高碳酸血症。当然还防止气道压过高,以免肺损伤。麻醉诱导时避免胃充气,以减少穿刺针损伤胃的机会。应用肌松药可使气腹所致的腹腔内压相应降低,既改善了手术野的显露,也可减少气腹的副作用。

(3)吸入麻醉药中异氟烷较为可取,因其抑制心肌和诱发心律失常作用均较轻。氟烷在高 CO_2 血症时易诱发心律失常。N_2O 明显增加术后呕吐的发生率,其应用尚有争议。

(二)术中监测

(1)麻醉期间应加强术中监测,常用监测项目:无创血压、心电图、脉搏血氧饱和度、气道压力、呼气末 CO_2 分压、末梢神经刺激器和体温等。必要时还可放置导尿管,以减少手术损伤膀胱的机会和改善术野显露,还可监测尿量。

(2)如有心肺功能障碍者,可监测直接动脉压,以便动态观察血压和做血气分析。术中必须监测 $P_{ET}CO_2$ 以便及时调整呼吸,维持正常血气状态,必须监测气道压,及早发现及处理气道压过高。

（三）术后管理

术后进入麻醉恢复室仍需建立基本监护，并可用新斯的明、氟马西尼等拮抗全麻药。待患者意识完全清醒，生命体征平稳后才可送回病房。对那些高风险的手术患者，如伴有COPD、哮喘、缺血性心脏病、过度肥胖、老年患者等，应格外警惕，做好病房内的术后监护，及时发现可能发生的缺氧和血流动力学变化并有效处理。

第二十四章　泌尿外科手术的麻醉

第一节　泌尿外科手术的一般特点

1. 泌尿外科的疾病分类

(1)一般泌尿外科的疾病分为泌尿生殖系统畸形(肾和输尿管的先天性畸形、膀胱和尿道的先天性畸形、睾丸下降异常、包茎和包皮过长等)。

(2)泌尿系统的损伤(肾损伤、输尿管损伤、膀胱和尿道损伤等)。

(3)泌尿、生殖系统的感染(上、下尿路感染和泌尿系统结核等)。

(4)泌尿系统梗阻(肾积水、前列腺增生症、急性尿潴留、泌尿系统结石等)。

(5)泌尿生殖系统的肿瘤(肾肿瘤、输尿管肿瘤、前列腺和睾丸肿瘤等)。

(6)肾上腺疾病(肾上腺肿瘤和原发性醛固酮增多症等)。

(7)泌尿生殖系统的其他疾病(肾下垂、精索静脉曲张、鞘膜积液等)。

2. 患者特点　泌尿外科手术中,小儿与老年人均占相当大的比例。其中,小儿以膀胱尿道畸形矫正,老年人以前列腺手术最为常见。因此,在泌尿外科手术过程中,麻醉医师应当具备既掌握小儿麻醉的特点,又熟悉老年人麻醉的能力。

3. 体位　泌尿外科手术常需要取特殊体位,如前列腺手术需要采取截石位,肾上腺手术多采用侧卧位。故麻醉中应重视对呼吸、循环的调整与管理。

第二节　常见泌尿外科手术的麻醉

一、膀胱镜检查和输尿管逆行造影的麻醉

施行膀胱镜检查时,除小儿及精神紧张者外,均可采用尿道黏膜表面麻醉。膀胱黏膜的感觉不如尿道敏感,但并有溃疡等病变时,则必须采用其他麻醉方法,尤其排尿频繁的患者,因膀胱容量减小,如无椎管阻滞,膀胱无法充盈很难进行检查。

(一)常用麻醉方法

1. 表面麻醉　常用0.5%~1.0%丁卡因40~80mg,也可应用2%~8%利多卡因200~400mg。

2. 椎管内麻醉　应用于精神过度紧张及特殊需要者。

3. 全身麻醉　多应用于小儿,现多采用基础或吸入麻醉。

(二)注意事项

膀胱镜检及行输尿管逆行造影时,多在门诊及X线暗室内进行,要求麻醉简便、安全,吸入麻醉用药应不燃、不爆。黏膜表面麻醉绝大部分患者均能完全满足要求,但由于尿道黏膜下的静脉窦极为丰富,容易被器械损伤,使局麻药吸收过快引起中毒,故遇有尿道损伤或出血的患者应慎用或不用。也可改行骶管阻滞或鞍区麻醉。

二、前列腺手术的麻醉

前列腺手术多系老年人,且常合并有心血管病、糖尿病或慢性阻塞性肺疾病等。有的患者还伴有不同程度的尿路梗阻,使尿路内的液压增加或感染,常可导致肾功能不同程度损害,给手术、麻醉带来困难。

(一)经腹前列腺手术的麻醉

(1)经腹前列腺手术,一般侵袭较大,手术部位较深,前列腺血运丰富并与周围粘连,术中出血较多。同时术中还常挤压前列腺,可引起血压下降,另外,还能使腺体内原有的胞浆素原活化,大量进入血液循环,将血液内的胞浆素原转化为胞浆素,从而产生血纤维蛋白溶解现象,使术中、术后渗血增多、血压下降。遇此情况时,除彻底电凝或压迫止血外,可输新鲜血或纤维蛋白原,并给予肾上腺皮质激素。

(2)麻醉选择通常用连续硬膜外麻醉或蛛网膜下腔麻醉即能满足手术的要求。全身情况差或硬膜外麻醉失败者采用气管插管下全身麻醉。手术中密切注意失血量及准备好通畅的静脉通路甚为重要。

(二)经尿道前列腺切除术的麻醉

1. 经尿道前列腺切除术(transurethral resectin of prostate,TUR-P)

(1)TUR-P 是指高频电刀经尿道行肥大前列腺或前列腺肿瘤切除的一种手术。具有安全性大,侵袭小、出血少,性功能减退发生率低及恢复快等优点。近几年来,已有逐步取代经腹切除的趋势。值得注意的为较长时间地显露手术视野,必须用透明的不含离子的液体膀胱灌注使其充盈膨胀,因为液体易从创面吸收入血导致水中毒等,即所谓TUR-P 反应。

(2)由于手术在电切镜下进行,视野小,术者需高度集中精力。麻醉医师应全面观察,早期发现出现的全身反应或局部穿孔等并发症,及时提醒和协同处理,确保患者安全。

2. 麻醉方法　首选腰硬联合麻醉,穿刺点选择 $L_{2,3}$ 间隙,向足方向置管 3cm。腰麻用长效局麻药如丁哌卡因,一般不需要硬膜外用药均可完成手术,很少需要应用气管插管下全身麻醉。

3. TUR-P 的并发症及处理

(1)水中毒

1)水中毒是指大量的灌洗液经手术创面及切断的前列腺静脉或静脉窦进入血液循环而致血容量急剧增加。发生水中毒时,患者的血压、中心静脉压升高,同时出现恶心、呕吐、躁动及意识恍惚等症状,重者可出现肺及脑水肿。

2)为预防水中毒,术前应尽量减轻前列腺的充血程度,术中需多次开放灌注管,以减低灌注压,尽量缩短手术时间及选择等渗而不导电的非晶体溶液,可减少吸收入血。为早期发现水中毒,麻醉中应严密观察动脉压、脉搏、中心静脉压。

3)水中毒的治疗措施,除适量给予镇静药外,应静脉注入呋塞米 20~40mg 或用5%氯化钠 100~500ml 静脉滴注,也可用 3%氯化钠溶液按下列公式补给,均可收到良好效果。

$$缺钠量(mmol/L) = [140-测得的血清钠(mmol/L)] \times 0.6 \times 体重(kg)$$

（2）膀胱穿孔：多因高频电刀在膀胱内触及侧壁灼伤，或刺激闭孔神经激起大腿内收肌收缩引起电刀穿透膀胱壁。其发生率约在 1% 左右。患者主要有触电样感，大腿有不自主的抖动，随之出现下腹部疼痛，膀胱穿孔的预后与其发现迟早相关。因此麻醉方法的选择，对于能否及时发现膀胱穿孔症状起重要作用。硬膜外麻醉下，因患者意识存在有利于膀胱穿孔出现的症状早期发现，而穿孔后则应及时手术缝合。

（3）体温过低及寒战：与大量温度低的灌洗液有关，可预热灌洗液至 37℃，一旦发生寒战，可静脉或肌内注射哌替啶 25~50mg。

（4）溶血：与循环血中进入大量低张灌洗液有关。预防溶血可在灌洗液中加入适量甘氨酸、胱氨酸、大分子的糖或甘露醇、山梨醇等。若发生溶血时除使尿碱化外，应保持充分尿量，必要时可静脉注射呋塞米。

（5）血流动力学改变：术中体位头高头低频繁变动，特别是手术结束由截石位改平卧位，对血流动力学影响明显，应间隔一定时间平放双下肢，多次测量血压避免血压骤降，必要时用麻黄碱等提升血压，并以较快速度输液维持血容量。

另外，对渗血、出血应及时输血；对电灼伤及爆炸等情况也应加以预防。

三、后腹腔镜下泌尿外科手术的麻醉处理

1. 后腹腔镜下泌尿外科手术的优点　后腹腔镜多用于肾、肾上腺及上端输尿管的手术，具有创伤小、应激反应轻、术后康复快等优点。

2. 后腹腔镜下泌尿外科手术操作特点

（1）与腹腔镜手术比较，后腹腔镜采用的是人工腔隙，存在一定的创面，CO_2 较易向周围组织弥散及吸收入血液。

（2）后腹腔充气后，由于手术侧卧位对肺部造成压迫，气腹所致压力升高和膈肌上抬可致肺泡萎陷，通气/血流比值失调，可使肺顺应性下降 20% 以上。

（3）CO_2 气压过高或者气腹针误入皮下组织，CO_2 可随腹膜后间隙或皮下组织弥散形成患侧肩背部皮下气肿，CO_2 吸收量显著增加，$PaCO_2$ 迅速升高。

（4）CO_2 吸收过多可引起高碳酸血症和呼吸性酸中毒，严重时出现对循环的明显抑制。

3. 后腹腔镜下泌尿外科手术的麻醉要点

（1）患者的选择：虽然后腹腔镜手术属微创手术，但由于其对呼吸、循环生理的干扰较大，故对于心、肺储备功能较差、高龄的患者，麻醉风险较高，选择此类手术时要慎重。

（2）$P_{ET}CO_2$ 的监测非常重要：如上所述，后腹腔镜下泌尿外手术相比常规腹腔镜手术，其 CO_2 的吸收量更大，手术体位及气腹对呼吸生理的影响也更大，术中常出现高碳酸血症。因此，进行 $P_{ET}CO_2$ 的监测非常重要，术中应维持 $P_{ET}CO_2$ 在 45mmHg 以下。

四、体外冲击波碎石术的麻醉

（1）此类患者常经历了反复多次的碎石术，如有可能，应参考之前的治疗记录。

（2）患者多不需要进行麻醉，一般只需应用一些镇静镇痛药即可，如哌替啶 1~2mg/kg 或苯巴比妥钠 0.1g 肌内注射或口服地西泮 10~15mg，个别患者可行连续硬膜外麻醉，但穿

刺点一定要密封好,以防污染。

注意事项:①冲击波有时会引起心律失常,这种心律失常通常是自限性的。如果心律失常持续出现,冲击波应调整发射频率,并针对性使用抗心律失常的药物治疗。②冲击波可能会影响起搏器的程序,术前应听取起搏器技师的建议。③由于遇到空气/水交界面时,冲击波的能量会衰减,因此建议在做硬膜外"阻力消失"试验时,用盐水而非空气。

第二十五章　骨科手术的麻醉

骨科手术范围包括四肢、脊柱、骨关节、肌肉等位置,手术的目的主要是为了解除疼痛、恢复和改善运动器官的功能,提高生活质量。

第一节　麻醉和手术的要求

一、骨科手术的麻醉特点

（一）骨科手术可见于任何年龄

小儿常见先天性疾病;随着生活质量的不断提高,骨关节病、骨折的老年人越来越多,老年患者手术前常有卧床史,易发生肺部感染、深静脉血栓形成等并发症。且患者常合并有严重的关节炎导致活动受限,由此可能掩盖其他疾患所致的运动耐量减低,评估心血管功能状态可能比较困难。因此,拟行大型手术且伴有严重心血管系统疾病的患者需要有心内科医师的会诊。

（二）骨科手术常需要特殊的体位

（1）骨科手术需要俯卧位时,胸廓受压可造成通气障碍,腹压升高致静脉回流受阻、迫使静脉血逆流到脊椎静脉丛、导致硬膜外静脉充血、加重术中出血,增大了止血难度。因此俯卧位时,应取锁骨和髂骨作为支点,尽量使胸廓与手术台保持空隙,妥善保护眼球及生殖器。

（2）全身麻醉辅助通气、控制通气时压力不宜过大,以免增加胸膜腔内压影响静脉回心血量而引起低血压。关节突起部还可能压迫外周神经引起神经麻痹应加以预防。全身麻醉下变动体位时,要注意气管导管有无滑脱、变位或扭曲。更要注意血流动力变化、防止心搏骤停意外。

（三）警惕脂肪栓塞及肺栓塞

（1）骨科手术麻醉期间,应特别注意脂肪栓塞、肺栓塞等可能发生的严重并发症。长管状骨骨折和严重创伤的患者中脂肪栓塞的发生率为 $1\% \sim 5\%$,骨盆粉碎性骨折者的发生率可高达 $5\% \sim 10\%$,但小儿少见。

（2）脂肪栓塞

1）可发生在骨折 12 小时以后及术中,也可在术后数天发生。主要临床表现为呼吸和中枢神经功能障碍,如呼吸困难、急促。多数患者会出现原因不明的低氧血症、意识不清、神志障碍直至昏迷。

2）主要病理改变是毛细血管内皮细胞破坏使毛细血管渗透性增加,脂肪从骨髓释放后侵及肺和脑血管,使血浆中游离脂肪酸增加。游离脂肪酸以对肺泡 Ⅱ 型细胞有毒性作用,释放血管活性物质如组胺、5-羟色胺,使肺毛细血管内膜破坏,肺间质水肿出血导致低氧血症。

3）缺氧和脑水肿可出现中枢神经系统症状。严重创伤或长骨骨折后的患者出现原因不明的低氧血症、心动过速、发热应考虑到脂肪栓塞的可能。治疗主要是防治低氧血症、保持循环功能稳定。呼吸机辅助通气、高压氧疗法、维持体液及离子平衡对其起着重要作用。

（3）肺栓塞

1）主要发生在全关节置换术后，发生率高达 3.5%。血栓主要来自下肢深静脉，多于术后发生，偶有麻醉期间发生。下肢骨折后因活动受限致静脉血淤滞，深静脉炎及创伤后的应激反应引起血液高凝状态，易形成静脉血栓。

2）临床表现为剧烈胸痛、咳嗽、发热。有的表现为血压和心率的突然改变，甚至突然死亡。动脉血气检查常有低氧血症，进而出现低 CO_2 血症，心电图表现为右心扩大、房颤心律。治疗主要是气管内插管辅助通气、氧疗法，应用正性肌力药物改善心功能。

（四）控制出血

（1）骨手术创面渗血较多，且又不易止血，失血量可达数千毫升以上，时间越长出血越多，如椎体切除术失血量可在 5000~6000ml，脊索瘤手术失血量最多可达 10 000ml 左右，因此术前对此应有充分的准备，准备充足的血源。

（2）四肢手术时常使用止血带以求得术野无血，目前常用气囊充气止血带。

1）应用止血带时细胞易发生缺氧、酸中毒，漏出性水肿。

2）放松止血带可出现一过性酸中毒，循环失代偿。

3）上肢止血带应放在中上 1/3 处，充气时间不应超过 1 小时。

4）下肢止血带应放在尽量靠近腹股沟部位，充气时间不应超过 1.5 小时，若持续超过 2 小时可引起神经麻痹，因此上肢每 1 小时，下肢每 1.5 小时应松开止血带 10~15 分钟，需要时可再充气，以免引起神经并发症。

5）另外，驱血时血压上升，而松开止血带时由于驱血肢体血管床突然扩大及无氧代谢产物经静脉回流到心脏，抑制心肌收缩可出现血压下降，称"止血带休克"。此时应立即抬高肢体，静脉注射缩血管药，待血压平稳后再缓慢松开止血带。还应注意缺血缺氧后再灌注诱发血栓素 A_2（thromboxane A_2，TXA_2）释放对肺的损害。

（3）脊柱手术为减少出血可行控制性降压，对于那些出血量极大，而非恶性肿瘤的手术，可利用红细胞回收器进行自体血回收，经处理后将洗涤红细胞输回。

（4）手术过程中，至少开放两条以上的静脉通路，术中连续监测动脉血压、中心静脉压和尿量以指导输血输液。

（五）骨黏合剂反应

骨黏合剂置入后，约 5% 的患者出现血压明显降低甚至心搏骤停，这与液态或气态单体吸收有关。单体有扩张血管和抑制心肌的作用。另一原因当假体置入时，因压力过大，使髓内脂肪、骨髓等进入血液而引起肺栓塞。临床表现为严重心血管反应，低血压，呼吸窘迫，低氧血症。治疗方面主要有吸氧、人工通气、补充血容量及血管活性药物等对症处理措施。

二、麻　醉　选　择

选择麻醉方法应根据手术部位、体位、时间长短、患者的状态、麻醉医师的技术水平、设备条件及外科医师或患者的特殊要求等，选择最熟练、最可靠的麻醉方法。

（1）脊柱手术常取俯卧位、侧卧位及头低位，不同手术麻醉方法的选择如下所述。

1）腰椎间盘摘除术，腰椎管狭窄减压术可用硬膜外麻醉。

2）颈椎、胸椎手术都是在全身麻醉下进行，颈椎骨折或脱位患者在意识清醒状态下、由于颈部肌肉痉挛强直的支持，病情比较稳定，一旦麻醉诱导使意识消失或使用肌松药失去颈部肌肉支持或移动体位，或使头后仰皆可因颈椎变位压迫脊髓而损伤延髓引起呼吸肌麻痹，甚至突然死亡。因此，宜采用局部黏膜表面麻醉、严禁头后仰情况下清醒插管。插管途径可经鼻或经口盲探插管，气管插管困难时，纤维喉镜可以发挥独特的作用。

3）颈椎关节强直者气管插管方法也可参照上述方法，但可用镇静药使意识消失，以减少患者的紧张和痛苦，同时应注意舌后坠可使气道梗阻。有些手术因呼吸管理困难，如俯卧位手术、呼吸道异常等也应在气管插管全身麻醉下进行。

4）减少术中出血，可行控制性降压或血液稀释。

（2）上肢手术常选用臂神经丛阻滞。下肢选用连续硬膜外麻醉或蛛网膜下腔阻滞，药物常选用 0.5% 丁哌卡因或 0.75% 罗哌卡因。仅少数肩关节等手术或小儿不能配合者选用全身麻醉，其中髋关节置换术的患者多数合并类风湿关节炎、髋关节强直或肌骨头坏死等疾病，因长期卧床，营养极差。

1）老年人多有脊柱骨质增生和韧带钙化，硬膜外穿刺困难时可改用全身麻醉。

2）闭合性复位手术，如关节脱臼或长管状骨闭合性骨折常做手法复位，有时在 X 线下进行，手术时间短暂，但要求无痛和良好的肌松。成人可用异丙酚 2mg/kg 复合芬太尼 50μg 缓慢静脉注射，既能使患者意识消失，又能保持自主呼吸，但要严防注射速度过快而引起呼吸抑制或停止，一旦出现应立即面罩加压供氧。术前应按全麻准备。肩关节复位也可用肌间沟法臂神经丛阻滞。

3）小儿可用氯胺酮 4~10mg/kg 肌内注射或 2mg/kg 静脉注入，使患儿意识消失又具镇痛作用，术前应按全麻准备、术中注意保持气道通畅。开放性整复手术一般只需中度的肌松即可，上肢整复时对肌肉松弛的要求不及下肢整复时严格，骨髓炎及其他骨科手术时则很少需肌肉松弛。

（3）脊髓损伤或压迫致截瘫或神经干损伤引起肌肉麻痹者，麻醉诱导应禁用琥珀胆碱，以免引起高钾血症而造成心律失常，甚至心搏骤停用死亡。经测定麻痹侧静脉血中钾离子浓度明显高于正常侧。另外，失用性肌肉萎缩的患者用琥珀胆碱时血清钾上升虽不如前者明显，但还是选用非去极化肌松药为佳。

第二节　术前病情估计

一、气管插管条件

（1）脊柱骨折、炎症或肿瘤压迫常合并截瘫、颈髓损伤可引起呼吸肌麻痹而仅存膈肌呼吸。颈椎骨折或脱位严禁头后仰，造成气管插管非常困难。脊柱前曲或侧屈畸形可致胸廓发育畸形，限制肺脏运动使通气功能障碍，严重者可有肺动脉高压，有的病例还合并有其他部位的畸形给麻醉带来困难。

（2）另外，全身类风湿关节炎脊柱强直，头不能后仰，下颌关节受侵而开口受限，造成气管插管困难。

二、特殊服药史

术前长期服用肾上腺皮质激素有消炎、消肿、镇痛和改善功能的作用,但可导致肾上腺皮质功能减退或衰竭,术中易出现原因不明的休克虚脱、苏醒延迟或呼吸抑制延长等表现,围手术期应再静脉注入氢化可的松或地塞米松等,防止低血压发生。术前接受过抗凝治疗者,应注意凝血机制方面的改变。

三、并　发　症

(1)长期卧床者常合并营养不良,心肺代偿功能减退,末梢循环状态较差,常合并坠积性肺炎改变。

(2)高龄者长期卧床因血液浓缩及血流缓慢可引起下肢静脉深静脉血栓形成,活动或输液时血栓脱落栓塞肺动脉可引起致命后果。

(3)脊柱结核患者常合并肺结核、身体明显衰弱。截瘫患者瘫痪部位血管舒缩功能障碍、变动体位时可出现体位性低血压应注意防治。

(4)还应注意老年患者是否合并动脉硬化性心脏病,高血压症或糖尿病等。小儿有无先天心脏病等畸形,熟悉老年人和小儿麻醉特点,做好术前准备。

第三节　骨科特殊手术的麻醉

一、颈椎手术的麻醉

(1)颈椎间盘突出症常见于中年人,以神经根型最常见,其次为脊髓型。手术分前路、后路两种,以前路为主,当前路手术尚不足以解压时需加做后路手术。

(2)颈前路手术的主要麻醉方法为颈神经浅丛阻滞麻醉,常用0.375%的丁哌卡因或罗哌卡因,后者安全性大。术前应进行气管、食管推移训练。高位颈前路手术常选用气管插管下全身麻醉、仰卧甲状腺体位,气管插管时切勿使颈部向后方过伸,以防引起脊髓过伸性损伤。

(3)为方便术野,手术时需将气管、食管等拉向对侧,反复牵拉易引起气管黏膜、喉头水肿,等拔管后出现即时的或迟发的呼吸困难,此时因椎间植骨颈部制动而气管插管困难,严重者可危及生命。因此,可暂缓拔管,待度过喉水肿的高峰期后再拔管以确保安全。术中要注意监测血压、中心静脉压及尿量,及时补充血容量。

二、脊柱侧弯畸形手术的麻醉

脊柱畸形的矫形术是利用矫正杠撑开矫正侧弯。脊柱畸形患者因脊柱变形使胸廓、肺发育活动受限及胸肺顺应性降低,大部分患者表现为限制性通气功能障碍,也可有混合性通气功能障碍,麻醉及术中需注意监测及处理。

(一)术中脊髓功能的监测和麻醉

(1)该手术治疗中最严重的并发症为截瘫,原因可能是手术直接损伤或过度牵张脊髓。为了尽早发现手术对脊髓的损害,应对脊髓功能进行监测。

1）躯体感觉皮质诱发电位（somatosensorycortical evoked potential，SCEP）：要求特殊的设备技术且影响因素较多，如低血压、低体温、麻醉药等。

2）唤醒试验：简便易行常用于临床，但它只是对脊髓前索的运动功能提供参考，而不能测试脊髓后索的感觉功能，并不适用有严重心理问题或精神迟缓的患者，最理想的监测技术是对运动皮质的电磁刺激法。

（2）手术多采用俯卧位，切口长、范围广、手术时间长，气管内插管全麻常用。必须保证术中唤醒试验顺利进行，麻醉不宜太深，一般认为氧化亚氮-氧-麻醉性镇痛药-中短效肌松药复合麻醉较适用，尽量少用吸入麻醉药。亦可用浅全身麻醉联合硬膜外麻醉，可以减少全麻药物的用量，保证患者不痛和安静。

（二）控制性降压的应用

脊柱畸形矫正手术切口长，取髂骨融合剥离脊椎可达 10 个椎体以上，创伤大而出血多，为减少出血可行控制性降压。在保证补足容量的情况下可将平均动脉压控制在 8kPa 左右，值得注意的是，有学者从 SCEP 观察到脊髓功能对动脉血压变化非常敏感，在脊柱畸形矫正同时存在低血压能加重局部缺血，影响神经功能。因此降压应在脊柱侧弯矫正前停止，使血压维持至术前水平或稍高，以防脊髓缺血。

（三）呼吸功能的维持

脊柱畸形可使胸廓、肺发育、活动受限，胸肺顺应性降低，加之俯卧位，垫枕等因素使通气功能进一步恶化，所以术中应保证通气量充足、避免发生缺氧及二氧化碳蓄积，更为重要的是在手术结束后还要注意保持足够的通气量，防止因残余麻醉药物的影响使通气功能降低。

三、椎体切除术的麻醉

（1）因肿瘤、骨折或退行性变使椎管容积变小，造成脊髓或马尾神经受压，出现程度不同的神经功能障碍等症状，严重者可出现截瘫，手术治疗需要切除椎体。

（2）手术常取侧卧头高位或俯卧位，对呼吸、循环影响很大。

（3）经胸行椎体切除，选用气管插管下全身麻醉，术中注意心肺功能，手术创伤大、失血多，切除椎体时不能完全控制椎体松质骨出血，尤其是椎管前静脉丛及切除椎体后壁时静脉窦破口的出血更难以控制，这时可行控制性降压减少出血，同时使用血液回收机，补足血容量。胸段椎体切除也可通过胸腔镜完成手术，此时要求双腔气管插管，术中单肺通气。

（4）另外要注意切除椎体时发生的神经反射，如窦神经等，有时会引起严重的低血压甚至心搏骤停，应提高警惕。

四、全髋关节置换术的麻醉

（1）主要对象为老年人，术前常合并高血压、冠心病、肺心病、慢性支气管炎等老年性疾患，对于手术及各种麻醉的耐受性均明显降低，全身麻醉易发生呼吸系统并发症，故硬膜外麻醉列为首选。以腰 2~3 或腰 3~4 间隙穿刺，在老年人局麻药要小剂量分次注射。对无法进行硬膜外穿刺并且肺功能差的患者选择全身麻醉。术中应严格控制麻醉平面，及早扩容。

（2）术中使用骨水泥对血流动力学影响较大，可出现严重的低血压甚至心搏骤停，所以应注意以下几点：

1）将骨水泥充分混匀，凝成"面团"时置入以减少单体或其他附加成分的吸收。

2）髓腔应扩大到假体能用手加压插入、避免猛力捶击。

3）置入骨水泥前要补足血容量，必要时可在中心静脉压和心功能监测下超量补充。

4）填入骨水泥前吸入高浓度氧，以提高吸入气的氧分压。

5）维持麻醉平稳，要保持循环、呼吸系统相对稳定。该手术失血量很大，尤其当修整髋臼、扩大髓腔时出血速度较快、失血量较大，应注意及时给予补充。

6）对行较长时间的手术、有明确前列腺疾病史或行术后硬膜外镇痛的患者应置入尿管。

五、股骨颈骨折的麻醉

（1）多发生在老年人，手术治疗复位内固定有利于早期活动，避免了因长期卧床而引起的并发症，如肺部感染，血栓形成等。硬膜外麻醉可改善下肢血流，阻断因创伤引起的应激反应而改善血液高凝状态，从而减少深静脉血栓的发生率。老年人各项生理功能均减退，心血管和呼吸的储备功能降低，全身麻醉后易发生低氧血症，肺部的并发症也多，故不为首选。

（2）术中将阻滞平面控制在 T_{10} 以下，保持通气充足，避免低氧血症。由于创伤引起的应激反应可使血液的流变性改变引起高凝状态，所以必要时应监测血细胞比容，进行适当的血液稀释、降低血液黏稠度，防止形成血栓。

六、关节镜手术的麻醉

关节镜手术需无痛和良好的肌松，这样便于下肢内收、外展、屈曲等位置变换，腰段连续硬膜外麻醉联合腰麻（腰 2~3）能充分阻滞腰骶神经、肌肉松弛使关节腔开大，利于窥测关节病变和手术操作。

七、四肢显微外科手术的麻醉

这类手术一般时间较长，操作精细，要求麻醉平稳，镇痛完善；同时应注意复合伤的发展和处理；手术中常用抗凝药。对于此类手术，一般应注意以下几点：

（1）上肢手术可选连续臂神经丛阻滞，下肢可用连续硬膜外麻醉。对于有复合伤者或不能合作者，应选全身麻醉。

（2）手术中应避免低血压，适度血液稀释。

（3）尽量避免使用缩血管药，避免低体温，以免血管痉挛，影响肢体恢复。

第二十六章　烧伤患者的麻醉

第一节　烧伤患者手术麻醉相关的病理生理

烧伤除了局部组织的破坏外,严重者出现全身一系列病理生理的改变。整个发展过程主要分四期:体液渗出期、急性感染期、创面修复期和康复期。

一、烧伤的病理分期

(一)体液渗出期(休克期)

烧伤后烧伤组织的毛细血管通透性增加,使血管内血浆性液体很快渗入组织间隙或渗出创面,形成组织水肿,渗出液或水疱。在严重烧伤患者非烧伤区组织的毛细血管通透性也增加,进一步增加了血管内液体的丢失,易发生低血容量性休克。

(二)急性感染期

急性感染期是指烧伤后短期内发生的局部和全身的急性感染,一般在伤后1周内发生。此期应使用大量广谱抗生素,且一定要结合创面分泌物培养菌株之后,有的放矢应用,此期还应进行清创,早期切痂植皮,更应加强感染的控制。

(三)创面修复期(瘢痕形成期)

肉芽组织的出现,机体形成的一道防御线,细菌自创面进入的机会很少。要防止肢体或其关节功能障碍,除功能锻炼外,要及时进行整形手术。

(四)康复期

因烧伤形成的瘢痕,常需多次整形修复。

二、烧伤对机体的影响

(一)对循环的影响

烧伤后烧伤组织的毛细血管通透性增加,使血管内血浆性液体很快渗入组织间隙或渗出创面,Ⅱ°、Ⅲ°烧伤在丧失水分的同时热量丧失也明显增加,从体表蒸发每克水分即意味丢失大约0.575kcal的热量。一般而言,体液丧失量与烧伤的面积和深度成正比。在Ⅰ°、Ⅱ°烧伤多以血浆丢失为主,血容量不足,心排血量降低,外周血管阻力增加,加重后负荷,进一步恶化心脏功能。

(二)烧伤后代谢增高

因分解代谢期所导致的巨大能量短缺,消耗能量每天可高达4000kcal或更多。主要与烧伤的面积和深度、创面感染的严重程度及开放创面持续时间有关,故营养治疗应给予密切注意,防止负氮平衡。

（三）对呼吸的影响

有严重气道梗阻患者,常有气道烧伤,还可造成气道出血及肺的损伤,易发生 ARDS,而气管造口术的指征也应严格掌握,因烧伤患者的病情已很复杂,如再施行气管造口术,常会导致感染等很多严重并发症。

三、烧伤患者围手术期的临床特点

（一）静脉通道建立困难

术前常需行静脉切开,为保持通道畅通应妥善固定穿刺针。大面积切痂手术创面暴露大,渗血多,止血困难,尚需加压输液,才能及时得到容量补充。

（二）监测困难

烧伤面积越大,病情越重,麻醉中应该有很多监测指标,但在大面积患者却不能得到,标准化的麻醉监测可能出现困难。

（三）手术麻醉次数多

时间长,多次麻醉则需考虑患者的耐受性、耐药性、变态反应性和患者是否愿意接受多次麻醉等问题。

（四）体温变化大

大面积烧伤患者由于皮肤功能的丧失,体温受环境温度的影响较明显。加之麻醉后血管扩张,体温大量散发及术中术后输入大量库存血均可使体温下降,小儿患者更加明显。体温过低易导致心律失常,术中一定要注意保温。

第二节　麻醉管理

一、术前估计

麻醉医师除应充分了解严重烧伤患者本身及复合性损伤病理生理变化的基础知识外,还应了解其手术侵袭大,渗血多,术前应配血,术中输血应及时。烧伤后常伴有低血容量、低蛋白血症、贫血和电解质紊乱,术前应积极纠正。禁食时间要长,建议放置胃管。

二、围手术期紧急处理

（一）维持循环稳定

大面积深度烧伤后常出严重烧伤休克。为防止低血压、低灌注和休克,输液和输血是抗休克的主要措施。

（二）维持呼吸道通畅

紧急气管插管或气管切开以解除梗阻和维持呼吸功能稳定。

三、容 量 治 疗

（一）补液原则

烧伤患者早期死亡的主要原因是低血容量性休克和继发肾衰竭,扩容治疗是低血容量性休克复苏的主要措施,在确定补液量时,要根据患者血压、心率、尿量及其他有关指标,如末梢循环、血细胞比容等进行调整。

（二）补液类型

输液成分应以晶体、胶体联合应用,对于严重休克者应增加胶体输入比例。同时输入小剂量的多巴胺 $2\sim10\mu g/kg$,扩张肾血管,增加肾血流,保护肾功能。

四、麻醉选择及药物

（一）区域麻醉

小手术及点状植皮的患者,可采用局部麻醉,但应用时要注意剂量,防止局麻药中毒。

（二）辅助镇痛麻醉

应用神经安定镇痛麻醉,能改善末梢循环,但必须在补足血容量的先决条件下。氟哌利多对心律失常有保护作用。

（三）静脉麻醉

采用氯胺酮麻醉时能保持各种生理反射存在,可不需气管插管。小儿也可肌内注射,效果良好。麻醉过程心血管系统功能较稳定。但可使血压升高及脉搏增快,能增加心肌耗氧量。复合使用地西泮、γ-羟丁酸钠、异丙酚有增加其麻醉效果,减轻精神症状的作用。

（四）气管插管下全身麻醉

（1）氟烷吸入麻醉易于控制,但反复应用可引起肝功能障碍,即所谓“氟烷肝炎”,现多用氧化亚氮-氧-七氟烷或异氟烷效果较好。

（2）选用肌松药时应注意,在烧伤 $18\sim60$ 天内应用琥珀胆碱时要慎重,因此期间患者血中假性胆碱酯酶浓度下降,对该药较敏感,或者诱导时钾离子从细胞内转移至细胞外,使血清中钾离子浓度增高而直接对心肌产生抑制作用,有可能发生心搏骤停。应用阿曲库铵较为安全。

（3）气管导管需选择质地柔软且富弹韧性、可随体位改变而不致扭折的导管,套囊充气压力不可过高,面部有Ⅱ°以上烧伤时,不能用面罩给氧,可采用黏膜表面麻醉后经鼻或口腔明视气管插管,也可在面部垫以纱布,加压吸氧后气管插管。

（4）对张口困难及瘢痕挛缩颏-胸粘连患者,可采用经口盲探气管插管,也可采用经鼻盲探气管插管,也可采用纤维喉镜引导气管插管。

五、术 中 监 测

肢体面部烧伤患者测定血压及脉搏均较困难,麻醉时,可凭借心电图观察心率、心律,听心音,测中心静脉压,观察创面渗血和尿量来判断循环情况,有条件时可利用食管或气道超声器观察心排血量、心脏指数及周围血管阻力来观察患者的生命指标,以保证患者安全。

六、术 后 镇 痛

烧伤患者术后通常需要较强的镇痛治疗,用单一阿片类药物静脉镇痛的传统方法副作用较大,目前推荐使用复合非甾体药物的三阶梯联合镇痛方法。

第二十七章 产科麻醉

产科麻醉关系到母体和胎儿的安全,风险较大。对于麻醉医师,除了要掌握麻醉方面的专业知识和技能之外,必须要掌握孕产妇在妊娠期的生理改变、病理产科及麻醉方法和药物对母体及胎儿的影响等方面的知识,尽最大所能地保障母婴的安全。

第一节 围生期母体的解剖生理

(一)心血管系统

妊娠妇女循环血容量逐日增加,心排血量从孕 10 周开始增加,孕 33 周达最高峰,比基础状态增加 30%~50%,此后逐渐下降,但仍比正常人显著增多。血浆容量的增加大于红细胞的增加,导致妊娠期生理性贫血。

心率增快,10~15 次/分,疼痛和分娩应激可使其进一步增快。每搏量增加,心排血量明显增加,进入围生期后心排血量可稍回降,于分娩开始再次出现心排血量增加。孕足月时由于增大的子宫使膈肌上移,导致心脏向左移位,心电图也发生改变,并且有发生快速性心律失常的倾向。

仰卧位时增大的子宫压迫下腔静脉导致静脉回流减少,造成仰卧位低血压。血容量增多加重循环系统的负荷,对有心脏疾病的产妇,易诱发肺水肿及心力衰竭等并发症。妊娠期大多数凝血因子及纤维蛋白原明显增多,呈高凝状态,晚期可能导致血栓栓塞。

(二)呼吸系统

妊娠妇女由于增大的子宫导致膈肌上抬,使功能余气量减少 15%~20%,妊娠妇女氧储备能力明显减少,补呼气量和余气量约减少 20%,潮气量增加 40%,而肺总量基本保持不变。妊娠妇女腹式呼吸减弱,胸式呼吸为主,因此麻醉时应注意避免抑制胸式呼吸,麻醉阻滞平面不可过高。妊娠妇女氧耗比非妊娠妇女增加约 20%,而氧储存能力的减少使妊娠妇女更容易缺氧,麻醉时应保证充足的氧供。

妊娠妇女潮气量的增加及呼吸频率的增快使得每分通气量增加约 50%,动脉 $PaCO_2$ 减少至 32mmHg,由于血液中碳酸氢盐代偿性的减少而 pH 维持正常。动脉血氧分压轻度增加,氧合血红蛋白氧解离曲线右移,有利于氧的释放。分娩期间,尤其是第一和第二产程,由于疼痛剧烈,妊娠妇女的每分通气量和氧耗剧增,比非妊娠妇女增加约 300%,导致低碳酸血症和 pH 值升高,导致呼吸性碱中毒,可使血管收缩而影响胎儿血供。宫缩的间歇期疼痛的缓解,低 CO_2 血症可使妊娠妇女呼吸减弱,引起缺氧,对胎儿不利,而分娩镇痛可有效消除疼痛,减少过度通气及氧耗。

妊娠期间,妊娠妇女呼吸道黏膜的毛细血管处于充血状态,容易出血和水肿。全麻气管插管时操作容易引起黏膜出血,在选择气管导管时,应该选用比非妊娠妇女常规使用气管导管直径更细的型号(如 6.0~7.0mm),尽量避免经鼻吸痰。因此全麻气管插管操作务必熟练轻柔,避免反复操作。

(三)消化系统

妊娠妇由于孕激素的增加导致胃肠活动减弱,食管下段肌肉松弛,导致胃排空延迟。孕期由于胎盘分泌的促胃酸激素的水平升高,妊娠妇女胃酸分泌增加。增大的子宫使得胃排空能力减弱。分娩的焦虑、疼痛应激也影响胃的排空。有资料显示,进食后 8~24 小时的分娩期妊娠妇女进行超声检查,结果发现 41% 的妊娠妇女胃内仍存留固体食物,而对照非妊娠妇女进食后 4 小时胃就完全排空。因此择期剖宫产必须严格进食,急症均按饱胃处理。

(四)神经系统及内分泌

妊娠期间妊娠妇女对吸入麻醉药的需要量减少,七氟烷和异氟烷的最低肺泡有效浓度分别比正常降低 30%~40%;妊娠妇女硬膜外血管怒张,加上妊娠期神经系统对局麻药的敏感性增加,使得硬膜外阻滞时对局麻药的需要量减少。

妊娠妇女促甲状腺激素、甲状腺激素分泌增多,基础代谢率增加;血清皮质醇浓度增加;肾素-血管紧张素-醛固酮系统分泌量增加,可抵消大量黄体酮导致的排钠利尿和肾小球滤过率增高,起防止发生负钠平衡及血容量减少的代偿作用。

第二节 麻醉药对母体及胎儿的影响

绝大多数麻醉药都可以被动扩散的方式通过胎盘。很多因素影响药物的扩散速度,包括药物的浓度差、膜的厚度及扩散面积、子宫及脐血流速度。药物的因素包括分子量的大小、高脂溶性、低蛋白结合率等。几乎所有的麻醉药、镇痛及镇静药都能迅速通过胎盘,因此用药时必须慎重考虑用药方式、方法、剂量、用药时间及胎儿和母体的全身情况,对未足月分娩的产妇更应该特别慎重。如果胎儿在药物抑制高峰时娩出,就有可能发生新生儿窒息。而肌松药因低脂溶性不易通过胎盘,对胎儿影响不大。

(一)吸入麻醉药

所有挥发性麻醉药均可导致子宫松弛,该效应与药物剂量相关。氧化亚氮是最常用的吸入麻醉药,吸入 70% 氧化亚氮 20 分钟内胎儿抑制较轻,长时间吸入可导致新生儿抑制发生概率增加。目前多主张在第一产程宫缩前 20~30 秒吸入,氧化亚氮与氧吸入浓度各占50%,浓度不超过 70%。异氟烷使用最为普遍,浅麻醉时对子宫收缩力、收缩频率和最大张力均无明显抑制,在深麻醉时有较大的抑制,易引起子宫出血。国内外均有七氟烷成功用于剖宫产的报道,对新生儿 Apgar 评分无明显影响。

(二)静脉麻醉药

1. 硫喷妥钠 多用于诱导。该药脂溶性高,极易通过胎盘。诱导量 ≤4mg/kg 时,对 Apgar 评分无影响,新生儿神经行为也无改变,但剂量 >8mg/kg 对新生儿可产生明显抑制。

2. 氯胺酮 静脉注射后 60~90 秒即可通过胎盘,对胎儿影响与用药量有关。母体使用1mg/kg 时很少发生胎儿窘迫,大于 2mg/kg 时胎儿抑制的发生率增高,同时可抑制子宫收缩力。

应用氯胺酮娩出的新生儿其 Apgar 评分可增加,但新生儿易激动、不安,并可持续至生后 1 小时。其不良反应主要为血压升高、幻觉和谵妄等精神作用,以及胃内容物的反流误吸等,故禁用于有精神病病史、妊娠期高血压疾病或先兆子痫、子宫破裂的妊娠妇女,而对于有哮喘和轻度低血容量的妊娠妇女具有优势。

3. 丙泊酚 具有诱导迅速、维持时间短、苏醒迅速的优点。该药脂溶性高,极易通过胎盘。常规剂量对母体、胎儿及新生儿没有影响。大剂量使用($>2.5mg/kg$)可抑制新生儿呼吸。

4. 依托咪酯 静脉注射 $0.2\sim0.3mg/kg$ 可用于产妇的麻醉诱导,新生儿评分和硫喷妥钠相似。其可用于血流动力学不稳定的产妇。

（三）麻醉性镇痛药

1. 哌替啶 为临床常用于分娩镇痛和麻醉时辅助用药,能很快通过胎盘。

用法:肌内注射 $50\sim100mg$ 或静脉 $25\sim50mg$. 有较好的镇痛效果。肌内注射后 $40\sim50$ 分钟或静脉注射后 $5\sim10$ 分钟达到作用高峰。作用时间:一般为 $3\sim4$ 小时。

哌替啶对新生儿有一定的抑制作用,可导致新生儿呼吸抑制、Apgar 评分及神经行为能力评分降低。用于分娩镇痛时,应在胎儿娩出前 1 小时内或 4 小时以上给药。若出现呼吸抑制时,可通过脐静脉给予 $40\sim100\mu g$ 纳洛酮对抗。目前临床很少单独应用哌替啶。

2. 芬太尼、阿芬太尼、舒芬太尼 为短效脂溶性镇痛药,由于分布容积小和消除半衰期短,作用时间也短。临床常用剂量的芬太尼类药,在胎儿娩出前静脉注射,可迅速透过胎盘,使新生儿发生呼吸抑制。

目前最常用于硬膜外分娩镇痛,小剂量使用,如芬太尼 $5\sim25\mu g$ 或舒芬太尼 $2\sim10\mu g$ 在产程早期蛛网膜下隙注射,可提供满意的第一产程镇痛,而不产生运动阻滞。对新生儿也无不良影响。

3. 吗啡 因极易透过胎盘引起新生儿呼吸抑制,因此常规剂量的吗啡就会造成胎儿明显的呼吸抑制,还可引起母体发生体位性低血压、恶心、呕吐、头晕、胃排空延迟。故目前产科已弃用吗啡。

（四）安定类药

1. 地西泮 在分娩过程中可用于镇静和抗焦虑,容易通过胎盘。静脉注射 10mg 在 $30\sim60$ 秒内或肌内注射 $10\sim20mg$ 在 $3\sim5$ 分钟内即可进入胎儿。在新生儿的半衰期较长,可导致胎儿出生后镇静、张力减退、发绀及对应激反应的损害。对新生儿 Apgar 评分中肌张力评分的影响及对神经行为的影响与用药量呈正相关。

2. 咪达唑仑 可迅速透过胎盘,但透过量少于地西泮。其抗焦虑、催眠及抗惊厥的效力为地西泮的 $1.5\sim2$ 倍,肌内注射后 30 分钟血药浓度达峰值,母体内消除半衰期为 $2\sim3$ 小时,仅为地西泮的 1/10,故对新生儿影响也小于地西泮。用量 0.6mg/kg 时可使氟烷 MAC 降低 30%,多用于剖宫产全麻诱导。对胎儿的影响尚不清楚。

3. 氯丙嗪和异丙嗪 主要用于先兆子痫和子痫患者,以达到解痉、镇静、镇吐及降压的作用。临床上多与哌替啶联合使用。异丙嗪是产科常用的吩噻嗪类药物。

（五）肌松药

肌松药多为高分子量,低脂溶性,在生理 pH 时为高度解离,所以均难以通过胎盘。一般情况下只要应用通常剂量,通过胎盘不足 10%,对胎儿当无抑制,肌松药不松弛子宫平滑肌。

内倒转、先兆子宫破裂等情况下,为降低子宫肌张力肌松药无效。使用肌松药的指征:气管插管、子痫和局麻药毒性反应全身抽搐的治疗等。

1. 琥珀胆碱　起效快,作用迅速且时效短。氯琥珀胆碱用于全麻诱导时的剂量为 $1.0 \sim 1.5 mg/kg$。可导致母体血压增高和胃内压增高,易发生反流和误吸,应予以注意。

2. 新型非去极化肌松药　产科使用的理想肌松药应具有:起效快,持续时间短,极少透过胎盘,新生儿排除迅速等。顺阿曲库铵与米库氯铵是大分子量的季铵离子,脂溶性低,透过胎盘量少。顺阿曲库铵通过非特异性酯酶水解和霍夫曼消除自行降解,不依赖肝肾功能。有报道显示,剖宫产时应用 $0.3 mg/kg$,有微量通过胎盘,娩出新生儿 Apgar 评分正常,只有出生后 15 分钟时的神经学和适应能力评分(NACS)有 45% 较差,说明使用阿曲库铵后的新生儿自主肌张力较差,表现为颈部屈肌和伸肌主动收缩力较差,这些对不足月的早产儿应高度重视。

(六) 局麻药

局麻药均可透过胎盘作用于胎儿,并影响新生儿的肌张力,使其略有下降。

目前产科麻醉常用的局麻药包括利多卡因、丁哌卡因、罗哌卡因等。

利多卡因:多用于剖宫产的麻醉。1.5% ~ 2% 的利多卡因用于硬膜外麻醉,对母婴安全有效。利多卡因心脏毒性小,对母婴影响小,是产科麻醉中最常用的局麻药。

丁哌卡因:低浓度时有明显的运动-感觉神经阻滞分离的特点。其常用于产科蛛网膜下腔阻滞或硬膜外分娩镇痛。丁哌卡因的心脏毒性大于利多卡因,且丁哌卡因引起的心搏骤停很难复苏。

罗哌卡因:低浓度时运动-感觉神经阻滞分离的特点更明显。其常用于硬膜外分娩镇痛,其对运动神经的影响比丁哌卡因更小,对母婴安全可靠。罗哌卡因的心脏毒性大于利多卡因,但明显小于丁哌卡因,且清除速度更快。因此,罗哌卡因的安全剂量明显大于丁哌卡因。

罗哌卡因和丁哌卡因低浓度时具有运动-感觉神经分离阻滞的特点,更常用于分娩镇痛。

妊娠妇女使用局麻药应掌握低浓度、小剂量和速度慢,并酌情添加肾上腺素(1:20 万)的原则。妊娠妇女应用丁哌卡因其心脏毒性增强,可能与妊娠期间黄体酮增加有关,故应用于硬膜外阻滞最高浓度不能超过 0.5%。

(七) 血管活性药

去氧肾上腺素和麻黄碱为治疗椎管内麻醉引起的低血压的有效药物。静脉注射 $5 \sim 15 mg$ 麻黄碱,或去氧肾上腺素,初量 $20 \sim 40 \mu g$,可追加用量至 $100 \mu g$。对于无复杂情况的妊娠,如妊娠妇女无心动过缓优先选用去氧肾上腺素。

(八) 其他有关用药

1. 硫酸镁　镁离子具有:①扩张血管使血压下降;②减少运动神经末梢因神经冲动而释放乙酰胆碱的总量;③过量的镁离子还可以减少运动神经终板对乙酰胆碱的敏感性;④增加脑与子宫血注解量和氧耗量;⑤减弱宫缩力;⑥降低血钙的作用等,故多用于治疗妊娠期高血压疾病、降压、控制抽搐。

非妊娠时血镁浓度 $0.75 \sim 1.0 mmol/L$;治疗量的妊娠妇女的血药浓度接近 $2 \sim 3 mmol/L$,此时腱反射减弱,血药浓度 $>3 \sim 3.5 mmol/L$,则可能发生呼吸麻痹;$7.5 mmol/L$ 时可出现心搏骤停。其常用量 $1 \sim 2g$ 肌内注射。

应用硫酸镁的妊娠妇女,需使用肌松药时宜减量。椎管内麻醉时发生低血压的概率也较多。并应注意防止呼吸功能不全。对胎儿的影响主要表现为高镁血症,使 Apgar 评分中肌张力评分下降,反射迟钝,四肢瘫软,无力甚至呼吸麻痹。

2. 缩宫素 能直接兴奋子宫平滑肌,加强其收缩力。小剂量(<2.5U)能增加妊娠末期子宫节律性收缩。大剂量(≥5.0~10.0U)可使子宫平滑肌产生强直性收缩而压迫肌纤维内的血管,达到止血的功效,皮下、肌内注射或静脉给药均可。静脉注射 3 分钟起效,20 分钟达到高峰。静脉注射速度过快有发生血管扩张、低血压、心动过速或心律失常的可能。对胎儿的影响则视子宫胎盘血流灌注量减少程度而定,如伴有低血压、低血容量则可导致胎儿窘迫。

3. 西咪替丁 用于降低胃酸和减少分泌,对胎儿无影响。因肌内注射至少需要 1 小时才能起效,故不适用于急产者。

第三节 围生期母体的麻醉

一、剖宫产术的麻醉方法

(一) 硬膜外麻醉

硬膜外麻醉在一些医院仍是剖宫产麻醉的首选,阻滞平面最好保持在 $T_6 \sim S_4$,偏低则术中镇痛不全和(或)牵拉反应的发生率高,穿刺点可选 $L_{2,3}$ 或 $L_{1,2}$ 间隙,硬膜外留置导管可以根据手术需要延长麻醉时间及便于术后镇痛。

局麻药中添加 1:20 万肾上腺素,对母儿均无不良影响。硬膜外麻醉的应用除应遵守前已叙及管理要点外,尤应注意的是局麻药需用量宜比非妊娠时为少;局麻药毒性反应发生概率较大且可危及母儿;母体低血压会增加胎儿窘迫和新生儿窒息的发生率。

麻醉准备和管理:应全面了解有关麻醉史、妊娠史、用药史及对胎儿所产生的影响,了解产妇的思想状态及对麻醉手术的要求,还要了解孕产妇现存的主要问题及急需处理的问题,并采取相应措施予以处置。若有出血应查明原因及对治疗的反应。

麻醉前常规吸氧,经上肢开放粗大的静脉通道,给予预防性输液。操作完成后,产妇采用向左侧倾斜30°体位,或垫高产妇右髋部,使之左侧倾斜30°,以预防仰卧位低血压的发生。硬膜外给予试验剂量(1.5%利多卡因 3~5ml),观察 5 分钟。麻醉药一般选择 1.5% ~ 2%利多卡因或 0.5%丁哌卡因,在紧急剖宫产时可用 3%氯普鲁卡因。硬膜外用药剂量虽比非妊娠妇女减少 1/3,但亦应警惕局麻药中毒等不良反应发生。具体预防措施包括注药前回抽,给予试验剂量,并选择较为安全的局麻药,如利多卡因、氯普鲁卡因、罗哌卡因、左旋丁哌卡因等。

(二) 腰硬联合麻醉(CSEA)

腰硬联合麻醉是目前剖宫产麻醉的最常用方法。该方法结合了腰麻起效快、麻醉效果确切、肌松完善和硬膜外麻醉的灵活性及便于术后镇痛的优点,减少了局麻药用量和阻滞不全的发生,缩短了单纯硬膜外麻醉的潜伏期。麻醉阻滞平面和血压易于调控,阻滞范围可不超过 T_8,可解除宫缩痛而对胎儿呼吸循环无不良影响。

选择 $L_{2,3}$ 或 $L_{3,4}$ 间隙穿刺,硬膜外穿刺成功后,用笔尖式针芯穿破硬膜,观察有脑脊液流出后缓慢注入 10mg 左右丁哌卡因。拔出针芯后置入硬膜外导管备用,需要时从硬膜外给药。注意产妇的血压波动,麻醉之前一定要开放静脉通道,预防性输液。操作完成后,产妇采用左侧倾斜30°体位,以预防低血压的发生。

(三) 全身麻醉

适应证:①急产;②需要子宫肌松弛诸如内倒转、肩位牵出、子宫复位、高位产钳;③先兆子宫破裂;④前置胎盘失血和(或)休克;⑤精神病;⑥严重贫血或凝血机制障碍;⑦椎管内麻醉禁忌,如脊柱畸形、穿刺部位有感染灶等;⑧心肌缺血疾病;⑨产妇要求。

全身麻醉相对禁忌证有产妇进饮食或妊娠期高血压疾病患者全身高度水肿、小颌症、张口困难等。

剖宫产全身麻醉较其他全身麻醉有一定的特殊性,如胃内容物反流误吸的风险高,困难气道发生率高,妊娠期药物的需要量减少及吸入药的诱导时间缩短。故急症剖宫产均应按饱胃处理,严格预防反流误吸的发生。

全身麻醉实施要点:

(1)产妇于诱导前60分钟口服抑酸药或静脉注射阿托品0.5mg。

(2)静脉留置大号穿刺针。

(3)常规监测,包括心电图、血压和脉搏血氧饱和度,条件允许监测呼气末二氧化碳,准备吸引器及困难气道处理设备。

(4)可将产妇右侧腹部抬高,保持子宫左侧移位。

(5)高流量给氧去氮3~5分钟。

(6)手术的各项准备措施(如消毒、铺巾)准备好之后开始麻醉诱导,采用快速顺序诱导:静脉注射丙泊酚2~2.5mg/kg,琥珀胆碱1~1.5mg/kg或罗库溴铵1.0mg/kg。如果血流动力学不平稳,也可静脉注射依托咪酯0.2~0.3mg/kg或者氯胺酮1~2mg/kg加琥珀胆碱1~1.5mg/kg或罗库溴铵1.0mg/kg。助手压迫环状软骨直至确定气管插管成功。

(7)吸入50%氧气和50%氧化亚氮及挥发性麻醉药维持麻醉。

(8)调整呼吸参数保证$PaCO_2$在40~45mmHg,避免过度通气。

(9)胎儿娩出后立即加深麻醉,可适当提高氧化亚氮的浓度,追加咪达唑仑及阿片类镇痛药。吸入麻醉药浓度仍维持低浓度,以免影响宫缩。

(10)手术结束前可插入胃管,待产妇完全清醒、肌力恢复后拔管。

二、分娩镇痛

分娩痛是分娩时应激状态的主因。镇痛分娩是解除或缓解这种应激的主要手段。镇痛后,有利于解除产妇精神紧张和因交感神经兴奋所致的儿茶酚胺的增加,心脏负荷加重、耗氧量的增加,以及过度通气导致的母儿酸碱失衡等,并可缩短产程有利于母儿内环境的稳定。

目前椎管内阻滞是应用最广泛、最安全有效的分娩镇痛方法。椎管内阻滞的时机目前一般认为在宫口开3cm行椎管内阻滞为佳,因为此时子宫收缩进入活跃期。椎管内阻滞可分为连续硬膜外腔阻滞、蛛网膜下腔阻滞和蛛网膜下腔-硬膜外腔联合阻滞。目前局麻药多选择0.075%~0.15%罗哌卡因或0.0625%~0.125%丁哌卡因,再复合一定剂量的阿片类药物(如芬太尼1~2μg/ml或舒芬太尼0.5μg/ml)。连续硬膜外镇痛是目前常用的分娩镇痛方法之一。

穿刺点常选择$L_{2,3}$或$L_{3,4}$,穿刺成功后先给试验量(1%利多卡因3~5ml),确定成功后接患者自控镇痛泵。首次剂量 8~10ml,维持量 5~6ml/h,持续输入低浓度的局麻药或低浓度的局麻药复合少量阿片类药物。蛛网膜下腔与硬膜外腔联合阻滞(CSE)在分娩镇痛中的应用越来越多,在欧美国家已成为分娩镇痛的标准方法之一。可行走式分娩镇痛在给产妇提供满意的镇痛效果的同时,特别强调最大限度地降低对运动神经的阻滞程度。与丁哌卡因相比,低浓度的罗哌卡因具有更加显著的运动-感觉神经分离麻醉的特点,因此,罗哌卡因可能更适合用于可行走式分娩镇痛,其浓度一般为 0.075%~0.1%,同时复合一定剂量的芬太尼(1~2μg/ml)。

在分娩镇痛开始前,应该做好处理并发症及抢救的准备。阿片类药物的并发症主要包括瘙痒、恶心及呼吸抑制等。椎管内阻滞的并发症包括低血压、全身中毒反应及全脊麻等。

需要指出的是,尽管椎管内阻滞可能对子宫收缩存在一定程度的影响,但并不妨碍椎管内阻滞在分娩镇痛中的广泛应用。临床研究已证明,椎管内阻滞所引起子宫收缩力减弱完全可以用缩宫素来代偿。

三、高危妊娠产科麻醉

(一)妊娠高血压综合征

妊娠高血压综合征是妊娠期间特有的疾病,严重威胁母儿安全。由于病因不明,无有效的预防方法,尤其是重度妊娠期高血压疾病对母儿危害极大,是妊娠妇女和围生期新生儿死亡的主要原因之一。其临床特征为妊娠 20 周后出现高血压、蛋白尿及水肿,严重时可出现抽搐、昏迷,可并发心力衰竭、肾衰竭、脑血管意外、胎盘早剥或导致弥散性血管内凝血。

妊娠高血压综合征的基本病理生理改变为全身小动脉痉挛,特别是直径 200μm 以下的小动脉易发生痉挛。小动脉痉挛导致心、脑、肾、肝重要脏器相应变化和凝血活性的改变。妊娠期高血压疾病的产妇有发生上呼吸道水肿和喉水肿的可能,有可能导致潜在的困难气道,并且常伴有左心房压和肺动脉楔压高,血浆胶体渗透压低及毛细血管通透性增加,故水肿的发生率高达 3%。

妊娠高血压综合征患者可发生凝血因子的改变、血小板减少。妊娠高血压综合征患者常有血液浓缩、血容量不足、全血及血浆黏度增高及高脂血症,可明显影响微循环灌流,促使血管内凝血的发生,可以引起胎盘早剥、胎死宫内、脑出血、肝损害和 HELLP 综合征等。

在病史评估中,要对患者的血小板和肝功能做重点了解。在麻醉中应注意:①在手术前可能已大量使用硫酸镁、安定类药,吩噻嗪类药、麻醉性镇痛药、β-受体阻滞药等;②麻醉时孕产妇的各重要器官多已处于代偿或失代偿状态并因此而危及胎儿、新生儿;③多行急诊手术等特点。

手术结束妊娠时,椎管内麻醉是首选的麻醉方式,要加强管理确保循环功能相对稳定。下列情况考虑选择全身麻醉:即刻剖宫产无充足时间实施椎管内麻醉;有禁忌证(如凝血障碍、患者拒绝、脊柱畸形等);严重抽搐、昏迷;胎盘早剥大出血;急性胎儿窘迫等需迅速娩出胎儿时。患者可使用肼屈嗪、硝酸甘油、硝普钠等行控制性降压。若已使用硫酸镁,肌松药量可酌减。除应注意一般管理原则外,防治低血压和缺氧最为重要。娩出的新生儿,均是高危儿,须复苏概率大,可送至 ICU 监测治疗。

(二)前置胎盘和胎盘早剥

前置胎盘和胎盘早剥是产前出血的主要原因,是妊娠期严重的并发症,对母体和胎儿的影响主要为产前和产后出血及继发病理生理性损害,植入性胎盘产后大出血及产褥期感染。产妇失血过多可致胎儿宫内缺氧,甚至死亡。若大量出血或保守疗法效果不佳,必须紧急终止妊娠。

麻醉前应注意评估循环功能状态和贫血程度。除检查血尿常规生化检查外,应重视血小板计数、纤维蛋白原定量、凝血酶原时间和凝血酶原激活时间,并做弥散性血管内凝血(DIC)过筛试验。高度警惕 DIC 和急性肾衰竭的发生,应密切监测。

麻醉选择应依病情轻重、胎心情况等综合考虑。若母体有活动性出血,低血容量休克,有明确的凝血功能异常或 DIC,全麻是唯一安全的选择。母体情况尚好而胎儿宫内窘迫时,应经吸氧和胎心监护,如若胎心恢复稳定,可选用椎管内阻滞。全麻应快速诱导(注意事项同上),做好输血输液、抗休克治疗准备,开放两条大口径静脉通路或行深静脉穿刺置入单腔或双腔导管,监测中心静脉压,行有创动脉压监测并备好血管活性药物。预防急性肾衰竭,记录尿量,补充血容量,防治 DIC。

(三) 妊娠合并心脏病

近年来,妊娠合并心脏病患者的数量逐渐增多,心脏异常以先天性心脏病和风湿性心脏瓣膜病为主。要了解心脏病的病史,诊断及治疗效果,以及麻醉时的心功能状态,注意心脏用药及其与麻醉用药的相互作用。妊娠合并心脏病患者的主要分娩或终止妊娠方式为剖宫产术。

绝大多数患者的剖宫产术可以选择硬膜外麻醉。硬膜外麻醉可有效减轻分娩疼痛,降低妊娠妇女儿茶酚胺水平,降低心肌耗氧量,同时可有效降低心脏的前后负荷。全身麻醉对合并心脏病的妊娠妇女影响较大,气管插管反应可导致循环较大波动,引起心肌缺血、肺动脉高压,浅全麻可增加儿茶酚胺水平,使心率和心肌耗氧量增加,诱发心律失常等。

心脏病患者行剖宫产时选择全身麻醉的指征包括:①正在进行抗凝治疗且凝血功能异常;②明显的循环不稳定;③心力衰竭没得到满意控制;④严重瓣膜病、重度肺高压考虑围手术期发生急性心力衰竭可能性较大;⑤诊断不明的心脏病患者行急诊剖宫产术。对于严重心脏病需要实施剖宫产的患者,需要产科、麻醉科、心内科以及儿科医师的密切协作,这对保证心脏病产妇和新生儿的安全非常重要。

(四) 妊娠合并糖尿病

妊娠合并糖尿病包括糖尿病患者妊娠和妊娠期糖尿病,两者都易发生妊娠高血压和羊水过多,并增加剖宫产率。妊娠期糖尿病妊娠妇女可发生胎儿发育过度(巨大儿)和胎儿肺发育成熟受影响。而糖尿病合并妊娠妇女,如血糖控制不理想,胎盘功能受累,可导致胎儿宫内发育迟缓。

妊娠妇女糖尿病酮症酸中毒,胎盘功能不全对胎儿的影响是本病麻醉中需注意的主要问题。实施椎管内麻醉期间,一方面控制好血糖;另一方面要维持血流动力学平稳,以确保胎儿安全。

第四节　HELLP 综合征

HELLP 综合征(hemolysis,elevated liver enzymes,low platelets)是指重度妊娠期高血压疾病妊娠妇女并发心力衰竭、脑出血、胎盘早剥、凝血异常及溶血、肝酶升高、血小板减少和急性肾衰竭等严重病症,常危及母儿生命。有大样本报道,其发病率为9.2%。HELLP综合征产前发病率为70%,产后为30%,大多在产后48小时内出现。

1. 发病机制 红细胞难以通过痉挛的小血管,因而变形、破碎、溶血,微血管溶血性贫血的特点是周围血涂片中有破碎细胞、分裂细胞和红细胞多染性。血管内皮受损,血管膜暴露,血小板黏附其上并积聚,因而血小板数量下降;重度妊娠高血压疾病患者,肝细胞缺氧,细胞膜受损,肝酶由细胞内释放。肝细胞肿胀,肝细胞膜通透性增加,所以可有肝区疼痛,严重者甚至可致肝被膜下出血及肝破裂的发生。

2. 临床表现 典型的临床表现为乏力、右上腹疼痛不适、恶心和呕吐、头痛,近期出现黄疸、视物模糊。患者常因子痫抽搐、牙龈出血和右上腹或侧腹部严重疼痛及血尿而就诊,也有呕吐或上消化道出血或便血者。还可并发肝出血或肝破裂、DIC、胎盘早剥等。50%伴重度子痫前期,30%伴轻度子痫前期,20%无妊娠期高血压。

3. 诊断 本病诊断的关键是对有上述临床表现的妊娠期高血压疾病患者保持高度警惕。采用美国田纳西大学的实验室诊断标准。完全性HELLP综合征的诊断为:①外周血涂片见变形红细胞,网织红细胞增多,血胆红素升高≥20μmol/L,乳酸脱氢酶(LDH)>600U/L,以上任何一项异常均提示溶血;②肝酶升高,门冬氨酸氨基转移酶(AST)>70U/L;③血小板<100×10^9/L,根据血小板减少的程度将HELLP综合征分成3型:Ⅰ型,血小板<50×10^9/L;Ⅱ型,血小板(50~100)×10^9/L;Ⅲ型,血小板>100×10^9/L。以上三项全部符合可诊断为完全性HELLP综合征。部分性HELLP综合征的诊断为:溶血、肝酶异常或血小板减少这三项指标中任一项或两项异常。

4. 治疗原则 早诊断,对症处理,积极治疗子痫前期或子痫。

(1)积极治疗妊娠期高血压疾病:以解痉、镇静、降压及合理扩容、必要时利尿为治疗原则。硫酸镁和降压治疗可按重度子痫前期治疗,控制好血压和预防抽搐。

(2)肾上腺皮质激素治疗:可用地塞米松10mg或氢化可的松200mg加葡萄糖液静脉滴注。应用皮质激素可使血小板计数、乳酸脱氢酶、肝功能等各项参数改善,尿量增加,平均动脉压下降,并促使胎儿肺成熟。

(3)成分输血:当血小板<50×10^9/L行剖宫产术时,可输注血小板,以减少自发性出血;输注新鲜冰冻血浆,补充部分凝血因子,促进血管内皮恢复,使病情缓解。对产后72小时病情无缓解,甚至恶化或伴有多器官功能障碍时可以用血浆置换疗法。

(4)麻醉和终止妊娠时机与分娩方式:因血小板少,有局部出血的风险,剖宫产宜选择局麻或全身麻醉。一项荟萃分析表明,HELLP综合征患者进行期待治疗过程中给予糖皮质激素,虽然可以提高母体的血小板数目,但是没有改善母体的病死率。因此,HELLP综合征患者应该适当地采用阴式分娩或者剖宫产方式来终止妊娠。目前通常认为HELLP综合征是终止妊娠的指征。一旦诊断成立,应该尽快结束分娩,越是保守治疗,预后越差。

第五节 羊水栓塞

羊水栓塞(amniotic fluid embolism, AFE)是在分娩前后,羊水及其中的有形成分(上皮鳞屑、黏液、毳毛、胎粪、皮脂)进入母血液循环,引起以过敏反应为主的类肺栓塞样表现,并可伴发循环衰竭、凝血功能障碍等一系列症状的综合征。它起病急,无先兆,发病率虽低,但死亡率高。

一、病 因

羊水进入母体循环的机制尚不清楚,与以下因素有一定关系:

1. 开放的子宫血管 子宫、宫颈静脉或胎盘附着部位的血窦有裂口存在(如宫颈裂伤、子宫破裂、剖宫产术、前置胎盘、胎盘早剥、羊膜腔穿刺等)。

2. 羊水进入母体血窦的可能 如人工或自然破膜,剖宫产术中。

3. 宫腔压力增高,促使羊水进入母体循环的因素 如宫缩过强或强直性收缩、缩宫素应用不当;破膜后儿头下降或剖宫产急于在宫缩时取胎儿,均可阻挡羊水流出,使宫内压升高。

4. 其他 死胎或宫腔感染时,胎膜强度减弱而渗透性增强;羊水混浊,羊水有形成分增加,导致过敏反应重;产妇为过敏体质等。

二、病 理 生 理

(1)羊水进入母体循环后,作为抗原激发机体的反应,释放免疫物质及前列腺素、白三烯、组胺、细胞因子等,使肺血管发生痉挛,引起急性肺动脉高压,同时兴奋迷走神经造成反射性肺血管痉挛和支气管分泌亢进;急性肺动脉高压导致右心衰竭,左心房回心血量锐减,致左心室排血量减少、心源性休克的发生;肺动脉高压、灌流量减少,通气血流比例失调导致急性呼吸衰竭和肺水肿,全身重要器官缺血缺氧,可导致产妇迅速死亡。约75%的产妇猝死于此种情况。

(2)羊水进入母体循环引起凝血功能障碍,导致 DIC。血液中纤维蛋白原大量消耗,纤溶系统激活引发纤溶亢进,加重凝血障碍。此外,纤维蛋白降解产物蓄积,羊水本身又抑制子宫收缩,使子宫张力下降,致使子宫血不凝而出血不止。

(3)多器官损伤:DIC 等病理变化常使母体多脏器受累,以休克肾、急性肾小管坏死、广泛出血性肝坏死、肺及脾出血等最常见。

三、诊 断

羊水栓塞发病迅猛,常来不及做实验室检查患者已经死亡。只要根据临床表现做出初步诊断后,就应立即进行抢救,同时进一步检查以确诊。多数患者在发病时首先出现一些前驱症状,如寒战、烦躁不安、咳嗽、气急、发绀、呕吐等症状。如羊水侵入量少,则症状较轻,有时可自行恢复;如羊水混浊或入量较多时相继出现典型的临床表现。

(一)临床表现

典型羊水栓塞可分为 3 个时期:

1. 肺动脉高压、休克期、呼吸循环衰竭 根据病情分为暴发型和缓慢型两种。暴发型在前驱症状之后,很快出现呼吸困难、发绀。急性肺水肿时有咳嗽、吐粉红色泡沫痰、心率增快、血压下降甚至消失。少数病例仅尖叫一声后心跳呼吸骤停而死亡。缓慢型的呼吸循环症状较轻,甚至无明显症状,待至产后出血流血不止、血液不凝时才被诊断。

2. 全身出血倾向 部分羊水栓塞患者度过了呼吸循环衰竭期,继而出现 DIC,表现为大量阴道流血为主的全身出血倾向,如黏膜、皮肤、针眼出血及血尿等,且血液不凝。还有部分患者无呼吸循环系统症状,起病即以产后不易控制的阴道流血为主要表现,易被误认为子宫收缩乏力引起的产后出血。

3. 肾衰竭或多系统脏器损伤 除心脏外肾脏是最常受累的器官。由于肾脏缺氧,出现少尿、血尿、氮质血症,可因肾衰竭而死亡;脑缺氧时患者可出现烦躁、抽搐和昏迷。

(二)辅助检查

1. 血液沉淀试验 迅速取上腔或下腔静脉血作沉淀试验,血液沉淀后分三层,底层为细胞,中层为棕黄色血浆,上层为羊水碎屑。取上层作涂片染色镜检,如见鳞状上皮细胞、黏液、毳毛等,即可确诊。

2. X 线片检查 可见双肺弥漫而散在的点片状浸润阴影,沿肺门周围分布,可伴有肺不张及右心扩大。

3. 心电图 提示右心房、右心室扩大,ST 段下降。

4. 凝血功能及 DIC 的实验诊断 三项筛选试验全部异常,即血小板<100×10g/L 或进行性下降,纤维蛋白原<1.5g/L,凝血酶原时间>15 秒或超过对照组 3 秒以上,即可做出弥散性血管内凝血的诊断。如只有两项异常,应再做纤溶试验,若 FDP> 20ug/ml 或 D-二聚体 (D-dimer)>400ng/ml,可确诊。如无条件测纤维蛋白原可用简易的血凝结时间观察试验,以>16 分钟为阳性。其方法为:取静脉血 5ml 置试管中观察,如 6~10 分钟凝结,提示纤维蛋白原值正常;11~15 分钟凝结,纤维蛋白原值>1.5g/L;16~30 分钟凝结,纤维蛋白原值为 1.0~1.5g/L;如>30 分钟,纤维蛋白原值<1.0g/L。

5. 尸检 猝死病例唯有通过尸体解剖方可确诊。肺组织切片检查可在微动脉及毛细血管内发现羊水内容物。

四、治　疗

羊水栓塞抢救成功的关键在于早诊断、早处理。重点是针对过敏和急性肺动脉高压所致低氧血症及呼吸循环功能衰竭、预防 DIC 及肾衰竭。可归纳为以下几方面:

(1)吸氧,保持呼吸道通畅,面罩正压供氧或气管插管以保证供氧,必要时行气管切开,保持血氧饱和度在 90% 以上。

(2)中心静脉压监测,备血,指导输血输液。

(3)及早使用抗过敏药物 地塞米松 20mg 静脉注射,继用 20mg 静脉滴注,或氢化可的松 200mg 静脉注射,其后 100~300mg 加入液体中静脉滴注。

(4)解除肺动脉高压,改善心功能。

1)氨茶碱:250mg 加入 25% 葡萄糖液 20ml 缓慢推注。具有解除肺血管痉挛,扩张冠状动脉、支气管平滑肌及利尿的作用。

2)罂粟碱:剂量为 30~90mg 加入 10% 葡萄糖液 20ml 中缓慢静脉推注,必要时肌内或静脉重复注射,每日剂量不超过 300mg。对冠状血管和肺、脑血管均有扩张作用,为解除肺动脉高压的首选药物。

3)阿托品:解除肺血管痉挛,还能抑制支气管的分泌功能,改善微循环。剂量为 1~2mg 静脉注射,每 15~30 分钟静脉注射一次,至面部潮红症状好转为止。

4)毒毛花苷 K0.25mg 或毛花苷 C 0.4mg 静脉注射。

5)酚妥拉明:解除肺血管痉挛,剂量为 20mg 加入 10% 葡萄糖液 250ml,静脉滴注。

(5)抗休克:羊水栓塞引起的休克比较复杂,与过敏性、肺源性、心源性及 DIC 等多种因素有关,故处理时必须综合考虑。

1)扩充血容量:休克时有效血容量不足,应尽早、尽快扩充血容量,但应用不当极易诱发心力衰竭。有条件者最好用肺动脉漂浮导管,测定肺毛细管楔压(PCWP),边监测心脏负荷边补充血容量。如无条件测量 PCWP,可根据中心静脉压指导输液。

2)纠正酸中毒:最好做动脉血血气及酸碱测定,按失衡情况给药。

3)调整血管紧张度:血容量虽已补足但血压仍不稳定者,可选用血管活性药物。

4)与快速利尿剂合用,有利于肺水肿消退。

(6)纠正凝血功能障碍:尽早应用抗凝剂是控制 DIC 发展的关键。产后羊水栓塞及 DIC 后期继发性纤溶亢进时,则以补充凝血因子、改善微循环、纠正休克及抗纤溶药物治疗为主。

(7)防治肾衰竭及感染:循环血量补足时仍少尿,应给予利尿药物治疗,无效者常提示急性肾衰竭,应尽早采用血液透析等急救措施。多尿期应注意电解质紊乱。选用对肾脏无损害的大剂量广谱抗生素防治感染。

(8)血浆置换及连续性血液透析治疗:可有效清除这些物质而切断其引发的一系列免疫学反应。

(9)产科处理:及时的产科处理对于抢救成功与否极为重要。羊水栓塞发生于胎儿娩出前,应积极改善呼吸循环功能,防止 DIC,抢救休克。如宫口未开或未开全,应行剖宫产术;宫口开全,胎先露位于坐骨棘下者,可行产钳助产。术时及产后应密切注意子宫出血等情况,如有难以控制的产后大出血且血液不凝,应立即行子宫切除术。

第六节　新生儿窒息与复苏

新生儿窒息是指出生时呼吸抑制或无呼吸,需要立即复苏急救。

一、新生儿临床评估

(一)Apgar 评分法

Apgar 评分法常作为判断新生儿周身情况和有无必要复苏以及复苏效果的评价,应在出生后 1 分钟及 5 分钟各进行一次。正确评估 1 分钟时的 Apgar 评分数,对新生儿的复苏有指导意义。用五项指标(心率、呼吸、肌张力、神经反射、皮肤色泽)作为窒息程度的判断:0~3 分为重度窒息,4~6 分为轻度窒息,7~10 分为正常。

Apgar 评分的不足:出生时严重窒息应立即进行复苏,不应等 1 分钟评分结果。另外,心率、呼吸和肌张力的评分意义超过 Apgar 总评分,故该三项的情况是决定复苏的重要指标,见表 27-1。每项指标分 0 分、1 分、2 分三类,10 分为满分。应在出生后 1 分钟和 5 分钟和进行一次。评分越低,酸中毒和低氧血症越严重。

表 27-1　Apgar 评分表

项目	0 分	1 分	2 分
皮肤色泽	全身发绀或苍白	四肢发绀	全身红
心率	无	<100 次/分	>100 次/分

续表

项目	0 分	1 分	2 分
神经反射	无反应	有动作,皱眉	哭,反应灵敏
肌张力	松软	四肢屈曲	四肢能活动
呼吸	无	微弱,不规则	良好,哭声响

(二)脉搏血氧饱和度

近年来应用脉搏氧饱和度仪监测新生儿的氧合情况,可连续监测新生儿血氧饱和度和脉率。其反应迅速,数据可靠,可评价新生儿呼吸情况及复苏效果。新生儿出生时 SpO_2 较低(64%),5 分钟后达 82%。如产妇吸氧,新生儿出生时就可达 90% 以上,故产妇应常规吸氧。

二、新生儿复苏术

(一)复苏准备

1. 人员 每次分娩时有 1 名熟练掌握新生儿复苏技术的医护人员在场,其职责是照顾新生儿。复苏 1 名严重窒息儿需要儿科医师和助产士(师)各 1 名。多胎分娩的每名新生儿都应有专人负责。复苏小组每个成员需有明确的分工,均应具备熟练的复苏技能。新生儿复苏设备和药品齐全,单独存放,功能良好。

2. 药物及器械 包括氧气源、吸引器、吸引管和吸痰管、新生儿面罩、呼吸囊、喉镜及气管导管,还需准备复苏用药。

3. 复苏环境温度 复苏场所内的区域温度应保持在 37~38℃、湿度保持在 60%~80%。依著者之经验可采用:①室温保持在 27~28℃,因为 23℃是新生儿体温自调范围的最低点;②提升或保持复苏台区域温度在 37~38℃,最好将新生儿置放在自动控温的远红外线保暖床上;③新生儿接受复苏的同时,应迅速擦干体表并应保持处置台面的干燥;④将复苏台放在产房不(或少)通风处。保温措施得当与否,是影响预后的重要因素。

(二)复苏术

出生后立即用几秒钟的时间快速评估 4 项指标:①足月吗?②羊水清吗?③有哭声或呼吸吗?④肌张力好吗?如以上 4 项中有 1 项为“否”,则进行以下初步复苏。

1. 保持气道通畅 一般情况下有 10%~15% 产妇的羊水被胎粪所污染。约有 60% 新生儿有程度不同的误吸。此时若吸引不力,则可随呼吸的出现使误吸物移向下气道。约有 18% 的新生儿,在生后 6~12 小时乃至最初几天发生呼吸困难,其病死率为 20%~35%。故新生儿在生后即或没有明显的窒息,只要有羊水混浊或混有胎粪,就应采用气管内吸引。方法:①用喉镜窥喉,明视下把吸引管放入气道内吸引;②气管插管后,经插管吸引。

2. 人工通气 未插气管插管者用简易呼吸器的面罩,以 40~60 次/分的频率(胸外按压时为 30 次/分),用纯氧间歇正压通气。通气合适的标志:①胸廓自然起伏,双肺呼吸音对称,均匀清楚;②心率明显改善,>100 次/分;③末梢转红;④血气值明显好转。

3. 气管插管 气管插管的指征:①需要气管内吸引清除胎粪时;②气囊面罩人工呼吸无效或要延长时;③胸外按压的需要,强调胸外按压前进行气管内插管;④经气管注入药物时;⑤特殊复苏情况,如先天性膈疝或超低出生体重儿。

4. 胸外心脏按压　100%氧充分正压人工呼吸30秒后心率<60次/分,即应在人工呼吸的同时,行体外心脏按压,其效果远比年长儿和成人为佳。具体方法:①双手包绕胸部,双拇指在胸骨体下1/3处,余指放于背部或;②单手经左胸包绕,拇指放在胸骨体下1/3处,余指放于背部,将胸骨向脊柱方向挤压,深度2cm,按压与通气比为3:1,即90次/分按压和30次/分呼吸,达到每分钟约120个动作。30秒重新评估心率,如心率仍<60次/分,除继续胸外按压外,应立即给药。首选药物为肾上腺素,每次0.1~0.2mg/kg,气管导管内滴入。

5. 其他　创伤目前是年轻人死亡和伤残的首要原因,在所有年龄的死亡病例中居第四位。严重复合创伤病情紧急、危重、复杂,绝大多数需要急诊手术,其中麻醉处理的质量可直接影响治疗效果和预后,麻醉医师不仅要正确、及时处理麻醉问题,更要在心、肺复苏,休克治疗,创伤后呼吸困难综合征或急性肾衰竭的预防和处理等方面做出重要贡献。